岭南中医药文库·文献研究系列

岭南医学与文化

主编　郑　洪

廣東省出版集團
广东科技出版社
·广　州·

图书在版编目(CIP)数据

岭南医学与文化 / 郑洪主编. — 广州:广东科技出版社,2009. 10

(岭南中医药文库·文献研究系列)

ISBN 978-7-5359-5034-5

Ⅰ.岭…　Ⅱ.郑…　Ⅲ.中医学 — 文化史 — 广东省　Ⅳ. R2-092

中国版本图书馆 CIP 数据核字(2009)第 006419 号

责任编辑：李希希
封面设计：丁青云　李　宏
责任校对：罗美玲　杨崚松
责任技编：任建强
出版发行：广东科技出版社
（广州市环市东路水荫路 11 号　邮编 :510075）
E - mail：gdkjzbb.@21cn.com
http://www.gdstp.com.cn
经　　销：广东新华发行集团股份有限公司
印　　刷：广州市岭美彩印有限公司
（广州市花地大道南海南工商贸易区 A 幢　邮编：510385）
规　　格：889mm × 1 194mm　1/32　印张 12.625　字数 280 千
版　　次：2009 年 10 月第 1 版
2009 年 10 月第 1 次印刷
定　　价：41.50 元

内容提要

古代岭南号称“瘴疠”之乡，疾病对该地区的开发和发展有较突出的影响。文化发展和医学进步的双重力量，最终驱散了岭南“瘴乡”的阴影。在此过程中，岭南医学还形成了有特色的学术理论，成为中医学地域流派的重要一支。本书回顾了岭南古代医药文化的发展和演变，从历史、社会和学术层面阐述了中医学在岭南传播的情况及其对岭南社会经济文化的影响，揭示了医药文化与社会发展的互动关系，并且对中医地域医学的区分以及岭南地域医学的特色作了深入的分析。

内容提要

《岭南中医药文库》组委会

《岭南中医药文库》编委会

《岭南中医药文库》出版工作委员会

《岭南中医药文库·文献研究系列》编委会

序

岭南，在传统上是指越城、大庾、骑田、都庞、萌渚五岭以南的地区。这个地区的地理和人文环境富有特色，是我国地域文化中的重要分支。广东是岭南地区的核心地域，近代以来社会经济和科技文化发展均走在地区的前列。在这里，传统中医药以独特的作用深得人们信赖，一直呈现生机勃勃的局面。

2006年以来，广东省委、省政府先后出台了多个促进广东中医药发展的重要文件，提出要将广东从“中医药大省”建设成为“中医药强省”，这无疑为广东中医药的腾飞增添了巨大的推动力。其中，《岭南中医药文库》（以下简称《文库》）的出版就是一项具体的措施。遵《文库》编委会之嘱作序，略述感言如下。

一

从中国文化发源来看，中国文化的主流发源于中原一带。中医药学是从中原传入岭南的。晋代有葛洪、支法存、仰道人等活跃于广东，唐代开始有李暄《岭南脚气论》等以岭南为名的方书，可见医学与岭南挂钩，岭南医学成为中医药学科的一个分支，为时至少已有千多年了。

晋唐时期，岭南的中医学就已经体现出自身的特色，例如在研究当时流行的脚弱病（脚气病、维生素 B_1 缺乏症）方面成果突出。唐代《千金要方》卷七论风毒状第一："论曰，考诸经方往往有脚弱之论，而古人少有此疾，自永嘉南渡，衣缨仕人多有遭者，岭表江东有支法存、仰道人等，并留意经方，偏善斯术，晋朝仕望多获全济，莫不由此二公。"可见岭南医学善于创新。另外，从《千金要方》，《外台秘要》，《肘后备急方》等书中还可见葛洪、支法存等对蛊毒、沙虱热（恙虫病）、疟疾、丝虫、姜片虫等传染病有不少治疗方药，对岭南热带地区传染病的研究成就亦较为突出。这些成就不是由中原带来，而是吸取多地民间医药精华，加以总结得之。

宋代开始，岭南医学界人才辈出。先有陈昭遇，开宝初年至京师为医官。陈昭遇与王怀隐等 3 人历时 11 年编成《太平圣惠方》；又与刘翰、马志等 9 人编成《开宝新详定本草》20 卷。绍兴年间（公元 1137 年），潮阳人刘昉著的《幼幼新书》为岭南儿科学的发展奠定了良好的基础。可见宋代岭南已有国家级的医家出现。元代释继洪撰《岭南卫生方》，其中就收录了不少宋代医家的经验方，标志着具有岭南特色的方药学已初步形成。

明清时期是岭南中医学大发展的年代。明代，有丘濬、盛端明等有名望的医家出现；还有浙江人王纶所著的《明医杂著》，是其在广东布政司任内完成的；一代名医张景岳的《景岳全书》，在粤地一再印行传世。上述著作对岭南医学的影响很深。清代，对全国有较大影响的医家何梦瑶，被誉为"南海明珠"；儋州罗汝兰著《鼠疫汇编》，丰富了对急性传染病的诊治经验；清末，西洋医学传入我国，岭南首当其冲，出现朱沛文等主张中西汇通之医家。岭南医学的中医小儿科继续取得突出成就，在清代中期刊行了罗浮山人陈复正的

《幼幼集成》后，清末又有程康圃著《儿科秘要》，由博返约，把儿科证候概括为八门（风热、急惊风、慢惊风、慢脾风、脾虚、疳积、燥火、咳嗽）；治法约以六字（平肝、补脾、泻心），举一反三，给人以极大的启发。民国时期儿科名医杨鹤龄继承程氏学说，著《儿科经验述要》。杨氏在育婴堂从17岁起独立主诊病婴，每天巡视、处理危重病婴数次，故育婴堂可称儿童医院之雏形。他积累了丰富的治疗危重病儿的经验，后来自己开业，日诊两三百人。西医张公让曾不断观察其诊证，亦深为佩服其医术之精也！

而广东草药在清代至民国时期也得到很好的整理，名作有何克谏的《生草药性备要》、《增补食物本草备考》和萧步丹的《岭南采药录》等，为中药材增加不少岭南草药品种。

上述可见，岭南医学至清代挟其岭南之特色已达相当高的水平，但岭南医学之发展达到高峰则是在民国时期后，主要是在医学教育人才培养方面成绩突出。光绪三十二年（公元1906年）广州就有医学求益社之成立，相当于今天的医学会，以文会友，每月1次。被评得第1名者，发表论文于报端。上月头名即为下一届论文的主审员，无形中开展学术之竞争。后继者有广州医学卫生社。民国后，学校教育开始举办，著名的有广东中医药专门学校与广东光汉中医专门学校，均为岭南中医学界培养了许多人才。虽然民国时期受国民党政府消灭中医的压迫，但岭南医学学术仍然日益繁荣，影响至香港和东南亚一带。中医药为岭南人民健康事业立下了不朽的功勋。

回顾岭南医学发展的脉络，晋代中原移民，带来的先进医术与岭南地区医药相结合；宋代以后，长江流域的医药学术带入岭南，又促进岭南医药学的发展，加上自身的成就，岭南医药学成为有浓郁的岭南特色的医药学派。历史同时也表明，医药事业与地区社会经济发展状况紧密相关。当代广东改革开放已先行多年，经济文化各方面都打下了厚实的基础，在有力的政策推动下，聚集人才。可以寄望今后，岭南中医药学必将产生飞跃的发展，实现中医药强省的目标。

二

研究地方医药学，其实也是为中医药学事业整体作贡献。自 1977 年美国恩格尔教授提出医学模式理论以来，西方医学正在由“生物医学模式”向“生物—心理—社会”医学模式转变。其实我国传统医学一开始就重视心理、环境因素，中医药学研究还不能脱离地理环境、社会环境、个人体质、时间因素，故应该因时、因地、因人制宜地去研究疾病的预防和治疗。

对于环境与人类社会的关系，古今中外都有过各种讨论。我国伟大的历史学家司马迁，在《史记》中分别论述了 4 个主要经济区域与人的性格和社会风俗的关系。西方的亚里士多德也将地理环境与政治制度相联系，认为地理位置、气候、土壤等影响个别民族特征与社会性质。德国哲学家黑格尔的《历史哲学》也将地理环境看作是精神的舞台，认为是历史的“主要的而且必要的基础”，不同的环境会有不同的历史进程。至于自然科学，虽然研究的是事物普遍的客观规律，但科学也具有社会性的一面，客观规律在实际应用中总是有着对特定时间、地点与人群的针对性，不同地区的客观条件也对科学实践与发展有不同程度的影响。

医学既属于自然科学，又具有很强的社会性。医学技术的基本规律是一致的，但其实际应用必须考虑到个体的特点。中医自古以来就深刻地认识到这一点，注意地理环境、气候与人的体质对疾病和医药的影响，提出了“因时制宜、因地制宜、因人制宜”的原则。唐代《千金要方》指出：

"凡用药，皆随土地所宜，江南岭表，其地暑湿，其人肌肤薄脆，腠理开疏，用药轻省，关中河北，土地刚燥，其人皮肤坚硬，腠理闭塞，用药重复。"就是具体的例子。

我国幅员辽阔，由于地理环境的差异和历史上开发的先后，各个地区医学发展水平不一。而每一个地区医学水平的提高，往往也充实了中医药学理论的实际内涵。元代朱丹溪对南方人体质和疾病的认识，就很好地补充了此前以北方经验为主的医疗知识。明清时期江南瘟疫流行，又促使了温病学派的形成。岭南地区的气候、地理环境和疾病谱也有特殊性，药材资源又相当丰富，若加以认真研究，完全有可能产生创新性理论。每一个地区中医药特点的形成，必然是对传统医学理论的继承性与实际运用的创造性相结合的结果。小的突破，至少丰富了中医临床的风格，增加了地方性的应用经验；大的突破，有可能形成新学说，带来整体性的变革。所以，研究地方医药学，其意义同样是相当深远的。

三

现代中医药研究，必须坚持以临床为出发点。近代岭南有许多临床水平出众的名医，饮誉国内外。现代岭南中医药发展应继承这一良好传统，抓好临床学术的传承。建设中医药强省的文件中很重视对名医学术的整理和对基层中医药人才的培养，是十分有远见的。本套《文库》也注重对当代名中医学术经验的整理，这种整理就是学术传承的一种方式，并可为更多中医临床提供参考。

另外，岭南中医药的发展也应加强理论的研究。岭南医学发展历程如果横向比较，有全国影响或有重大突破的中医学理论著作还是不多的。这也许与以前岭南远离北方的传统政治文化中心有关。但在学术交流频繁、信息渠道通畅的今天，要想中医药理论有大的发展，关键还是要加强研究，提高水平，要对临床经验进行凝练和升华，对中医药理论进行务实的思考。近年，我们提出的“五脏相关学说”就在全国引起较大的反响，并被纳入国家“973”计划中医药理论基础研究专项。在处于思想解放前沿的广东，完全应该迈出更大的步伐，促进中医药理论的现代化。

现代中医药的研究，又完全可以应用最新科学技术。葛洪《肘后备急方》记载的青蒿治疗疟疾，经过多年的不断研究实践，目前已发展成为世界最先进的抗疟新药。中医药治疗艾滋病、SARS，在临床有效的基础上，对其机制的深入研究有助于阐明其科学原理。但这种研究必须坚持中医药学主体性和中医药理论的主导性。

同样，现代中医药的发展也离不开产业的支持。广东中药产业有着非常好的基础，中药的种植和中成药的生产销售成为许多地方的支柱产业之一。正像民国时期创立广东中医药专门学校的前辈所说：“中国天然之药产，岁值万万（现在已远不止此数了），民生国课，多给于斯。”产业的发展既带动了地方经济，又为中医药的研究提供了良好的条件。研究中医药产业的发展策略，也是重要的课题。

《文库》囊括了前述各方面。这些学术、临床、科研及产业等的成果和经验得以系统整理出版，是岭南中医药界的盛事。岭南先贤梁启超先生诗云：“世纪开新幕，风潮集远洋。”相信《文库》能以海纳百川的气魄，汇集新知，刊布精义，成为 21 世纪岭南中医药腾飞的基石！是为序。

邓铁涛

2008 年 4 月

前言

《岭南中医药文库·文献研究系列》是《岭南中医药文库》七大系列之一，是对岭南地区 2 000 多年保存下来的中医药文献进行深度挖掘、整理与研究。

第一批出版的 5 部著作共计 8 册。第一部《岭南医学史》，刘小斌教授等主持编写。时空的跨度从远古至公元 2000 年，由于年代久远，卷帙浩繁，仿《中国医学通史》成书体例，分为上卷、中卷、下卷、图谱卷 4 册。史，记事者也。史书要记事，《岭南医学史》记述岭南地区医学历史大事，尽量做到了记事准确，不离开史料收集调研考证。史料来之不易，需要长期的积累。编写《岭南医学史》的目的就是对原创文献资料保存，以供后人研究之用。第二部《岭南医学与文化》，郑洪教授主持编写。该书从医学与文化的角度，通过文献整理和理论研究，结合中医药学对岭南开发的推动及对岭南社会的影响，揭示岭南医学流派与岭南地理、气候、风俗、文化等的内在联系，阐明岭南医学的医学内涵与文化特色。第三部《岭南医籍考》，高日阳教授等主持编写。该书对历史上记载的 295 种岭南中医药古籍文献进行考证，重点是对现存的 101 种岭南中医药古籍进行研究，内容包括作者生平简介、学术特点、序跋、版本馆藏、图片等。

第四部《历代岭南医案集成》，李禾教授等主持编写。该书汇集岭南中医古籍、笔记、地方志及杂志中岭南医案，选取其中初具个案特点者原文摘录，加以校勘、标点、注释，注重出处标引、作者介绍、疑难点评注、方剂索引、岭南医案论文目录，以真实展现古代和近代岭南医家医案全貌。第五部《岭南医药启示录》，靳士英教授等主持编写。该书撰写主旨是以文图并茂的形式为医师、医学生及药工人员进行有关岭南医学的阐述,加深认识岭南医药学的发展规律和优良传统,扩大医院内外的中医药工作者和中西医结合工作者的相关知识领域和经验，更好地为广东创建中医药强省、强市、强校、强院服务。随着对文献研究工作的纵深发掘和拓展，此系列将会得到进一步的补充和完善。

唐朝韩愈曰："莫为之前，虽美而不彰；莫为之后，虽盛而不传。"岭南中医药文献研究系列能够有成，我们感谢著名中医学家邓铁涛教授，是他早于 20 世纪 70 年代末开拓岭南医学领域。30 年过去，迄今已经形成学术团队。士之能享大名，显当世者，莫不有先达之士；士之能垂休光，照后世者，亦莫不有后进之士，是二人者，未始不相须也。

《岭南中医药文库·文献研究系列》的编写工作属于一项先行性的基础工作，它带有研究、填补空白、存亡接续的性质。古人说筚路蓝缕，以启山林。《岭南中医药文库·文献研究系列》的编写工作异常艰苦，广州中医药大学中医医史、文献学科，在邓铁涛教授指导下承担这一项工作，挂靠基础医学院，得到学院领导大力支持，也得到广东省新闻出版局支持和勉励：行路难！行路难！多歧路，今安在？长风破浪会有时，直挂云帆济沧海。今天，《岭南中医药文库·文献研究系列》的部分著作，终于陆续与读者见面。我们相信，

《岭南中医药文库·文献研究系列》著作，对于培育广东地区中医的文化土壤和氛围，普及中医学的健康观念和养生防治常识，提高民众身心健康水平和自我保健意识，建设广东中医药大省强省，必将起到积极的作用。

由于编写《岭南中医药文库·文献研究系列》的时间紧迫与编者的教学、医疗工作繁忙，文内错漏及不当之处难免，万望读者斧正，为修订完善是书一同共作努力。

编者

2009 年 11 月

目 录

第一章

中医地域医学与岭南医学

医学是自然科学，但是又具有深刻的社会、人文属性。医学的研究应当综合对疾病、社会、环境等因素的了解来进行。本书探讨的“岭南医学”，以地区来命名，它意味着传统医学对“因地制宜”的认识可以深化为中医地域医学的理论。划分地域医学，首先要有地区病理方面的客观特性，其次要注意该地区的自然、历史与人文的独特性。现代科学有关气候、环境的认识可作为建构地域医学体系的参考，而传统医学的基本理论则是这一体系的根基。

第一节　现代医学对地域因素的认识

人类总是生活在某一具体的自然环境之中的。环境对人体会产生相应的影响，这是古今中外人们的共识。区别在于不同的医学体系对这种影响的认识和研究方法不一样。在科学高度发达的今天，现代医学已经能够利用各种科学技术手段，综合地来研究这一问题，并且形成了诸如医学地理学、人类生物气象学和热带医学等一系列交叉学科或医学分支学科。

一、现代医学中与地理、气象相关的分支学科

人类对疾病的认识程度是受其认识能力制约的。在古代，西方曾非常重视地理、水土、气候与疾病的关系。古希腊医圣希波克拉底在名篇《论风、水或地方》中说："无论谁想正确地研究医学，都应当这样进行：首先考虑一年中的季节，以及每一季节所产生的影响（因为季节不完全相似，并且在变化上彼此很不相同），然后考虑风，即热风与冷风，特别是各地所共有的风，以及每一地区特有的风。"[1]只是到了近代，微生物学的发展使这种认识的重要性一度被淡化，人们越来越集中于细菌、病毒和寄生虫等方面来寻找致病因素，现代进一步深入到基因等微观的层次。但是，生活、饮食、气候和水土地理等环境因素的重要性并没有下降，仍然受到不少学者的关注，在现代医学体系中有一席之地。国际地理联合会设立有医学地理委员会（现改称健康、环境与发展委员会），联合国教科文组织成立有国际生物气象学会等。

有关这方面的跨学科研究近年来不断得到加强。

(一) 医学地理学

1. 发展与概念

在西方，科学的医学地理学于 18 世纪末至 19 世纪初形成。初期医学地理着重研究人类各种疾病分布类型的特征及其与地理环境的关系，后来认为医学地理不仅应研究疾病，也应研究健康。因此国际地理联合会医学地理委员会，先是改为健康与发展委员会；1992 年至今又改为健康、环境与发展委员会。现代对医学地理学的定义是："医学地理是主要研究人群疾病和健康状况的地理分布规律，疾病发生、流行和健康状况变化与地理环境的关系，以及医疗保健系统和设施的地域配置的科学。"[2]

定义中提到的地理环境是医学地理学中的重要概念，狭义上主要指由大气、水、土壤、生物和矿物等各种地理要素组成的有机整体。不过很多医学地理学家强调认识地理环境还要综合其他因素。如英国学者霍威认为，地理环境应该包括自然环境、生态环境及人文环境三大部分，自然环境包括太阳辐射、水、微量元素等；生态环境包括寄生虫、致病细菌、致病病毒等；人文环境包括人口密度、人口分布、人口流动、职业、社会地位、住房条件、饮食条件、生活习惯、风俗习惯以及生活方式[3]。目前，倾向于将广义的地理环境划分为自然地理环境与人文地理环境两大部分，自然地理环境包括了岩石圈、水圈、大气圈和生物圈，人文地理环境则称为人文圈或社会圈、智慧圈[4]3。地理环境各要素之间，又存在着相互联系、相互渗透、相互影响的依存关系，只要其中一个要素发生变化，就会引起其他要素的相应变化，可能对人类健康产生影响。

与地理环境相关的“景观”，也是地理学及医学地理学中的重要概念。景观是对地球表面某一个地段的综合概括，可以说是某一区域的局部地理环境。景观是地理综合体，是一个结构和属性具有独自个别特征并不同于其他景观的地段。相邻的不同景观之间可以相互影响、相互作用；景观还具有历史发展的性质[4]3。

2. 分类与应用

在现代，医学地理学是一门运用医学地理学理论，研究一定地理区域内的各种自然因素、社会经济条件以及地区生活习惯与人类健康关系的科学。它着重研究人群疾病和健康状况的地理分布规律，疾病发生、流行和健康状况变化与地理环境的关系等内容，主要领域包括疾病地理、健康地理、营养地理、保健地理、疗养地理、药物（药源）地理、环境医学地理、灾害医学地理、区域医学地理、医学地理区划与评价、环境致病因素的实验研究、环境改良和医学地理工程与医学地理信息和监测系统等分支[4]6-7。

在研究方法和手段方面，早期医学地理学较多是从宏观方面对各个地区或病区的地质、地貌、土壤、水质和气候等地理因素进行描述，并讨论这些因素对人体健康的影响。现代则多是运用各种微观研究手段像理化分析、微量元素测定甚至基因调查等，结合大规模的群体调查、数据统计等方法来进行。在一些领域内，医学地理学起到重要作用。像疾病地理，研究像鼠疫、血吸虫病、疟疾等疾病与环境生物因素有关的疾病地理，或者是与碘、氟、硒等环境化学因素异常有关的疾病地理，还包括特定地区如高原、热带等的疾病地理。健康地理则包括长寿地理、保健地理、营养地理、疗养地理等，主要研究人类健康状况、生命现象或过程的空间模式及其与环境因素的关系。环境医学研究环境污染等改变对人体健康的影响。

在我国，有一些典型的医学地理学研究案例，如对河南林县的鼻咽癌研究、对江苏启东的肝癌研究等，都对改善地区状况，减少发病率起到了积极的作用。而对疟疾、血吸虫病等疾病的大规模地理调查，为有效集中资源防治疾病提供了依据。

不难看出，现代医学地理学很大程度上是建立在群体研究基础上的。这种研究，对阐明特定区域的高发疾病、人群体质等有积极意义。

（二）人类生物气象学

1. 发展与内容

气象变化会在不同方面影响人体，这已经是数千年历史的生活经验。俗话说“关节酸痛，不雨必风”就是最常见的事例。一般有风湿关节病的人，一到天气变化时，往往会出现种种反应，特别是在将要下雨时，不是感到关节酸痛，就是感到疲乏无力。

现代科学依靠各种理化科学，能够对气象作出定量和定性的描述，因而能够用现代气象语言如空气的温度、湿度、气压等来描述和研究气象对人体产生的影响，逐渐形成了生物气象学这一新学科。1956 年，联合国教科文组织成立了国际生物气候及生物气象学会，1961 年更名为国际生物气象学会。

国际生物气象学会在 1970 年对生物气象学所下的定义是：“生物气象学是研究地球及地球外大气及小气候中的物理、化学或理化环境对生活的机体（植物、动物和人类）的直接或间接影响的学科。”这种研究气象与人体关系的学科曾有“医疗气候学”、“医学生物气象学”等不同名称，至1970年在国际生物气象学会建议下正式命名为“人类生物气象学”。人类生物气象学研究的内容包括以下几个方面：①研究天气和气候对正常健康人生理过程的影响；②研究良好或不良的气候条件对人类健康、行为、文化活动影响的社会学意义；③研究气候及气象与人类疾病的关系；④研究城市、乡村气候和家庭住宅及特殊生活环境中小气候对人体健康的影响；⑤研究船舶在航行中，天气、气候对人体产生的影响。[5]

2. 理论和应用

人们一般用气温表示环境的冷热，但是人对外界冷热的调节与舒适感不能靠单一的气温来表示。不同的人因体质、皮肤状态、脂肪组织和衣服的不同，感觉也不一样。为了研究人对所处大气环境的舒适感，必须考虑到与气温有关的湿度、气流等气象因素的综合作用。

从现代概念出发，影响健康的天气因素包括气象和气候。气象是指大气中的冷、热、干、湿、风、云、雨、雪等各种物理现象；天气是短暂时间（瞬时到几天）内的冷、热、干、湿、风、云、雨、雪等气象要素的综合状况；而气候则是指某些地区多年来的天气变化特征。而气象和气候中又以下列因素与健康关系最密切：

(1) 气温。为了保持机体体温与外界气温的平衡，人体的产热与散热必须跟外界环境相协调，气温对人的热代谢有复杂的影响。

高温环境下，人体通过蒸发来散热，因之大量出汗，同时伴随着盐分的丧失。为了散热，周围末梢血管扩张，这样就加重心脏负担，大量出汗使85%~90%的水分经汗腺排泄。

平时水分的50%~75%由肾脏排泄，高温时仅10%~15%经肾排出，这会使肾脏发生某种程度的功能不全。高温还会使高级神经活动的某些功能，如注意力、精确性、运动协调和反应速度减低。

在寒冷的环境里，人体可通过增加产热或减少散热来达到保持体温的恒定。寒冷对机体的影响，不但与寒冷强度及其性质（冷风和干湿）有关，还与人体的生理状态及其周围的小气候（包括衣着和室温等）有关。低温环境下，周围血管收缩虽可减少散热，但仍不足以维持体温，这就需要增加代谢，如寒冷时出现颤抖现象，即是通过增加肌肉的活动来保持足够的热量。

气温对消化液的分泌与胃肠机能有明显影响。高温能抑制胃的运动机能。在气温9~15℃、相对湿度72%~78%时，胃收缩每分钟约20次，并且有固定的收缩波型。当气温在32~34℃、相对湿度为32%~40%时，胃收缩减为每分钟1次，收缩波型减少，收缩的曲线不规则。高温还抑制胃腺、肠腺和胰腺的活动和分泌。因此高温会降低人的消化功能，使人食欲减退。

(2) 湿度。人体对气温的真实感觉与湿度关系很大，因为从体表丧失的热量，往往决定于空气中水蒸气饱和的程度，气温越高，空气的蒸发量也越大。所以在空气中的水蒸气的含量相等状况下，高温时空气中的相对湿度要比低温时小得多。当气温较高或偏低时，相对湿度对人体的热平衡和温热感就有很大的影响。

据研究，在气温21~27℃时，如相对湿度差别超过50%，人体的散热量有明显不同，使人产生不同的温热感。例如相对湿度30%时，人体散热量较相对湿度80%时为多；如相对湿度超过80%，散热即减退，人体皮肤温度会比低湿时稍高。如果环境气温增加，这种情况就会更加明显；在高温并且相对湿度过高时，就会妨碍汗液的蒸发，使汗液大滴落下，从而破坏人的热平衡。研究表明，高温环境下如相对湿度自45%增至85%，机体耐热时间会缩短1/2~1/3。而在低温时，如果空气湿度高，身体的热辐射被空气中的蒸汽吸收，会加速机体的散热；加上衣服在潮湿的环境中吸收水分后导热性增高，人体散热加速，因此人体会更感到寒冷。

湿度还会直接影响某些疾病的症状。据观察，当相对湿度的变化大于10%时，关节痛病人就会大大增加。而且疼痛往往出现在天气变化之前，这是因为天气变化有一个过程，而关节疼痛病人对天气变化的反应特别敏感。其他还有如消化道症状、心血管系统症状等都会受到一定的影响。

(3) 气压。人体在长期演化中，对大气压力已经基本适应，体表与体内压力达到平衡。但如果短时间内生活环境的气压发生很大波动，人体便可能出现不适应。

气压一般随高度的增加而有规律地下降，气压越低，空气越稀薄，空气中的氧分压降低，肺内的氧分压也随之降低，这样血红蛋白就不能被氧饱和，会出现血氧过少现象。当人们登上海拔3 000~5 000米的高山、高原时，一般会由于缺氧而出现乏力、头痛、头晕、胸闷、呼吸急促、心悸、恶心呕吐等症状。到了海拔8 000~8 500米处，只有50%的血红蛋白与氧结合，机体内的氧储备会降至正常值的45%，这时生命将受到威胁。

(4) 气流。气流即是风，对人体体温调节起到重要作用。它影响人体的对流散热，并影响空气的蒸发力，因而影响人体出汗的散热效率。一般认为在气温 >18℃时，室内0.1~0.2

米 / 秒的微小气流对穿衣服者的体温调节不起作用，气流从 0.5 米 / 秒起开始影响人的体温调节和主观感觉。当气温低于皮肤温度时，气流能加强热的传导和对流，产生身体热量效果。当气温在 36℃以上高于皮肤温度时，增加气流速度会加强对流，使人体皮肤温度上升，但另一方面气流也可使汗液蒸发加强，加速散热。在气温高时，气流速度的散热效率有一个最佳值。在此时使人皮肤干燥，减轻人体皮肤出汗潮湿的不适。如果低于此值，则排汗效率降低，使人不舒适并造成皮肤加热；超过此值，会造成对流加热。

综合而言，排汗蒸发是调节人体温度的重要途径，而汗水挥发的快慢则取决于皮肤和空间的湿度以及气流的状况。相对湿度越高，风速越小，蒸发就越慢，人体的散热量也就越小；相对湿度越低，风速越大，蒸发就越快，人体的散热量也就越大。我国长江中下游地区，极端最高温度和月平均温度并非全国最高，但当夏季时，由于湿度大，风速小，往往闷热难忍，成为全国闻名的“火炉”。

此外，不利的气象条件，如大风、低温和高湿相结合时，人们容易感冒。而有利的气象条件，却可防治许多疾病。如山区气候，气温较低，空气稀薄而清洁，可提高人体的活力，加速脉搏跳动，增大肺活量，使红血球和血红蛋白增多，有利于防治高血压、气喘、胃溃疡和动脉硬化症。沙漠气候有利于治疗肾脏病。温带海洋气候，可以有效地治疗肺病。我国的庐山、黄山、天目山以及青岛等地，都是著名的疗养胜地，与其气候等地理环境条件有一定的关系。

在日常生活中，人们可以感知到天气变化和周期气候变化对身体会产生明显的影响，尤其在一些老年人和慢性病患者身上更为显著。例如在天气变化前觉得四肢酸痛、困倦或情绪烦躁。有些疾病还会随天气变化而加重，如溃疡、关节炎、冠心病、中风、气管炎、偏头痛等都受气温、气压变化的影响。人类生物气象学已经成为现代医学研究一个重要课题。

有研究者也总结出人体不同体质类型对气候条件的不同反应。如平衡型具有良好的应激能力，可以适应各种气候条件；迷走神经型（又称冷锋型）对寒冷较敏感；交感神经型（又叫暖锋型）对热敏感；5-羟色胺型对天气变化特别敏感；甲状腺型有潜在甲状腺功能亢进，对冷及热都表现敏感。[6]

（三）热带医学

现代医学体系中，也有一些带有地域色彩的专科，例如热带医学与高原医学。这两类地区的疾病种类和发病状况均有其特殊情况，其中热带医学与岭南关系较为密切，故以其为例进行介绍。

热带医学由热带病和公共卫生两部分组成，是研究发生于热带地区各种疾病诊断、治疗和预防以及控制和消灭的科学，涉及生物学、胚胎学、动物学、植物学、寄生虫学、细菌学、真菌学、病毒学、血液学、免疫学、遗传学、流行病学及药物学。在临床医学中，包含内科、小儿科、外科、妇产科和眼科等几乎所有临床各科。可见，它是以地域作为主线，包含了医学基础与临床各学科相关内容的总括。热带、亚热带大陆地区包括非洲、拉丁美洲、亚洲和太平洋群岛，人口占世界人口之大半。以前热带医学研究注重传染病、营养及热带卫生等问题，随着疾病谱的改变，开始转移到艾滋病、血液病、肿瘤、非传染性慢性病、医学教育、医疗制度、环境与一般卫生及人口问题等。

热带医学之所以单独成为专科，有其特定历史原因。我国医学家陈超常认为：“这热带病学名称的由来，想系英国所首创。因为它所征服的殖民地，大半是在热带地区。”[7]英国在利物浦首设热带病学院，专门培训前往殖民地服务的医师，之后其他国家也相继沿用。陈超常反感于“热带病学这个名称，在欧美人看起来，是代表征服殖民地与半殖民地落后民族的医学”[7]，曾提出改名为“地方病学”，以符合实际情形。只是目前世界仍然通行热带病学或热带医学的名称。

“热带病学”这一名称之所以能延续下来，与它较集中地研究了热带、亚热带疾病，在科研与临床上适应了这些地区的需求不无关系。热带地区由于天气炎热，传播疾病的昆虫易于孳生繁殖，各种肠道传染病与寄生虫疾病也比较多，早期的热带病多指这一类。而由于政治经济发展的不平衡，历史上的热带地区多数经济落后，生活与卫生条件较差，现代把这些影响疾病与健康因素也纳入热带医学研究范畴。如贺联印、许炽熛主编的新版《热带医学》说：“热带病狭义地讲包括传染病及寄生虫病，在广义上讲则还包括热带及亚热带地区一些常见的疾病，如热带高温、有毒动植物引起的疾病、贫血、营养不良等疾病。”[8]再版前言当然，现代医学认为，当热带地区的生活与卫生水平提高时，热带疾病一样可以得到控制，与其他地区没有不同，“热带病表面看来是由热带地区的自然条件造成的，实际上当地的经济文化生活条件具有决定性的影响。因此，热带卫生学与一般卫生学在原则上并无不同，但其应用与重点则视当地的具体情况而有所不同”[8]24。

二、岭南区域的疾病特点

综合医学地理、医学气象以及热带医学的研究，岭南区域的高发疾病有如下几类：

（一）感染性高发病

在病毒性疾病中，虫媒病毒病如乙型脑炎、森林脑炎、登革热、流行性出血热等均较易发生，如1985~1987年，华南地区曾暴发登革热病毒Ⅱ型，引起登革出血热大流行。衣原体、支原体、立克次体病等感染也常见，其中的恙虫病在晋代葛洪在岭南所著的《肘后备急方》中已有近似记载。细菌性疾病中，痢疾、伤寒与副伤寒、霍乱等也经常发生。据学者研究，我国的真性霍乱最早是在1820年前后经由广东（一说云南）首次传入的。由寄生虫引起的疾病中最多见的是疟疾，历史上广东、广西、海南部分地区都属于重疟区。

感染性高发病，其高发原因之一是病原体易于在岭南的气候下生存并传播，与环境有着密切关系。

（二）区域性高发病

根据对岭南地区临床流行病学的调查，鼻咽癌是广东高发疾病，特别是操广州方言的人群，如广东的中部和西部的肇庆、佛山和广州地区，其发病率为30/10万~50/10万。而以闽南方言为主的汕头地区和以客家方言为主的梅县地区则明显降低，高低相差1倍以上。湛江、海南、惠阳、韶关等地区是以广州方言与闽南方言或客家方言交叉的地区，其鼻咽癌死亡率则介于上述高、低发区之间。调查还发现，水上居民的鼻咽癌死亡率达22.36%。广东省进行的多次病例对照调查研究结果均发现：鼻咽癌病患者8%~10%具有家族病史，明显高于对照组；而且家族成员中所患的癌又主要是鼻咽癌，发生其他癌的较少。在移民调查中，也发现鼻咽癌的人群易感现象比较突出：如据中山医科大学等对定居广州东山区5年以上的非广州籍居民（109 919人）和定居上海市虹口区30~40年的广东籍居民（192 239人）的调查，发现前者比后者的鼻咽癌死亡率低，统计学上有明显意义。目前对鼻咽癌的遗传谱系研究表明，广东人群鼻咽癌遗传倾向明显，家族聚集性强；广东人患鼻咽癌为多基因遗传病，但存在着影响其发病的单个易感基因。[9]对易感因素如咸鱼或水、大米、头发中的镍与硒含量等都有学者进行了相关研究。

结石病的发病广东也在全国位居前列，其中以珠三角地区的尿结石患者尤甚。一份有关尿石化学成分的分析报告表明，广东尿石标本含草酸钙成分者占80.89%，高于贵州（65.80%~67.20%）、武汉（50.00%）、上海（44.00%）；而镁盐成分仅为0.49%，明显低于贵州（36.10%~46.50%）、武汉（29.80%）[10]。泌尿系统结石与气温密切相关。炎热环境下尿液容易浓缩，尿中的无机盐、有机物容易生成石头。

这一类区域性高发病，并非岭南地方特有，但从发病率看又确有区域高发性，其某些易感因素与当地饮食、生活习惯不无关系。

（三）其他因素高发病

贺联印和许炽熛主编的《热带医学》第二版将营养缺乏病如蛋白质能量缺乏病、各类维生素缺乏病等列为一章，反映了对热带病的认识历史。如岭南在晋唐时期就是脚气病（维生素B族缺乏）高发区。此外，高温中暑或高温引起的热原性虚脱、缺水性热虚脱、缺盐性热虚脱、热原性肌痉挛等在岭南高温气候下都有机会出现。岭南动植物种类繁多，各种毒蛇咬伤、毒物螫伤及有毒植物中毒或过敏等较常见，都应及时治疗。甚至还有因大量进食荔枝引起的“荔枝病”

（发作性低血糖症）。

这一类疾病与岭南的历史、文化或环境因素直接相关，是在当地生活所必须注意的问题。

以上现代医学地理学、医学气象学等是从现代科学的角度，运用具体的理化标准来研究地理、气象等对人体的影响；热带医学则从临床病种出发，逐一研究了热带地区高发病或一些常见病在热带地区的发病特点。西方医学的这些学科，受到其整体研究方式的影响，着重于从微观、理化的角度去研究，力图建立一个定量的、清晰的学科。这些虽与中医的认识不同，但亦有可以借鉴的内容。

第二节　传统中医对地域因素的论述

现代医学有关地理与气象等学科的知识，对人们理解岭南地域中健康与疾病的特殊性有一定意义。但也不难看出，现代医学对地域因素的研究，更多的是探索共性问题，很少会有特指某个专业地区的"医学"。

传统医学对地域因素的认识，除了共同的因素外，还注重结合方位特点，运用阴阳、五行等传统理论来分析某一特定地域的特性。这是中医特有的理论和认识方法，对认识岭南或其他地域的医药特色有重要意义。

一、中国传统医学的天、地、人关系

"人与天地相应"的整体观是中医的核心理论之一。《黄帝内经》中，《素问·脉要精微论》认为人"与天地如一"，《灵枢·刺节真邪》说"与天地相应，与四时相符，人参天地"，

《灵枢·岁露》和《灵枢·经水》分别提到“人与天地相参也”等，都反映了这种思想。中医传统理论认为，万物皆由“气”构成，清气上为天，浊气下为地，人居其间，与天地相应。“人与天地相应”中的“天”，包括了季节变更、气候变化以及时间节律等各方面的内容，而“地”则包括地理环境与风土习俗等。

(一) 天时与人体

传统医学理论认为，人体的生理功能与病理变化的节律都与天地四时一致。《灵枢·顺气一日分为四时》指出，一年四季“春生、夏长、秋收、冬藏，是气之常也，人亦应之”。具体而言，十二月各有特点，如《素问·诊要经终论》说：“正月二月，天气始言，地气始发，人气在肝。三月四月，天气正方，地气定发，人气在脾。五月六月，天气盛，地气高，人气在头。七月八月，阴气始杀，人气在肺。九月十月，阴气始冰，地气始闭，人气在心。十一月十二月，冰复，地气合，人气在肾。”

疾病的形成也与季节有着明显的关系，《素问·阴阳应象大论》指出：“冬伤于寒，春必病温；春伤于风，夏生飧泄；夏伤于暑，秋必痎疟；秋伤于湿，冬生咳嗽。”《素问·评热病论》总结五脏疾病传变与季节的关系说：“五脏各以其时受病，非其时各传以与之，人与天地相参也，故五脏各以治时。”这些都是带有规律性的认识。

中医的外感病因分为风、寒、暑、湿、燥、火六种，它们本身就是对自然界气候的描述用语，正常称之为“六气”。医学上认为这些气候如果出现过度或失序等异常，就会影响人身产生疾病，由此将这些因素总结成六种抽象的致病因素，即“六淫”。古代医学还在研究天时变化规律及其对人体影响方面形成了“五运六气”学说，对后世有相当大的影响。

(二) 地理与人体

早在春秋战国和秦汉时期，人们就对地方水土与人体健康和疾病的关系提出了相应的理论。当时五行学说流行，人们结合五行与五方的联系来探索规律。如《管子·地员》归纳土地和物产，把土地分为上、中、下三等，列出五粟、五沃、五位、五隐、五壤、五浮、五剽、五沙、五塥、五犹、五壮、五殖、五觳、五局等，指出不同方土的土壤生长不同的作物，带有明显的五行格局。《吕氏春秋·尽数》论述了水质与健康的关系说：“轻水所，多秃与瘿人；重水所，多尰与躄人；甘水所，多好与美人；辛水所，多疽与痤人；苦水所，多尪与伛人。”[11]提出了不同水质对人体的影响，其划分也带有五行的印记。

中医经典著作《黄帝内经》一再强调了研究医学必须通晓天地之理。《素问·六元正纪大论》提出要“上知天文，下知地理，中知人事”，《素问·气交变大论》要求“通天之纪，穷地之理”，《素问·阴阳应象大论》还认为“治不法天之纪，不明地之理，则灾害至”等。《素问·疏五过论》还提出在诊断治疗的过程中，“必知天地阴阳，四时经纪，五脏六腑，雌雄表里，刺灸砭石，毒药所主，从容人事……审于分部，知病本始”。《黄帝内经》的不少篇章还对地域与人体寿夭、疾病和治法等的影响作了充分的讨论。正如张景岳《类经》卷二十五概括说：“不明天道，则不知运气之变。不明地理，则不知方土之宜。不明阴阳更胜，则本末俱失。不明气之先后，则缓急倒施。不明寿夭生化之期，则中无确见而轻率招尤。凡此数者，缺一不可，斯足因形以察人之外，因气以知人之内，而治病之道，庶保万全矣。”[12]历代医家都不断地实践和发展着《黄帝内经》理论，高度重视疾病与地理气候的密切关系。

二、地域对人体生理、病理的影响

在本书中，“地域”的概念，不仅仅指地理，而是类似于医学地理学中的“景观”概念，包括特定区域中的天时气候、地理水土、人文风俗等各方面的特点。清代医家喻昌《医门法律》说：“凡治病，不察五方风气，衣食居处各不相同，一概施治，药不中窍，医之过也。”[13]善于根据五方地域的不同风气，分析宜忌，指导用药，是高明的医生所必须掌握的知识。

万物一气是天地与人体相互感应的基础。为了更好地理解这种感应，传统理论又进而运用了阴阳、五行等理论来分析。如天之阴阳有寒暑，人之阴阳有精气，地之阴阳有高卑，彼此相互影响。五行与天地人体又各有其配属与感应，如《灵枢·通天》又说：“天地之间，六合之内，不离五，人亦应之，非徒一阴一阳而已。”

（一）地域与体质、寿命之关系

《黄帝内经》认为，人的寿命有夭年，体质有壮盛或怯弱。体质及寿命与人身之阴阳精气盛衰密切相关。人居天地之中，与天地一气，人体的阴阳盛衰是受其所居地域的阴阳特性影响的。

《黄帝内经》曾具体以东南与西北为例讨论地域的阴阳盛衰。《素问·阴阳应象大论》说：“天不足西北，故西北方阴也……地不满东南，故东南方阳也……东方阳也，阳者其精并于上，并于上，则上明而下虚……西方阴也，阴者其精并于下，并于下，则下盛而上虚。”在《素问·五常政大论》中也有类似的一段话：“帝曰：天不足西北，左寒而右凉；地不满东南，右热而左温，其故何也？岐伯曰：阴阳之气，高下之理，太少之异也。东南方，阳也，阳者其精降于下，故右热而左温。西北方，阴也，阴者其精奉于上，故左寒而右凉。”

这两段话的相同之处是均以东南方为阳，西北方为阴。不同在于，《素问·阴阳应象大论》说阳者“其精并于上”，阴者“其精并于下”；《素问·五常政大论》则说阳者“其精降于下”，阴者“其精奉于上”。二者似正相反，实则反映了阴阳互根交济的运动状态。对此也有两种解释，一种如张志聪认为，《素问·阴阳应象大论》所说“精”为精气，“天有精，地有形。东方阳也，其精气上升而并于上，并于上则上盛而下虚”[14]61，而《素问·五常政大论》所说“精”为阴精，与天之阳相对，“盖天为阳而精为阴，阴阳上下之环转也。故精降于下，则阳气升于上……阴精奉于上，则阳气藏于下”[14]630。另一种解释为更多医家所持，认为两篇中的“精”意义是统一的，都是指精气。《素问·阴阳应象大论》言其本性，东南属阳，故性主升上；《素问·五常政大论》言其互济，东南之阳因与阴气相济而下降。如王冰说：“阳精下降，故地以温而知之于下矣。阳气生于东而盛于南，故东方温而南方热。”[15]张景岳在其《类经附翼》卷一中也说：“阳降于下，则阳盛阴微，而东南之方常多热。”[12]783

从天的角度论，东南属阳而多热；但从地的角度论，东南的特点是低卑。假如以通常的高大为阳、低下为阴的标准来衡量，东南方土地低卑这一点与阳的属性是不符合的。张志聪从四时的先后来解释这一特点说：“如山陵高阜之地，则多阴寒；污下卑湿之地，则多阳热。阳胜者，四时之气，先天时而至；阴胜者，四时之气，后天时而至。盖寒暑往来，皆从地之出也。此地理高下厚薄之分，阴阳出入之常也。”[14] 632 而张景岳则认为这是阴阳“互藏其宅”的体现，《类经图翼》卷一说：“高者为阳，而至高之地，冬气常在；下者为阴，而污下之地，春气常存。”[12] 623 不管理解角度如何不同，古代医家都承认东南地域具有“阴盛”的特点，因而在疾病性质方面表现为多湿，如《素问·异法方宜论》所说：“南方者，天地所长养，阳之所盛处也。其地下，水土弱，雾露之所聚也。”

因此，南方的特点是天之阳胜，故天时多热；地之阴盛，故地理多湿。二者结合，表现为湿气蒸腾。张景岳在《类经附翼》卷一中说：“沧海浴于东南，故东南下而多水。高者多寒，下者多热。东南阳胜，则气为熏蒸，而春夏之气多烟雾。”[12] 783 很好地概括了南方特有的地理和气象特点。

传统医学还认为，地域的天地阴阳属性对当地人群的寿命有某种影响。《素问·五常政大论》指出：“阴精所奉其人寿，阳精所降其人夭。”王冰注解说：“阴精所奉，高之地也。阳精所降，下之地也。阴方之地，阳不妄泄，寒气外持，邪不数中而正气坚守，故寿延。阳方之地，阳气耗散，发泄无度，风湿数中，真气倾竭，故夭折。”[15]《素问·五常政大论》又指出地形高下与寿夭也有关系说：“高下之理，地势使然也。崇高则阴气治之，污下则阳气治之，阳胜者先天，阴胜者后天，此地理之常，生化之道也。……高者其气寿，下者其气夭。”高士宗《黄帝内经素问直解》说：“地下者，阳气治之，阳精所降，其人夭。故下者其气夭。”[16]其原理与前述的阴阳升降是一致的，都是以东南之人易夭，西北之人寿长。

东南与西北人群的寿夭虽然因其阴阳体质特点而异，但这种差异不能绝对地理解，两地各有长寿与短寿者，不能说北方人一定比南方人寿命长。金代刘完素的《素问·病机气宜保命集》在论述东南与西北两地人群的体质差异时，指出其寿夭还与气质等其他个体因素有关，他说："四方之民，均受元气一也。及其生焉，各类五行，形体殊异。是故西北之民，金水象，金方水肥，人方正肥浓；东南之人，木火象，木瘦火尖，人多瘦长尖小。北人肥，南人瘦。理宜然也。北人赋性沉浓，体貌肥，上长下短，头骨大，腰骨小，此本体也。若光明磊落，见机疾速，腰背丰隆者，元气固藏，富贵寿考，坎中藏真火升真水而为雨露也；南人赋性急暴，体貌尖瘦，下长上短，头骨偏，腰骨软，此本体也。若宽大度，机谋详缓，脑额圆耸，元气固藏，富贵寿考，离中藏真水降真火而为利气也。"[17]

可见，传统医学理论相当重视地域对生命的影响，但并非是地理决定论，而是将之视为预防养生和辨证施治的重要因素之一。

(二) 地域对疾病及用药的影响

在《素问·五常政大论》中，也论述了地域对疾病机理及治疗大法的影响：

"帝曰：天不足西北，左寒而右凉；地不满东南，右热而左温，其故何也？岐伯曰：阴阳之气，高下之理，太少之异也。东南方，阳也，阳者其精降于下，故右热而左温。西北方，阴也，阴者其精奉于上，故左寒而右凉。是以地有高下，气有温凉，高者气寒，下者气热。故适寒凉者胀之，之温热者疮，下之则胀已，汗之则疮已，此凑理开闭之常，太少之异耳。

帝曰：其于寿夭何如？岐伯曰：阴精所奉其人寿，阳精所降其人夭。帝曰：善。其病也，治之奈何？岐伯曰：西北之气散而寒之，东南之气收而温之，所谓同病异治也。故曰：气寒气凉，治以寒凉，行水渍之。气温气热，治以温热，强其内守。必同其气，可使平也。假者反之。”

对其中“西北之气散而寒之，东南之气收而温之”的说法，张景岳在《类经》卷二十五中解释说：“西北气寒，气固于外，则热郁于内，故宜散其外寒，清其内热。东南气热，气泄于外，则寒生于中，故宜收其外泄，温其中寒。此其为病则同，而治则有异也。”意指西北方天气寒冷，病人多为外寒而内热，故治疗时宜发散外寒，清解里热；东南方天气温热，病人多阳气外泄，寒从内生，故治疗时宜收敛阳气，温其内寒。当然这不是绝对的，也有“假者反之”的情况，张景岳进一步解释说：“西北气寒气凉，人多食热而内火盛，故宜治以寒凉，及行水渍之法，谓用汤液浸渍以散其外寒也。东南气温气热，人多食凉而内寒生，故宜治以温热，又必强其内守，欲令阳气不泄，而固其中也。……然西北未必无假热，东南未必无假寒，假者当反治，则西北有当热，东南有当寒者矣。”《黄帝内经》虽然认为西北当用寒药，东南当用热药，不过诚如张景岳所说：“然余备历南北，还是热方多热病，寒方多寒病，又不可不知也。”[12] 484 实践中应该根据实际情况有所变通。

后世医家在《黄帝内经》基础上，对东南与西北两方人群的体质与病理差异有很多论述。如唐代孙思邈《备急千金要方》指出：“凡用药，皆随土地之所宜。江南岭表，其地暑湿，其人皮肤薄脆，腠理开疏，用药轻省；关中河北，土地刚燥，其人皮肤坚硬，腠理闭塞，用药重复。”[18]清代徐大椿《医学源流论·五方异治论》说：“人禀天地之气以生，故其气体随地不同。西北之人，气深而浓，凡受风寒，难于透出，宜用疏通重剂；东南之人，气浮而薄，凡遇风寒，易于疏泄，宜用疏通轻剂。”[19]

地域因素的影响还可以体现在具体病种或治法之中。如《丹溪翁传》记载元代朱丹溪论李东垣升阳益气之法说：“西北之人阳气易于降，东南之人阴火易于升，苟不知此，而徒守其法，则气之降者固可愈，而于其升者亦从而用之，吾恐反增其病。”[20] 1240 又如清代程钟龄谈外感伤寒病的治疗时说：“东南之地，不比西北，隆冬开花，少霜雪，人禀常弱，腠理空疏，凡用汗药，只需对症，不必过重。予尝治伤寒初起，专用香苏散加荆、防、川芎、秦艽、蔓荆等药，一剂愈，甚则两服，无有不安。而麻黄峻剂，数十年来，不上两余。可见地土不同，用药迥别。”[21] 15 他还针对麻黄汤指出：“此方不宜于东南，多宜于西北。西北禀浓，风气刚劲，必须此药开发，乃可疏通，实为冬令正伤寒之剂。若东南则不可轻用，体虚脉弱者受之，恐有汗多亡阳之虑。”[21] 55

第三节　中医地域医学理论

在综合前面理论的基础上，本书提出，有必要开展中医地域医学的研究。

中医地域医学是在传统有关地域对医学的影响的论述中归纳出来的一个新概念，属于中医学术流派之一。中医学的发展历程中曾出现过各种各样的流派，各个流派有侧重也有交叉。地域医学是以地理环境对人体健康的影响为出发点进行研究和分析的流派，岭南医学是中医地域医学流派的一种。

一、中医地域医学的概念、界定及其意义

因时、因地、因人制宜的“三因制宜”向来是中医的重要理论。地域医学是“三因制宜”原因在局部地区的综合体现。从一种原则上升为一种学术流派，还有许多理论和概念需要深入地研讨。

（一）中医地域医学的概念

本书尝试提出中医地域医学的初步概念如下：中医地域医学是应用中医基本原则探讨有显著差别的不同地理环境对人群体质的影响，以及中医药在当地应用的特点的一种医学流派。

对这一概念，有几个要说明的地方。

第一，为什么称为地域医学而非地理医学或医学地理？之所以称“地域”而非“地理”，是因为它并非探讨一地之“理”的自然类学科，而是探讨一地理区域对人群健康影响的医学。在现代科学门类中，地理医学主要从属于地理科学；中医地域医学则从属于中医学。

第二，概念中涉及的“地理环境”一词，借鉴自医学地理学的概念。它包括自然地理环境与人文地理环境两方面。自然地理环境包含地形地貌、水文气象、物产资源等自然条件；人文地理环境包含当地的历史文化、社会经济、生活习俗等方面。从内容来说，它与中医“三因制宜”原则有相通之处。

第三，作为中医学派，中医地域医学在一定程度上参考

了现代地理学、现代医学、现代气象学等现代自然科学理论，但主要仍是运用传统的阴阳、五行、六气以及中医学其他理论，从中医的角度来分析人群体质、疾病机理以及医药应用的特点，属于传统医学的范畴。

(二) 中医地域医学的界定

中医地域医学，与中医学研究中通常所说的地方医学不同，它属于中医学术流派的一种。

1. 地域医学与地方医学

习惯上，人们将某地方的医学研究称为地方医学。一般来说，地方医学偏重于对医学的社会与人文角度的研究。国内目前研究较多的地方医学，有新安医学、孟河医家、钱塘医派、长安医派等等。从其内容来看，不难发现，这些学派主要是对一地之医家、医著和医事的回顾，或对当地名家学术的传承，总体上偏重于医史文献角度的研究。

以地方医学流派中最著名的新安医学为例。新安为古安徽徽州，位于长江流域之南。徽州自古人才辈出，在医学方面，自晋代新安郡守羊欣著《羊中散方》始，下迄近代新安名医王仲奇等，曾涌现出著名医家700余人，并有650余种医学著作留传于世。新安医学主要研究这些医家的著作传承、理论贡献，进而深入探讨新安医家持续地集群式出现的社会文化背景等。其他各个地方医学的内容也大致相似。某种意义上说，任何一个省区都有自己的地方医学，区别在于内容的多寡、贡献的大小而已。

地域医学与地方医学不同之处，除了涉及医史、文献的整理外，最主要是探讨在该地区特有的疾病证候规律和医药运用特点。地域医学的研究综合了理论与临床研究，它是依据“三因制宜”的原则，探讨在中国具有特殊典型气候地理特点的地域内，如何将中医学一般原则结合当地地理环境、人文体质的特点加以运用，以治疗当地的常见病证、多发病证。另外，对于研究范围的确定，地域医学是以有特色的自然地理环境为主要分界依据，而不是以行政省区为界限。早在《黄帝内经》中，曾以“五方医学”的形式，对东、南、西、北、中五方概括过五大地域的医学特点，可以说此便是地域医学的源头。在中国版图内，具有较明显特征，对当地人群体质有较大影响的地域，粗粗划分似乎有：岭南湿热地域（热甚于湿）、华东湿热地域（湿甚于热）、青藏高寒地域、东北寒湿地域、西北燥寒地域以及中原温暖地域。也就是说，地域医学流派涉及的是外界环境病因或内在病理体质呈现出地区聚集性的地域。在这些地域里，中医学理论的应用有相对的偏重和特色。

2. 地域医学与中医学术流派

学术界通常认为，一个医学学术流派的确立应有三个因素：一是有主要理论；二是有学术传承；三是学术群体。传统的中医学派，公认的有伤寒学派、温病学派、易水学派、丹溪学派、汇通学派、温补学派等。另外也有一些从学术风格上区分的学派，如寒凉派、攻下派、补土派、滋阴派或火神派等。

分析这些学派的研究内容，可是看出，不同学派其实分别是对中医理论某一部分的发扬。如伤寒学派和温病学派，分别在外感的寒、温两方面形成体系；易水学派和丹溪学派以创派者命名，其主要贡献则在于对内伤杂病的治疗各有所长；温补学派，对肾命理论进行了新的发挥；汇通学派是在特定条件下，对中西医碰撞后的各种问题的回应。各种以学术风格区分的学派，也是对不同治法应用的充分发挥。这些学派都符合中医理论的基本原则，只是由于研究内容和角度不同而有所区别。它们可以相互补充，作为枝叶共生于中医理论体系的大树上，所以中医的学派并存并不会形成理论的混乱。

从学派形成的过程来看，每一个学派都是在前人注意不够或研究不充分的地方获得突破的。学派的理论均有其根源，像温病学派，历代有关温病的论述一直存在，只是长期以来被纳入伤寒体系之中，得不到充分发展，至清代终于得到突破，从而与伤寒鼎足而立，大大推动了中医理论的发展。又像李东垣等的补土派，源自对《黄帝内经》以来有关脾胃内容的综合，经过深入研究，对与脾胃有关的病因、病理和治则都进行了创造性的发明。由此可见，一个学派往往能够将某一个基本的原则发扬成为理论与临床相结合的体系，从而使它更加具备实用性。

从这些特点来看，地域医学也具备了形成医学流派的条件。地域医学的内容也源自《黄帝内经》等经典理论，受中医基本理论的指导，但专门就地域与人体及医学的影响进行深入研究，与现有的各个医学流派有交叉但不重复，对临床应用具有指导意义。

（三）发展中医地域医学的意义

发展中医地域医学，在中医理论发展以及解决社会需求方面都有积极意义。

1. 深化“三因制宜”的治疗法则

地域医学来源于“三因制宜”理论，因时、因地、因人制宜是个笼统的原则，如何根据具体情况制宜，具体情况有哪些种类，必须要有充分的研究，才具备可操作性，从而为临床应用。

在因时制宜方面，古代的运气学说已成体系，甚至可以具体预测每一年月的情况，但对其科学性一直存在争议。现代一些学者从生物节律、时间医学等角度进行了多方研究，目前仍在继续发展。

在“因人制宜”方面，历代有所论述，逐渐形成体系。现代则已有较大突破。目前有关中医体质学说的研究已经得到充分的重视，体质调研、体质分型、体质病理都有了一定的基础，体质调养和体质治疗也在进一步研究，有希望取得突出成果。

在“因地制宜”方面，古代同样有丰富的论述，但集成式的研究还未出现。地域医学的概念能够推动、深化这一领域的研究。与其他医学流派一样，它的研究起点是局部地域，但成果是普遍性的，可以丰富中医理论之树的枝叶。

2. 解决医学实践的问题

地域因素，是人们可以客观感受的影响。关于地方疾病的研究，现代医学有很大进展。正如应元岳先生指出：“自十九世纪以来，热带病学方面的成就，已有不少划时代的贡献，特别是在原虫病、寄生虫病和不少的螺旋体病、过滤性病毒、立克次体病及若干急性细菌性传染病方面已解决了不少重要的问题。促成这些成就的条件多是建立在原虫学、寄生虫学、医学昆虫学、病理学和细菌学的基础上。”[22]但是，这些建立在现代科学基础上的研究，还不能解决所有的地域问题。

例如“水土不服”，生活在南方的人，初到北方，在气候上感到不习惯，皮肤干，嘴唇裂，要过一段时期才能慢慢适应。生活在西北内陆的人们，来到东南沿海就难以适应潮湿、闷热的气候。对这种“水土不服”的解释，医学地理学家认为人的机体与周围环境处于一个互动的适应过程。在外界条件没有或很少发生变化的情况下，这种适应趋于平衡，但是当外界环境有了显著变化时，这个正常的平衡就会受到破坏，机体就可能不适应，从而产生所谓“水土不服”。当然经过一定的调适，机体一般能够重新适应。如果有特殊的因素，则会发展至较严重的疾病[23]。例如在高原缺氧发展成高原病；在疟疾、血吸虫流行地区感染了疫疾，或者对新地区的饮食长期不适应导致营养失衡等。

以上的解释也只能局限于宏观性的描述，不能说明具体的机理。这说明，在健康与疾病领域内，有很多“亚健康”或感受性的问题，并非完全可以凭借现代科学来说明的。相反，中医的辨证论治，能够综合内外环境多种因素的影响，在调治身心方面有其特长。开展中医地域医学研究，不仅对中医自身发展有积极作用，也将成为中医弥补现代医学缺陷的长处之一。

二、中医地域医学的理论内涵

自《黄帝内经》以来，历代医家在地域对医学的影响方面已经有丰富的论述。某些根源于地域差异的医学论争还促进了中医理论的发展。综合古今条件，建立较完整的理论框架是中医地域医学的当前任务。

（一）地域因素对中医理论发展的影响

中医是不断发展的。晚清时期，广东道教医者罗浮山人论医学学术必须不断进化。他说：“夫名物象数杂技之学，前圣发其端而未尽，唯资后贤修补以实其成，如历算、象纬之学其尤彰明较著者也，医亦然。”他认为影响医学发展变化的因素有二：其一是今古殊异，“夫古今相去悬绝，世运升降，造化生人日繁，而得气亦日以益薄”；其二则是疆域乖违，“南北五带，寒燠相戾，岐伯以下，长沙以上，中国板舆狭隘。至黄农之世，九州土壤，北极燕代，南尽江汉，荆楚吴越，悉为蛮夷，益无论矣。江海之民脆弱，边寒之民强力，质异而气候复不齐”[24]。这种说法很有道理。

从历史上看，中国传统医学不断随着政治区域与文化影响的扩展向周边传播。形成于中原地区的医学理论，在向不同地域发展时常常遇到新问题，于是不断提出解决问题的新理论，这成为中医发展的内在驱动力之一。这种受地域因素影响而萌生的新理论，并不是突如其来，都有其理论根源，是因地域的扩展为这些理论提供了较充分的集中研究条件，从而取得突破。这些突破源自对中医理论框架丰富内涵的深入开发。

在中医学术发展史上，南北地域差异曾给医学理论带来深刻的影响。

1. 南北疾病特点与医学发展

在晋唐以前，中国经济文化的重点在黄河流域一带，对疾病的医疗经验以北方为主。随着宋元以后经济文化重心向东南转移，对南方的地理气候及医药特点的认识逐步加深，推动了明清温病等学派的形成。

元代朱震亨是医药中心南移的标志性人物，其“丹溪学派”影响后世深远。朱丹溪的著作很重视地域因素，并且根据地域因素提出了一些新的医学理论。他著名的“阳常有余，阴常不足”说及“相火论”，与在江南多见阳浮于上、阴盛于下的情况不无关系。在临床证治中，他提出的与地域有关的治法，对后世有较大影响的至少有三方面：

一是论中风。《丹溪心法》论“中风”指出：“案《内经》以下，皆谓外中风邪。然地有南北之殊，不可一途而论。唯刘守真作将息失宜，水不能制火，极是。由今言之，西北二方，亦有真为风所中者，但极少尔。东南之人，多是湿土生痰，痰生热，热生风也。”[20] 1125 他以东南地区经验为依据，提出了因痰湿致中风之说，丰富了中风病机理论。

二是论脾约。朱丹溪说："今以大黄为君，枳实、浓朴为臣，虽有芍药之养血，麻仁、杏仁之温润，为之佐使，用之热甚而气实者，无有不安。愚恐西北二方，地气高浓，人禀壮实者可用。若用于东南之人，与热虽盛而血气不实者，虽得暂通，将见脾愈弱而肠愈燥矣。后之欲用此方者，须知在西北以开结为主，在东南以润燥为主，慎勿胶柱而调瑟。”[25]

三是论伤寒。《丹溪治法心要》说："《内经》云：邪之所凑，其气必虚。内伤者极多，外感间或有之，有感冒等轻症，不可便认为伤寒妄治……西北二方，极寒肃杀之地，故外伤甚多；东南二方，温和之地，外伤极少，所谓千百而一二者也。”[26]这里说明南方各种感冒多非伤寒，也为温病学派的诞生扫清了道路。

朱丹溪所提出的问题，引起后世医家的共鸣，而且这些问题带有普遍性，并非局限于南北对比。说明对地域用药问题的研究可以深化中医理论的认识。如关于中风的观点，促使人们从“中风”必由风邪所致的教条中解脱出来。与朱丹溪同时代医家王履就指出，中风“自是因火、因气、因湿而为暴病暴死之证，与风何相干哉?”[27]后人将由风邪所致称为真中风，其他病因为类中风。清代医家张璐强谓朱丹溪关于中风的理论具有普遍性，真中与类中的区分并非仅由西北与东南来划分。《张氏医通》卷一说："夫水土之刚柔，非特指中风而言。当知西北为真中风一语，原是因东南水土孱弱，虽有卒倒昏迷。皆是元气疏豁，为虚风所袭，不可峻用祛风猛剂而设。其西北为真中风一语，原是对待东南类中而言。以其风气刚暴，得以直犯无禁，则有卒然倒仆之患，未尝言西北之人，绝无真气之虚而中之者……但以西北资禀刚暴，风火素盛，加以外风猛厉易袭。所以西北中风，较之东南倍剧也。余尝究心斯道，五十年来，历诊西北之人，中风不少。验其喑痱遗尿，讵非下元之惫，而从事地黄饮、三生饮等治乎？喎僻不遂，讵非血脉之废，而从事建中、十全等治乎？东南类中，岂无六经形证见于外，便溺阻隔见于内，即从事续命、三化等治乎？若通圣、愈风，即西北真中，曾未一试也。”[28]49

清中期缪希雍也说：“若夫大江以南之东西两浙、七闽、百粤、两川、滇南、鬼方、荆、扬、梁三州之域，天地之风气既殊，人之所禀亦异，其地绝无刚猛之风，而多湿热之气，质多柔脆，往往多热多痰，真阳既亏，内热弥甚……热极生风，亦致猝然僵仆。类中风证……设若误用治真中风药……则轻变为重，重则必死。”[29]

朱丹溪对于伤寒的看法，同样引起医界重要的反响，并成为温病学派诞生的先导。温病学派出现后，与伤寒形成论争之势，又进一步促进了关于南北病种及用药的论争。温病医家既立足于南北差异来论证新理论的正确性和必要性，又进而指出温病学说具有普遍性，以与伤寒全面抗衡。如《广温热论》引朱心农谈及南方多温少寒特点之语说：“东南方天气多热，地气多湿，最多湿温、湿热之症，正伤寒症极少，即云冬月多正伤寒症，亦不尽然。历症以来，恒见大江以南，每逢冬令太温，一遇感冒，表分虽有外寒，内则竟多伏火，悉以伏火治之，丝毫不爽。”[30]又如王孟英在《温热经纬》中评陈平伯《外感温病篇》“独是西北风高土燥，风寒之为病居多”一语时指出：“亦不尽然。”他不但认同陈氏“而凡大江以南，病温多而病寒少”的意见，更进一步指出“北省温病亦多于伤寒”，“投以发表不远热，攻里不远寒诸法，以致死亡接踵也”。[31] 62

2. 地域差异与用药特点

用药当随地域差异有所变通，这一直为历代医家所注意。六朝陈延之《小品方》指出方药有“或先于岭南服之得益，传往淮北为治反害”[32] 1 者，“凡用诸方欲随土地所宜者。俱是治一冷病，其方用温药分两多者，宜江西、江北；用温药分两少者，宜江东，岭南也。所以方有同说而异药者，皆此之类也。”[32] 22~23 唐代《备急千金要方》也指出：“凡用药，皆随土地之所宜：江南、岭表，其地暑湿，其人肌肤薄脆，腠理开疏，用药轻省；关中、河北，土地刚燥，其人皮肤坚硬，腠理闭塞，用药重复。”[18]《外台秘要》也曾谈及应用灸法时要注意南方气候炎热的特点，如论“灸用火善恶补泻法”说：“黄帝曰：灸不过三分，是谓从穴。此言作艾炷，欲令根下阔三分也。若灭此则不覆孔穴，不中经脉，火气不行，不能除病也。若江南岭南寒气既少，当二分为准，燧小不得减一分半也，婴儿以意减之。”[33]元代赵素强调需广泛游历了解各地特点以明治法，他说：“夫方者，乃九州风物之宜，治病之方也……予云游三十载，仿佛半天下。历江湖，省蛮蜀之药；适幽云，晓羌戎之齐。齐楚不同，夏丽各异，居方隅未可言有所得也。”[34]

地域差异对用药的影响其实相当复杂，并不是热地用凉药，冷地用热药那么简单。《素问·五常政大论》已揭其端，后世论述更加具体。如明代王纶《明医杂著》说：“或问：

人言东南气热，可服寒药；西北气寒，可服温药。然今东南之人，常服胡椒、姜、桂，不见生病；而西北之人，畏食椒、姜辛热之物，何也？曰，东南虽热，然地卑多湿，辛热食药亦能劫湿；西北虽寒，然地高多燥，辛热食药却能助燥故耳！治病用药者，须识此意。”薛己加注分析说：“愚按《异法方宜论》云：东南之域，下卑湿热，其人腠理疏通，汗液妄泄，阳气内虚，故宜食椒、姜辛热之物，以助其阳也；西北之域，高陵风寒，其人腠理致密，汗液内固，阳气充实，不宜食椒、姜辛热之物，反盖其阳也。”[35]3 薛己还用著名的苏东坡圣散子方为例，说明方土对用药的重要影响。苏东坡曾推荐圣散子治疫，该方药物偏热，曾受后世不少医家抨击。薛己说：“观东坡任黄州，用圣散子……嘉靖甲申春，南都大疫，煎圣散子，普济老幼并服，来者接踵，死者塞途，良可哀悯！殊不知此方因岭南风土而作，且浙之与广，相去万里，殊域异方，天时人事，大不相侔，岂有概一治疗而无误者哉！”[35]80

地域影响除有偏寒偏热之别，又有重剂轻剂、发散收敛之不同。如清代张璐《诊宗三昧》论“脉象”说：“西北之人，惯拒风寒，素食煤火，外内坚固。所以脉多沉实，一切表里诸邪，不伤则已，伤之必重，非大汗大下，峻用重剂，不能克应。滇粤之人，恒受瘴热，惯食槟榔，表里疏豁，所以脉多微数，按之少实，纵有风寒，只宜清解，不得轻用发散，以表药性皆上升横散，触动瘴气，发热漫无止期，不至津枯血竭不已也。经云：西北之气，散而寒之；东南之气，收而温之，所谓同病异治也。是以他方之人，必问方隅水土。旁观者以为应酬套语，曷知其为察脉审证用药之大纲。”[28]945

清代伤寒与温病两大学派的论争中，用药轻重和南北地域不同也是焦点之一。如王士雄极为推崇叶天士之用药轻灵，在《温热经纬》评述说："此论先生口授及门，以吴人气质薄弱，故用药多轻淡，是因地制宜之法，与仲景之理法同，而方药不同……华岫云尝云：'或疑此法仅可治南方柔弱之躯，不能治北方刚劲之质。'余谓不然，其用药有极轻清、极平淡者，取效更捷。苟能悟其理则药味分量，或可权衡轻重，至于治法则不可移易。盖先生立法之所在，即理之所在，不遵其法，则治不循理矣。南北之人，强弱虽殊，感病之由则一也。其补泻温凉，岂可废绳墨而出范围之外乎？况姑苏商旅云集，所治岂皆吴地之人哉！不必因其轻淡而疑之也。又叶氏《景岳发挥》云：西北人亦有弱者，东南人亦有强者，不可执一而论。故医者，必先议病而后议药。上焦温证，治必轻清，此一定不易之理法，天士独得之心传。"[31] 55

这些论争，其实是中医用药不同风格的比较，其实质仍然是以辨证为基础的，只是在不同学派理论或地域因素的影响下形成一定的差异。它们都丰富了中医用药的辨证思维。张璐曾说："吾江南之人，元气最薄，脉多不实，且偏属东方，木火最盛，治之稍过，不无热去寒起之虑，而膏粱之人，豢养柔脆，调适尤难。故善治大江以南病者，不难遍行宇内也，但要识其所禀之刚柔，情性之缓急耳。"[28] 945 其实不止善治江南疾病可行遍宇内，各个地域的医学特点都有其普遍性的一面。对地域医学的深入了解，就能更细致地认识禀赋刚柔，从而使中医理论具有更广泛的适应性。

（二）地域医学体系模式

中国疆域广大，地形各异，各地气候、风俗相差甚大。自《黄帝内经》以来，关于地域医学的划分，曾形成比较系统的三种说法，各有其特色。

1. 阴阳地域

根据阴阳特性划分地域，对比最鲜明的是西北与东南。《黄帝内经》中经常以这两大区域为代表来讨论其差异。《素问·阴阳应象大论》说：“天不足西北，故西北方阴也，而人右耳目不如左明也。地不满东南，故东南方阳也，而人左手足不如右强也。帝曰：何以然？岐伯曰：“东方阳也，阳者其精并于上，并于上，则上明而下虚，故使耳目聪明，而手足不便也。西方阴也，阴者其精并于下，并于下，则下盛而上虚，故其耳目不聪明，而手足便也。故俱感于邪，其在上则右甚，在下则左甚，此天地阴阳所不能全也，故邪居之。”

有关对这种在阴阳基础上划分的地域特性的讨论，前面已经有所述及。

2. 五方地域

在五行学说的影响下，古代又曾形成以五方为基础的地域划分体系。《淮南子·坠形训》就曾有具体的关于五方之人体质的描述：“东方川谷之所注，日月之所出，其人兑形小头，隆鼻大口，鸢肩企行……长大早知而不寿……；南方，阳气之所积，暑湿居之，其人修形兑上，大口决此……早壮而夭……；西方高土，川谷出焉，日月入焉，其人面末偻，修颈印行……勇敢不仁……；北方幽晦不明，天之所闭也，寒水之所积也，蛰虫之所伏也，其人翕形短颈，大肩下尻……其人蠢愚……；中央四达，风气之所通，雨露之所会也，其人大面短颐，美须恶肥……慧圣而好治……”[36]

《黄帝内经》对五方与体质、疾病的关系论述更详。《素问·异法方宜论》说：“东方之域……鱼盐之地，海滨傍水，其民吃鱼，而嗜咸……其病皆为痈疡，其治宜砭石……；而西方者，金玉之域，砂石之处……其民华食而脂肥……其病生于内，其治宜毒药……；北方者……其地高陵居，风寒冰冽，其民乐野处而乳食，脏寒生满病，其治宜灸焫……；南方者……其地下，水土弱，雾露之所聚也，其民嗜酸而食胕（腐），其病挛痹，其治宜微针……；中央者，其地平以湿，天地所以生万物也众，其民食杂而不劳，故其病多痿厥寒热，其治宜导引按蹻。”这里不仅说明了由于各地的地形、水文、气候等地理条件的不同，使得各地居民有不同的生活习惯，而且还分析了由于环境和生活习惯的不同，往往还影响到人体的健康状况，因而会产生不同的疾病，需要不同的方法，因地制宜予以治疗，才能取得较好的效果。

当然，以五方来代表五大地域，不免有着硬套五行体系的痕迹。中国各地域的特性未必一定以正五方为最典型。但《黄帝内经》在此并不是简单地套用五行模式，而是以五种不同地域的生活方式、习俗和嗜欲等为代表来讨论区域差异，反映出对地理环境各要素与疾病的密切关系的重视，成为具有医学地理学和地理病因学意义的合理见解。

3. 九宫地域

张景岳《类经》卷二十五“运气类”引述了一种九宫地域划分法，内容如下：

“王氏曰：西北、东南，言其大也。夫以气候验之，中原地形，所居者悉以居高则寒，处下则热。尝试观之，高山多雪，平川多雨，高山多寒，平川多热，则高下寒热可征见矣。中华之地，凡有高下之大者，东西、南北各三分也。

其一者，自汉蜀江南至海也；二者，自汉江，北至平遥县也；三者，自平遥北山，北至蕃界北海也。故南分大热，中分寒热兼半，北分大寒。南北分外，寒热尤极。大热之分其寒微，大寒之分其热微。然而登陟极高山顶，则南面北面；寒热悬殊，荣枯倍异也。

又东西高下之别亦三矣：其一者，自汧源县，西至沙洲；二者，自开封县，西至汧源县；三者，自开封县，东至沧海也。故东分大温，中分温凉兼半，西分大凉。大温之分，其寒五分之二；大凉之分，其热五分之二。温凉分外，温凉尤极，变为大暄大寒也。约其大凡如此。

然九分之地，寒极于西北，热极于东南。九分之地，其中有高下不同，地高处则燥，下处则湿，此一方之中小异也。若大而言之，是则高下之有二也。何者？中原地形，西高北高，东下南下。今百川满凑，东之沧海，则东南西北，高下可知。一为地形高下，故寒热不同；二则阴阳之气有少有多，故表温凉之异尔。”[12]483

这种划分法等于在中国地图上划出二纵二横线区，形成九宫格式的九分地域。其阴阳进退之法，河南开封一带为标准点，根据不同方向进行调整：

“今以气候验之，乃春气西行，秋气东行，冬气南行，夏气北行，以中分校分之。

自开封至汧源，气候正与历候同。

以东行校之，自开封至沧海，每一百里，秋气至晚一日，春气发蚤一日。

西行校之，自汧源县西至蕃界碛石，其以南向及西北、东南者，每四十里，春气发晚一日秋气至蚤一日；北向及东北西南者，每一十五里，春气发晚一日，秋气至蚤一日。

南行校之，川形有北向，及东北、西南者，每一十五里阳气行晚一日，阴气行蚤一日。南向及东南、西北川，每一十五里，热气至蚤一日，寒气至晚一日；广平之地，则每五十里，阳气发蚤一日，寒气至晚一日。

北行校之，川形有南向及东南、西北者，每二十五里，阳气行晚一曰，阴气行蚤一日；北向及东北、西南川，每一十五里，寒气至蚤一日，热气至晚一日；广平之地，则每二十里，热气行晚一日，寒气至蚤一日。大率如此。

然高处、峻处，冬气常在，平处、下处，夏气常在。观其雪零草茂，则可知矣。然地土固有弓形川、蛇形川、月形川，地势不同，生杀荣枯。地同而天异，凡此之类有离向、丙向、巽向、乙向、震向处，则春气蚤至，秋气晚至，早晚校十五日；有丁向、坤向、庚向、兑向、辛向、乾向、坎向、艮向处，则秋气蚤至，春气晚至，早晚亦校二十日。是所谓带山之地也，审观向背，气候可知。”并指出“寒凉之地，腠理开少而闭多，闭多则阳气不散，故适寒凉腹必胀也。湿热之地，腠理开多而闭少，开多则阳气发散，故往温热皮必疮也。下文则中气不余，故胀已。汗之则阳气外泄，故疮已。”[12]483

张景岳评价说：“王氏此论，以中国之地分为九宫，而九宫之中复分其东西南北之向，则阴阳寒热各有其辨，不可不察也。详汉蜀江，即长江也。自江至南海，离宫也。自江至平遥县，中宫也。今属山西汾州界。自平遥北至蕃界北海，坎宫也。此以南北三分为言也。汧源县，即汧阳县，今属陕西凤翔府。自汧源西至沙洲，兑宫也。自开封西至汧源，中宫也。自开封东至沧海，震宫也。此以东西三分为言也。五正之宫得其详，则四隅之气可察矣。”[12]483

九宫地域的分法，反映了明代传统地理与历学认识的结合。

以上阴阳、五方和九宫三种地域学说中，第一种的划分最为简明，且与阴阳学说结合，反映了天时地理对人体的影响。至于五方地域和九宫地域，各有一定合理性，但也有生搬硬套五行和历学模式的不足，对具体地区的研究尚不够深入。

三、地域医学分区的探索

中医地域医学的分区，不能简单地套用某种理论模式，而应该以各个地区特有的自然与人文色彩为依据，在中医理论指导下合理划分，并在对不同地域的具体分析基础上阐明人群体质、疾病与用药特点。清代以来有医家在这方面做过一些探索，值得进一步深入研究。

（一）清代张倬的地域医学体系

清代张倬在《伤寒兼证析义》中说：“医以天下民生为己任，当具通天下之才识。非胶执一己之见，固守一隅之法者，之所能管窥也。吾吴为五方杂处之地。南北士商云集。苟未明水土之刚柔，风气之强弱，资禀之偏胜而欲妄治遐方游客。或客游他地治病，则与圆枘方鉴何异哉？况客游治病与治游客之病其法悬殊。设游艺他方，唯随其地之风土，若遐方流寓，又须详彼处之资禀，此地之风土，方始合宜。故经有一病而治各不同，地势使然之语。圆机之士，能于是触类旁推，匪特行之方内，虽广诸异域可以无间然矣。”[37]因此，他以五方为基础，对具体省区的阴阳寒热状况进行分析。参见表1。

表 1 《伤寒兼证析义》地域医学特点分析表

<table>
<tr><th rowspan="2">方 位</th><th colspan="4">分 区 分 析</th></tr>
<tr><th>分区</th><th>特 点</th><th colspan="2">疾病与用药</th></tr>
<tr><td rowspan="4">东方:发育之地，土膏气泽，冬鲜凛冽之寒四序常行春令，俗尚华而少实，病多热中疏理，而无真中风寒，即使外感内伤，总由理疏邪入，中热气伤所致，详热中疏理四字已道尽东方元气病情矣</td><td>江南</td><td>按吴越皆居东方，而江南元气最薄</td><td>病则虚热居多，温顺为宜，苦寒切禁</td><td rowspan="4">大抵东方所禀孱弱，宜宗东垣、复庵。而丹溪则宜于江之左右，新甫则偏宜江南。若河间戴人之法，非西北资禀刚厚人，断断不可效用也</td></tr>
<tr><td>江北</td><td>江北则接壤东鲁，其间元气虚实兼半</td><td>寒热补泻随宜</td></tr>
<tr><td>江左</td><td>江左地气稍厚</td><td>略觉奈病胜药</td></tr>
<tr><td>江右</td><td>江右则南近闽粤内连荆楚，得火上之余气</td><td>不任温补，然亦不胜峻攻，唯清理中外为宜</td></tr>
<tr><td rowspan="2">中央:正中之位，水土平湿，万类各得其和，四序各行其令。民虽食杂不劳，而多痿厥寒热者，良由水土平湿使然。以其食杂不劳，元气平治所伤亦轻，故导引按跻，便可愈之，不必毒药内治，针石外治也</td><td>楚</td><td>交界江右，稍偏于南，所以一切温补，皆为掣肘</td><td>以其地气浑厚，民多温饱，是以不需补益</td><td rowspan="2">若伤寒卒病……盖中央虽居正位，四维八埏之气，皆得干之，所以仲景有寒热补泻之不同。立法皆随病制宜，以为天下万世则，而于中州更宜</td></tr>
<tr><td>洛</td><td>水土平湿，平湿则气柔</td><td>气柔则受补矣</td></tr>
</table>

续表

<table>
<tr><th rowspan="2">方位</th><th colspan="3">分区分析</th></tr>
<tr><th>分区</th><th>特点</th><th>疾病与用药</th></tr>
<tr><td rowspan="3">南方：长养之处，阳盛气泄。穷冬恒服绨衣，四序常行夏令。缪仲淳云，阳燠既泄，则使人本气不坚，民虽致理，而雾露不时蒸发。人触之者，未免多挛痹之患。其稍不致者，则有瘴疠之虞矣，即居恒无病之人，气多上壅而少下降，以故时嚼槟榔，唾皆赤色</td><td>岭南</td><td>广粤正向离明……凡岭南烟瘴之乡，天晴亦多雾露，罕见日色。岚湿与腌暖交升，蛊毒与鬼蜮并疟</td><td rowspan="3">感之必内应湿土，中气先伤，故瘴疠之治，与疫疠仿佛……其患瘴疠之症，亦发热头胀，胸满呕逆，与伤寒相似，但治法与伤寒迥异。感之轻者，但食槟榔，祛散滞气，胸膈宽舒即愈。重则必需芳香正气之剂，开发中气为主。若误行表散，则阳气愈泄，表气愈虚，邪乘虚扰，发热愈无抵止矣。……纵有大头瘟、虾蟆瘟等疫，悉属阳邪，其毒亦易解散，非若北方之地脉坚厚，阴邪积而不发，发则旦发夕死，如疙瘩瘟、黑骨瘟等症之暴绝也</td></tr>
<tr><td>黔、滇</td><td>黔、滇斜临坤位，咸多湿热气蒸</td></tr>
<tr><td>闽</td><td>闽虽未逾梅岭，已得南方气候，水土皆泄而不收</td></tr>
<tr><td rowspan="3">西方：收引之界，金沙之域，地高土厚多风，四序常行秋令，其俗刚毅而不阿，其民不衣而褐荐，华实而脂肥</td><td>蜀</td><td>蜀直指兑泽，元气与人文俱厚，有峡三倒流之势</td><td rowspan="3">以其材质俱俊，表里俱充，故邪弗能伤之也。唯是内气壅盛，故治宜毒药，如西域倒仓，子和漏下等法，观《内经》病生于内，治宜毒药，一方风气主治，了无余蕴矣</td></tr>
<tr><td>关西</td><td>关西正当北斗，地气与人文俱伟，有剑倚崆峒之概</td></tr>
<tr><td>西域</td><td>禀赋与关西无异</td></tr>
</table>

续表

方　位	分　区　分　析		
	分区	特　点	疾病与用药
北方：闭藏之境，阴盛气沉，春夏草木不生，四序常行冬令。民禀坎水而生，故常以水为事，且性好乳食，所以藏寒生满，则内因之症也至于乐野处，冒风沙，历冰雪，其寒可以断指裂肤，反不言伤寒之病者，以致理惯拒严寒，虽有大风苛毒，弗之能害。即得伤之，其气坚固不能便入于里	燕	燕则左河右岱，地气最厚	元气之充实，大率相类，其治亦相类。……感之轻者，但需鸡汤麦食，助其肝，实其胃，自能祛邪作汗，若伤之重者，竟行辛热表散。里气壅滞，便与苦寒峻攻。非若东南之元气瘠薄，投剂稍重便致变症蜂起也。唯是肾气素劳之人，邪乘虚入，而为卒中之患者，是必峻用温补，然煤火内蕴，须兼苦降之味，以防火炎竭泽之虞。……复有车尘马足之劳，不内外因之候，又宜导气和中，不宜升发温补。若以南方内伤劳倦例治之，愈益其壅满矣
	鲁	鲁虽偏居艮土，风气已北。	
	晋	晋抵关西，唯一河之限。	

(二) 近代谢观论医学之地域差别

近代西方地理学知识传入后，更为医家分析各省区特点提供了帮助。谢观《中国医学源流论》曾有“地方病”一篇作专门分析。他认为：“地方病者，限于一方水土之病，而有一方治疗之法，不尽通行于各地者也，《素问·异法方宜论》中早计及之。吾国地大物博，跨有寒温热三带，面积之广，等于欧洲。是以水土气候，人民体质，各地不同，而全国医家之用药，遂亦各适其宜，而多殊异。”谢观主要结合各省地理与人文特点，讨论对用药特点的影响。他主要依据对水土的寒热分析，指出“夫因水土之偏性而成地方病，即有疗此病之地方药随之产出。吾国南北各省，类此者甚多，医者贵于因地制宜，不可执一”。其所论主要内容有以下几方面。

1. 论四川与江沪用药差异

“以长江流域论，四川人以附子为常食品，医家用乌附动辄数两，麻黄柴胡动辄数钱，江南人见之，未免咋舌，然在川地则绝少伤阴劫津之弊者，则以长江上游，由青海西康雪山中急流入川，寒性正盛，川人饮此寒水，故用乌附热药适得其平，解表亦非多量麻柴无能为力。迨长江既出巫峡，徘徊于两湖之间，平流数千里，经赣皖至江苏以入海。水质经日光之蒸晒，寒气已退，则需用遂少。且江苏土性，滨海而多湿，平原而多热，湿热交蒸，腠理松懈，故乌附在四川为常食品者，至江苏则罕用，麻黄柴胡在四川以钱计者，至江苏则以分计。彼旅沪川医，讥苏医为庸懦，苏医斥川医为狂妄，是皆一隅之见，不明了地方性质者也。”

2. 论江南与岭南产后用药差异

“苏浙妇女，产后血少阴虚，应服平和清养之剂，切忌燥热收涩之品。而广州人之预备生产也，必以生姜数十斤，熬醋十余斤，于产后匝月内拌米饭尽量食之，不得少参他品，从之则体健，违之则多病，或且不测。若以此法施之江浙产妇，早动肝阳成大病矣，然苏浙妇女之旅粤者，亦必遵守彼中成法。（前清光绪之季，余携眷寓广州。将分娩矣，同乡戚友以此法见告，余妻闻而大骇。盖平素阴虚肝旺，心烦舌碎，常与洋参为伍者，乌能服生姜数十斤耶。嗣经旅粤者以土宜力劝，遂于产后匝月内如法服尽，非但无伤阴之弊，并且体健逾恒，旧疾悉去，宁非奇事。）是无他，广州地近热带，腠理松疏，而由五岭南坡泻下东北两江之水，萃于广州，寒性未散，故以生姜温其内，酸醋收其外，一温一敛，足以祛寒而固气，故产后用之，竟等于脱胎换骨之妙也。”

3. 论湖南宜用伤寒法

“岭北之湘资等水泻于湖南者，性质又异。盖均属寒性，而湘省则在温带，迥非广州热带之比，故湘医用药，遂以仲景伤寒法为正宗。表则桂麻柴葛，凉则硝黄芩连，温则姜附椒萸，补则参苓术草。按方施治，因应咸宜，与吾苏对于《伤寒论》但师其意而罕用整方者迥异，是则张仲景为长沙太守时所立之法，虽时代有变迁，而土宜尚未尽易也。”

4. 综论各省用药区别

“如山陕等省，地偏于北，寒燥凛冽，皮肤坚厚，故发表多用羌防麻桂重剂。闽粤地跨热带，蒸发甚而腠理疏，既易受寒，又易受湿，故多用燥药以化湿，热药以温中，而于辛散则罕用。再以苏浙而论，长江以南，钱塘以北，纵横五十余县境，皆太湖溢地也。土浅水多，蚕桑稻米之利，为全国上腴。然因海洋气候之蒸发，湿温症独多，虽腠理宜通，大便宜畅，然郁邪不为汗解，不为下解，唯有芳香化浊，淡渗化湿，足以去病之癥结。而青蒿、藿香、佩兰等对症之药，亦遂就地而产生。”[38]

第四节　岭南医学的研究

岭南医学是中医地域医学之一。岭南，指五岭以南。它的范围在历史上包括了现代的广东、广西、海南、香港、澳门以及越南北部（古代交趾），又有岭表、岭外、峤南、广南、两粤等不同称谓。本书重点不在于对不同历史称谓的辨析，而从地理气候环境的相似性出发，对整个区域的医学特色与文化进行讨论。

近20多年来，岭南医学研究已经呈现出与一般地方医学研究不同的模式，有希望率先形成体系，进而成为“地域医学”研究的代表。

一、岭南医学的研究历程

“岭南医学”这一名称，早在20世纪50年代已经出现，其时著名医史专家范行准在史学论文[39]中应用了这个名词，当时还只是局限于专指岭南地方医药史料。后来，岭南的中医药工作者在总结岭南地区应用中医药特色时，也开始用“岭南医学”作概括。1986年邓铁涛、靳士英在广东医史分会成立大会上作《略谈岭南医学之特点》报告，其中提出：“由于五岭横亘于湘赣与粤桂之间，形成一个特殊地理环境，不仅气候风土人情与中原有异，人的体质、疾病亦不尽桢，遂逐渐形成了研究岭南地区多发疾病为主要对象的岭南医学。”[40]初步揭橥了岭南医学的特殊性质，“岭南医学”正式受到各方学者的关注。

1988年，广东医史分会会议首次以“岭南医学研讨会”为主题，邓铁涛在会上特别强调：“岭南医学是祖国医学普遍原则和岭南地区实际结合的产物，这一研究成果不仅可以发现该地区医学发展的特殊性，通过对这些特殊性的研究，反过来也有助于认识整个中国医学史发展进程……所以深入研究地域性医学，并不是‘搞地方主义’，而是丰富发展我国传统医学内容。”[41]首次提出了“地域性医学”的概念。

此后历次广东医史分会学术会议均以岭南医学研究为主题之一，先后于1992年、1997年、2003年和2005年召开了多次“岭南医学研讨会”，吸引了来自广东、广西、海南、港澳以及新加坡等地的医家学者前来参加，共同探讨岭南医学。2001年，广东省中医药学会又成立了岭南医学专业委员会，成为组织有关领域专家进行学术交流的学术团体。目前，在岭南医学研究方面，已发表了有关论文数百篇，出版专著数十部，培养了一批以岭南医学为研究方向的研究生。

二、岭南医学研究概况

既往的岭南医学研究大约集中在以下几方面。

（一）医史文献及医家经验整理

医史文献和医家经验整理与一般地方医学的研究相同。回顾和整理资料，是开展岭南医学研究的基本条件。吴粤昌[42] 1先生通过对岭南医家的研究，将岭南医学历史发展分为晋唐、宋元、明朝、清朝和民初5个时期，分述了各个时期的特点，指出岭南医家推动了传统医学的发展。其专著《岭南医征录》（广州市卫生局，1984）辑录经史方志中的岭南医家500余人，是研究岭南医家的重要参考资料。郭蔼春主编的《中国分省医籍考》（天津科学技术出版社，1987）中广东、广西和海南三省著录了地方史志所载的岭南医学著作252部，提供了关于岭南医著的基本情况。其他重要成果如刘小斌的《广东中医育英才》（广州市卫生局，1988）、沈英森主编的《岭南中医》（广东人民出版社，2001）等，都有较大价值。新中国成立后点校出版的岭南医著有《医碥》、《评琴书屋医话》、《岭南儿科双璧》等十几种。名医经验整理方面有《黎庇留医案》、《邓铁涛医集》、《罗元恺医著选》、何炎燊《竹头木屑集》、梁剑波《随诊余墨》等一系列反映名老中医学术特色的专著，发表的有关论文数百篇。

另外有学者也研究了岭南医学的文化特点，郑氏[43]结合岭南文化的特点，认为岭南医学具有继承性、区域性、务实性和包容性的特点，肖氏[44]则总结为兼容开放的多元性、务实致用的实用性和朴素直观的创新性三点。文化对岭南医学有外在的影响，是一个不容忽视的要素。

（二）岭南医学基础理论探讨

岭南医学是中医学理论与岭南具体情况相结合的产物。通过历代医家论述以及现代多学科的研究，已体现出一些特色内涵。吴粤昌先生指出："所谓特色，是指本地区医家在理论成就和临床实践上所表现的独特的、鲜明的地方色彩，如支法存之于脚气，释继洪之于瘴，何克谏、萧步丹之于生草药等等。"[42] 8~9 邓铁涛和靳士英总结岭南医学之特点有重视岭南地区的多发疾病、重视岭南地区特产的药材和民间经验、重视吸取新知三点[40]。彭胜权[45]认为广东开展岭南医学研究有如下优势：善于接受新事物，中草药资源丰富，华侨众多；发展岭南医学研究有如下意义：适应医学模式的转变，符合传统的中医理论思想核心，主要适应市场经济的需要，保护和提高人民健康水平。

具体在岭南医学基础理论的研究方面，对温热病邪的研究最为多见。岭南长年气候炎热，外界温热病邪多见。有学者[46]进行了华南四个沿海城市（厦门、汕头、广州、湛江）部分医院大样本温病发病情况调查，结合地区的地理特征和相应的气候类型探讨温病的证治规律，总结出广东温病的四大特点，即：风温、暑温、湿温为常见的多发病；气候四季不分、常见温病全年可发；临床证候多夹“湿”；病程中气分证候表现突出。杨文政、苏红[47]等从气候、环境的角度探讨岭南温病发病的规律，调查了1973~1983年华南沿海四城市（广州、湛江、汕头、厦门）部分医院温病发病情况和相应年份气象资料，认为温邪包含有气象因素和生物性致病因子两内容，岭南温病发病受该地区气候特点影响，证治有别。一些学者还以岭南温病为研究方向，进行了证型造模和实验研究，从多种现代医学的实验指标，探讨了温病的病理机制，如王新华[48]利用多因素造温病湿热证动物模型，造型动物出现的临床表现与临床所见该证的主要症状体征和病理变化相符合，并发现湿热造型动物内毒素廓清较为缓慢。有关岭南温病的研究已总结成专著《岭南温病研究与临床》（广东高等教育出版社，1991）。

在岭南体质调研方面也开展了一些基础工作，如有学者曾以岭南的广州与陕西的延安不同地区的人群病理体质作对比研究，得出岭南体质确有其特异性。韩丽[49]、王伟彪[50]等进行体质调查以探讨岭南人群体质构成特点，对岭南温病人群的病理体质调研发现以气阴两虚质和湿热质居多。罗仁[51]等还开展了对广东农村虚证的流行病学调查，共调查18岁以上成人2 821人，虚证患病率为7.66%，其中以肾虚证为多见，提示在广东地区应以肾虚、阴虚之研究为重点。在全国性的调研中，一份北京市、上海市、广东东莞市有关老年人气血、阴阳辨证所见，气虚、血虚、阴虚、阳虚三地辨证检出率大致相等；但阴阳两虚广东东莞市为25.5%，高于北京的11.5%[52]。

（三）岭南医学临床特点研究

在临床研究方面，孔炳耀[53]提出湿邪是岭南六淫之首，治湿是岭南医学的重要学术特点之一，并总结针对岭南湿邪进行辨证、选方、用药的规律。胡焕章[54]也认为岭南临床上湿邪为病甚广，无论外感内伤均与之有关，五脏中尤以脾胃为甚，提出岭南脾胃湿热病机与体内外湿邪的合化及脾胃升降失司有关，列出证治要点四则。郭姣[55]认为岭南外感热病表现出阳热郁结、气机不畅，多夹湿的临床特点，在治疗上须重视清解透热、宣畅气机和化解湿邪。

在岭南温病用药研究方面，吴粤昌[56]注意到岭南医家有善用花药的特点。王新华[57]统计和分析岭南医家温病医案用药，认为岭南医家论治温病有“重清热解毒、芳香化湿和顾护清气”的特点。陶红霖[58]认为岭南温病多阴虚，治法上要重用滋阴药。李亮[59]等认为岭南湿热之气四季流行，是致病的主要因素，风寒表实之证甚少；治疗重视清热祛湿、养阴护津；用药方面擅长使用地方药材，特别重视饮食调养。但张静娟[60]批评部分岭南医家一味宗奉温病，忌用辛温，提出“岭南不忌辛温”之说，反映了岭南临床治法的多样性。另外陈锦荣编有《岭南百病验方秘方精选》（暨南大学出版社，1992），有一定影响。

在岭南常见病、特种病防治方面，对蛇伤、疟疾或脑炎等虫媒传染病研究较多。岭南民间对蛇伤的救治素有传统，广州中医药大学第一附属医院在挖掘传统的基础上，结合现代医学方法确立了蛇伤救治中心的地位。广州中医药大学热带病研究所，运用传统医学与现代科技，在对华南疟疾的研究上已达到了世界先进水平，一洗“烟瘴之地”的历史恶名。

（四）地区药物研究

地区草药各省皆有，但岭南医家在运用当地中草药治疗本地区疾患的经验之丰富，足可自成系统。早在晋朝嵇含的《南方草木状》就记载了南方植物 80 种，其中部分可供药用。清代何克谏著《生草药性备要》，收载岭南生草药 313 种，为广东最早的草药学专著。其后还出现了萧步丹《岭南采药录》、赵寅谷《本草求原》等专著。现代调查[61]，仅广东、海南两省可供药用的植物资源就有 2 000 余种。1960 年广东省中医药研究所与华南植物研究所合作，出版了《岭南草药志》，收录常用草药 88 种。当代编纂的《广东中药志》，已出的两卷收药近千种。另外，对历史上需要依靠进口的“海药”的引种也取得突破，新中国成立后在海南、广东湛江等地建立了南药引种试验站和南药园，对数十种热带药物引种成功。对南药还开展了多项科学研究，对其质量、成分、药效及其应用进行了深入探讨。

（五）民族医学研究

岭南自古为百越之地，民族众多，各民族在自身发展中形成了独特的医学文化。1980 年出版的《广西民族药简编》就收载了七个少数民族 1 021 种药材，303 条民族药方。近年来，对岭南壮、回、傣、瑶、苗、彝、黎等各少数民族医学的研究取得了很大进展。目前壮医学的研究最值得关注，以广西民族医药研究所为基地，在近十年中先后编著出版了《壮族医学史》、《中国壮医学》、《中国壮医内科学》、《中国壮药学》等著作，初步梳理了壮医学的理论构架，发掘总结了大量民间医疗经验，2003 年还成立了广西壮医医院。

三、岭南医学研究的意义

岭南位居五岭以南，地处北回归线的附近，天气炎热，受大陆气候和海洋季风气候的双重影响，降雨多，空气湿度大等。这些与中原内地迥异的气候环境特点，对中医医疗与用药有着重要的影响。从地域来说，岭南位居东、南、西、北、中五大方域之正南，特点鲜明；从发展来说，岭南在历史上开发较晚，医学传播较迟，但其地域因素受到最多的重视。另一方面，岭南当前也是国内中医药发展较好的地方，岭南医学深入民众生活，具有药膳化、民俗化的一面。典型的如岭南保健药品凉茶，不但在岭南地区应用千年而不衰，更随岭南侨民走遍天下，甚至成为岭南人的标志之一。岭南中医药学实践在客观上也要求重视本地地域医学特色的发掘和创新。

而且，岭南医学的研究并不是只有局部意义的。一方面，现代物质文明带来的负效应日益明显，环境破坏，“暖冬效应”持续，城市人口密集形成“热岛”，令火热证候在临床上有增多的趋势。以岭南为典型，深化对温热证的研究有现实意义。另一方面，岭南医学的研究体现着对中医学的发展。从历史上看，中医学对不同地域、人群的应用范围扩大过程，实际是促进中医学理论发展的一种形式。明清时江浙经济文化的兴起，使江南热病受到重视，得以形成温病学派。现代广东、港澳的经济发展也赋予了岭南这一条件。此外，我国的中医药学正在日渐走向世界，中医药学服务的对象，已经遍及各个人种。在南北半球，有着许多与岭南纬度相同，气候近似的热带和亚热带国家及地区，岭南医学有可能也适用于当地的人民，至少可以提供有益的借鉴。这从海外岭南华侨和周边东南亚国家的中医药实践中已经得到初步验证，预示岭南医学研究有着国际化的广阔前景。

目前岭南医学的理论有待进一步深化，本书将在总结历史文献资料的基础上，提出一些初步的看法。由于岭南开发历史的特殊性，医药学的发展明显受到文化的制约。因此，本书有较多的篇幅讨论岭南地区的医药文化发展历史，以及医药与地区开发的互动关系，然后在综合医药、人文、地理气候等影响的基础上，探讨岭南医学的理论特色与内涵。

参考文献：

[1] 希波克拉底. 论风、水或地方［M］// 马堪温，译. 科学史集刊编辑委员会·科学史集刊：第 3 集. 北京：科学出版社，1960：70.

[2] 左大康. 现代地理学辞典［M］. 北京：商务印书馆，1990：408.

[3] 聂树人. 医学地理学概论［M］. 西安：陕西师范大学出版社，1988：66.

[4] 谭见安. 中国的医学地理研究［M］. 北京：中国医药科技出版社，1994.

[5] 夏廉博. 人类生物气象学［M］. 北京：气象出版社，1986：2.

[6] 张书余. 医疗气象预报基础［M］. 北京：气象出版社，1999：34–35.

[7] 陈超常. 中华地方病学：第 1 册［M］. 北京：龙门书局，1950：前言.

[8] 贺联印，许炽熛. 热带医学［M］. 2 版. 北京：人民卫生出版社，2004.

[9] 黄腾波，柳青，黄惠明，等. 广东鼻咽癌遗传流行病学研究［J］. 中华医学遗传学杂志，2002，19（2）：134–137.

[10] 郑德基. 尿石成分有无地区性的探讨［J］. 新中医，1980，12（2）：42.

[11] 张双棣，张万彬，殷国光，等. 吕氏春秋译注［M］. 长春：吉林文史出版社，1987：68.

[12] 张介宾. 张景岳医学全书［M］. 北京：中国中医药出版社，1999.

[13] 喻昌. 喻嘉言医学全书［M］. 北京：中国中医药出版社，1999：192.

[14] 张志聪. 黄帝内经素问集注［M］. 北京：学苑出版社，2002.

[15] 王冰. 黄帝内经素问［M］. 北京：人民卫生出版社，1956：162.

[16] 高士宗. 黄帝内经素问直解 [M]. 北京：学苑出版社，2001：554.
[17] 刘完素. 素问病机气宜保命集 [M]. 北京：人民卫生出版社，1959：104–105.
[18] 孙思邈. 备急千金要方 [M]. 沈阳：辽宁科学技术出版社，1997：2.
[19] 徐大椿. 徐灵胎医学全书 [M]. 北京：中国中医药出版社，1999:140.
[20] 朱丹溪.丹溪心法 [M] // 周喜民. 金元四大家医学全书. 天津：天津科学技术出版社，1994.
[21] 程钟龄. 医学心悟 [M]. 天津：天津科学技术出版社，1999.
[22] 应元岳. 热带病学 [M]. 上海：人民军医出版华东分社，1951：序.
[23] 方如康，戴嘉卿. 中国医学地理学 [M]. 上海：华东师范大学出版社，1993：22.
[24] 罗浮山人. 历脏篇 [M]. 古闽第三布衣抄本. 1896（光绪二十二年）.
[25] 朱丹溪. 脾约丸论：格致余论 [M] // 周喜民. 金元四大家医学全书. 天津：天津科学技术出版社，1994：929.
[26] 朱丹溪. 丹溪治法心要 [M] // 周喜民. 金元四大家医学全书. 天津：天津科学技术出版社，1994：1345.
[27] 王履. 医经溯洄集 [M]. 南京：江苏科学技术出版社，1985：46.
[28] 张璐. 张璐医学全书 [M]. 北京：中国中医药出版社，1999.
[29] 缪希雍. 缪希雍医学全书 [M]. 北京：中国中医药出版社，1999：669.
[30] 戴天章，陆九芝，何廉臣. 重订广温热论 [M]. 北京：人民卫生出版社，1960：6–7.
[31] 王士雄. 王孟英医学全书 [M]. 北京：中国中医药出版社，1999.
[32] 陈延之. 小品方 [M]. 北京：中国中医药出版社，1995.
[33] 王焘. 外台秘要 [M]. 北京：人民卫生出版社，1955：534.
[34] 赵素. 风科集验名方：序 [M] // 严世芸. 中国医籍通考. 上海：上海中医学院出版社，1992：2320.
[35] 王纶. 明医杂著 [M]. 薛己，注. 北京：人民卫生出版社，1995.
[36] 刘安. 淮南子 [M]. 上海：上海古籍出版社，1990：43–44.

[37] 张倬．伤寒兼证析义［M］// 中国医学大成：第 4 册（影印本）．上海：上海科学技术出版社，1992：67.
[38] 谢观．中国医学源流论［M］．福州：福建科学技术出版社，2003：118–120.
[39] 范行准．李珣及其《海药本草》的研究［J］．广东中医，1958（7）：29.
[40] 邓铁涛，靳士英．略谈岭南医学之特点［C］// 中华医学会广东分会．广东医史分会成立大会论文选编．广州：中华医学会广东分会．1986：47.
[41] 邓铁涛．岭南．新中医［J］，1988，9（12）：36–37.
[42] 吴粤昌．岭南医家推动了传统医学的发展［C］// 中华医学会广东分会．广东医史分会成立大会论文选编．广州：中华医学会广东分会，1986.
[43] 郑洪．岭南医学自然、历史与文化［C］// 广东省中医药学会岭南医学专业委员会．广东省中医药学会岭南医学专业委员会第一次学术年会论文集．广州：广东省中医药学会，2000：22–26.
[44] 肖莹．试论岭南医学发展的文化特征［J］．广州中医药大学学报，1998，15（3）：225–227.
[45] 彭胜权．发挥岭南医学优势，提高中医学术水平［J］．广州中医药大学学报，1996，13（1）：1–4.
[46] 林培政．近年广东温病特点初探［J］．广州中医药大学学报，1987，4（4）：6–11.
[47] 彭胜权．岭南温病研究与临床［M］．广州：广东高等教育出版社，1991：127–141.
[48] 王新华．温病湿热证病理造型及实验研究［J］．广州中医药大学学报，1990，7（3）：182–185.
[49] 韩丽．体质学说在岭南温病治疗中的意义［M］// 彭胜权．岭南温病研究与临床．广州：广东高等教育出版社，1991：172.
[50] 王伟彪．岭南名医何梦瑶学术思想之研究［D］．广州：广州中医药大学学报，1988.
[51] 罗仁，陈健，严碧玉，等．广东农村虚证流行病学调查报告［J］．中医杂志，1993，34（10）：619–620.
[52] 邝安堃，陈可冀．老年医学在中国［M］．长沙：湖南科技出版

社，1989：51.
[53] 孔炳耀．岭南湿邪致病特点及其论治［J］．新中医，1998，19(5)：3–5.
[54] 胡焕章．岭南脾胃湿热病机与证治［J］．新中医，1986，7（7）：17–19.
[55] 郭姣．从气候、环境论岭南外感热病的证治特点［J］．广州中医药大学学报，2001，18（3）：252–255.
[56] 吴粤昌．试论岭南医家用药特色［C］// 中华医学会广东医史分会．岭南医学研讨会第二次学术会议论文选编．广州：中华医学会广东分会，1992.
[57] 王新华．岭南医家温病医案的用药探讨［J］．广州中医药大学学报，1987，4（3）：17–19.
[58] 陶红霖．岭南温病话滋阴［J］．河南中医药学刊，1996，(2)：2–3.
[59] 李亮，缪英年．岭南外感热病治法探析［J］．中国中医急症，2006，15（10）：总 1115–1116.
[60] 张静娟．岭南不忌辛温［J］．中医药临床杂志，2005，17（3）：214–215.
[61] 广东中药志编辑委员会．广东中药志：第 1 卷［M］．广州：广东科技出版社，1994．前言

第二章

医学文化视野中的岭南意象

岭南文化属于华夏文化的一部分，但历史上这里开发较晚，受中原先进文明的影响是渐进式的。在长期的历史发展中，相对于中原文明而言，岭南一直处于被“发现”的地位。从“蛮荒”到开化，中原文化看待岭南，有一个由意象形成、凝固到转变的过程。

所谓意象，本来是文学概念，指诗歌中熔铸了作者主观感情的客观物象。我们借用这一词语，来形容古人对岭南的总体印象。岭南意象是指在岭南的自然基础上形成的观念，是人们对岭南印象最深刻的部分。在明清以前，岭南在中原人士心目中一直是个具有神秘色彩的地方。岭南的炎热气候与丰富物产，百越民族的独特生活习俗，无不给中原人们留下深刻和新奇的印象。这些印象在史料记载与文学作品中，以不同的形式出现，就形成了岭南的独特意象。这些意象，有很大一部分是与疾病、医药相关的，对我们了解岭南医药文化的发展起着重要的作用。

第一节　古代岭南的疾病及其意象

五岭的逶迤阻隔，是造成岭南与中原交往不畅的客观因素。而南方气候炎热，易生疾病，令北方人士难以适应，又成为无形的障碍。疾病成为影响历史和文化的重要角色。

一、岭南疾病的历史影响

岭南从纳入中央王朝视野开始，就以疾病疫疠著称。历史上中央王朝对岭南的征服与统治，一直伴随着对岭南气候与疾病的斗争。

（一）疾病影响下的岭南与中央王朝关系

岭南远离历代封建王朝的中心。在历史的分分合合中，岭南形成过南越、南汉等地方性王国，但从未真正脱离过中国的版图。只是曾经属于岭南的交趾地区时叛时降，长期成为中国南方边疆战乱之源。而不可忽视的是，历代在岭南的军事行动，很大程度上受到岭南地区疾病的制约。

1. 汉晋六朝时的岭南征战与疾病

在秦汉时期，中原虽然一统，但南方尚未充分开发，仍然以土著的百越民族为主，《汉书·地理志》注引臣瓒曰：

"自交趾至会稽七八千里，百越杂处，各有种姓。"[1] 1669 百越又分东越（闽越、东瓯）、南越、西瓯、雒越等，其中在秦汉时期势力最大的是南越。

公元前 214 年，秦将任嚣、赵佗征服岭南，岭南被分设为南海、桂林、象郡。及秦末，中原各地豪杰四起之时，南海尉任嚣病死，赵佗继任南海尉，聚兵自守，并合并了桂林郡和象郡，建立南越国，自立为南越王。刘邦建立汉朝，赵佗上表臣服，刘邦仍封其为南越王。吕后当政后，于公元前 181 年削去赵佗封号，派隆虑侯周灶、博阳侯陈濞率兵讨伐赵佗。但此次征讨遇到南方暑湿大疫，竟致失败。《史记·南越列传》记载："高后遣将军隆虑侯灶往击之。会暑湿，士卒大疫，兵不能逾岭。岁余，高后崩，即罢兵。佗因此以兵威边，财物赂遗闽越、西瓯、骆，役属焉，东西万余里。乃乘黄屋左纛，称制，与中国侔。"[2] 2969

南方的疾病给中央王朝军队的行动带来了阴影。汉武帝建元五年（公元前 135 年），武帝准备发兵讨伐闽越，淮南王刘安上书劝谏，并提到一次征伐南海王因疾病失败的经历说："今发兵行数千里，资衣粮，入越地，舆轿而逾领，拖舟而入水，行数百千里，夹以深林丛竹，水道上下击石，林中多蝮蛇猛兽，夏月暑时，呕泄霍乱之病相随属也，曾未施兵接刃，死伤者必众矣。前时南海王反，陛下先臣使将军间忌将兵击之，以其军降，处之上淦。后复反，会天暑多雨，楼船卒水居击棹，未战而疾死者过半。亲老涕泣，孤子啼号，破家散业，迎尸千里之外，裹骸骨而归。悲哀之气数年不息，长老至今以为记。曾未入其地而祸已至此矣。"[1] 2778~2779 由此可见，对南方用兵时疾病已经成为不容忽视的考虑因素，而且人们认为这种疫疠与南方的暑湿气候有密切联系。

当然，疾病并不能完全阻止军事行动。元鼎六年（公元前111年），经过充分准备后，汉武帝调集10万楼船水师，扫灭南越，平定了岭南。

东汉光武帝建武十六年（公元40年），交趾郡（现越南境内）首领征侧、征贰反叛，占据了九真、日南及合浦等郡65城。东汉光武帝刘秀封马援为伏波将军，命其出师南伐交趾。交趾郡较之南海等地更为偏远，马援率水陆两路大军沿海而进，历经苦战，终于平息了叛乱。战事虽然取胜，但是据《后汉书·马援传》记载，当时“军吏经瘴疫死者十四五”，连一同出征的楼船将军段志也病故了。其实马援出征之前，已经知道南方瘴气的危害，“出征交阯，土多瘴气，援与妻子生诀，无悔吝之心”，在岭南目睹气候环境之险恶如“下潦上雾，毒气熏蒸，仰视飞鸢，跕跕堕水中”，当时幸而得南方药物之助，才能得胜而还。据载：“援在交阯，常饵薏苡实，用能轻身省欲，以胜瘴气。南方薏苡实大，援欲以为种，军还，载之一车。时人以为南土珍怪，权贵皆望之。”[3] 846~847 马援由于善于用当地所产的薏苡抵御瘴气，避免了更大的损失，只是携带回来准备引种的一批薏苡，由于形似珍珠而被人告发，此即有名的“薏苡明珠之谤”典故。

岭南可怕的“瘴气”自马援之役首次被正史提及后，其踪影越来越可经常见到。历代史书多有提及——

《后汉书·南蛮西南夷列传》载，东汉永和二年（公元85年），日南、象林徼外蛮区怜等数千人攻象林县，第二年，顺帝召百官问方略，大将军从事中郎李固反对用兵说：“南州水土温暑，加有瘴气，致死亡者十必四五。”[3] 2838

东汉末年三国鼎立，岭南属东吴所辖。东吴黄龙三年（公元231年），吴大帝孙权派兵平定交州；赤乌五年（公元

242年）派遣将军聂友、校尉陆凯率兵3万远征珠崖、儋耳，复置珠崖郡，属交州。征讨虽然获胜，但代价不轻，《三国志·全综传》记载："权将围珠崖及夷州，皆先问（全）琮。琮曰：'以圣朝之威，何向而不克？然殊方异域，隔绝障（瘴）海，水土气毒，自古有之，兵入民出，必生疾病，转相污染，往者惧不能反，所获何可多致？猥亏江岸之兵，以冀万一之利，愚臣犹所不安。'权不听。军行经岁，士众疾疫死者十有八九，权深悔之。"[4]

晋代，《晋书·吴隐之传》称："广州包带山海，珍异所出，一箧之宝，可资数世，然多瘴疫，人情惮焉。"[5]可见岭南虽然物资丰富，但由于瘴疠的关系，官员们均望而生畏。晋代嵇含《南方草木状》记载当时岭南的"瘴气"说："芒茅枯时，瘴疫大作，交、广皆尔也。"[6] 7《南齐书》亦载："（越州）土有瘴气杀人。汉世交州刺史每暑月辄避处高，今交土调和，越瘴独甚。"[7]

南北朝时，《南史·杜僧明传》载，梁大同年间，"交州豪士李贲反，逐刺史萧谘……子雄与高州刺史孙冏讨贲。时春草已生，瘴疠方起，子雄请待秋讨之。广州刺史新渝侯萧映不听，萧谘又促之，子雄等不得已，遂行。至合浦，死者十六七，众并惮役溃散。"[8]

可见，在唐代以前的历史中，岭南在正史中的形象，一直是与"暑湿"、"瘴气"等词语相伴随的。

2. 唐代以后疾病对岭南军事的影响

唐代以后，中央王朝对岭南的统治稳定了下来。但在历次与岭南有关的战争中，疾病仍然是左右局势的因素之一。唐贞元至元和年间时，钦州黄少卿叛乱，"桂管观察使裴行立、容管经略使阳旻欲徼幸立功，争请讨之。上从之……大发江湖兵，会容、桂二管入讨，士卒被瘴疠死者，不可胜计”，“邕、容两管经此凋弊，杀伤疾疫，十室九空”[9]卷 27，5~6。《新唐书·南蛮传》载，唐大中到至咸通年间，与南诏政权争夺交趾，士兵“安南久屯，两河锐士死瘴毒者十七”[10] 6384，不得不召回北方军队，改从江西募兵前往，“天下骚动，十有五年，赋输不内京师者过半，中藏空虚，士死瘴疠，燎骨传灰”[10] 6292。唐末，黄巢率领农民起义，于僖宗乾符六年（880年）转战广州，拟在南方立足，不料北方的战士不适应南方炎热气候，“士卒罹瘴疫死者十三四，其徒劝之北还以图大事，巢从之”[11]，部队不得不撤回北方，最终起义失败。

宋代，太宗即位不久，于太平兴国五年六月遣孙全兴、侯仁宝等伐交趾，次年遇到瘴疾，《宋史·太宗本纪一》载“会炎瘴，军士多死者”[12] 66，《宋史·许仲宣传》也说：“会征交趾，其地炎瘴，士卒死者十二三。”[12] 9268 当时大臣田锡上书说：“大国取交州何用？交州谓之瘴海，去者不习土风。兵在彼中留滞颇久，愿陛下且罢斯役，暂息南征。”[13]但当时宋代并没有放弃交趾。宋仁宗时交趾侬智高又叛，狄青奉令南征，《宋史·狄青传》载：“青之至邕也，会瘴雾昏塞，或谓贼毒水上流，士饮者多死。”[12] 9719 当时战事虽胜，大臣韩琦却担忧说：“交州山路险僻，多潦雾瘴毒之气，虽得其地，恐不能守。”[12] 14068 大臣文彦博称在交趾的驻军“每至岁满戍还，瘴死者十有三四”[14]，情况令人担忧。

熙宁九年（1076 年），交趾复乱，宋军南征又受到疾病困扰。《宋史·范育传》称十万大军“行及长沙，病死相属”[12]10050，未出国境已受影响，在交趾更面临疾疫威胁。为保障战事进行，宋朝政府对医疗防病工作给予高度重视。《宋史·神宗本纪二》载，当年朝廷连续下诏，如熙宁九年五月诏“安南诸军过岭有疾者，所至护治”；六月，“诏安南将吏，视军士有疾者月以数闻”；十一月，“以安南营将士疾疫，遣同知太常礼院王存祷南岳”[12]290~292。《续资治通鉴长编》记载当年十月宋神宗曾连续下令，采取了一系列措施，如丙申日诏对“安南行营兵士以不习水土，多病瘴疠致死”者给予抚恤；丁酉日批评“安南行营至邕州四将下诸军，九月上旬死病近四五千人，此乃将副全不约束，恣令饮食北人所忌之物，以致生疾。可火急严戒励，仍切责医用药治之”；甲辰日又令紧急提供医药，“诏太医局合治瘴药三十种，差使臣赍付安南行营总管司……闻将士被疾者极众，可下医官院，选习知治瘴者五七人……乘驿速往。如治疗多愈，当不次优赏。”[1]2621~2622 尽管采取了这些措施，但结果并不理想，大臣张方平称“兴师十万，日费千金，锐士不得久于瘴乡，骁骑不能驰于鸟径”[16]179，结果“中原人不习水土，加时热疫大起，于是十万大师瘴疠腹疾，死者八九”[17]。宋军只控制了交趾局部地区，战事未能取得预期进展。

宋军北撤之后，北宋政府仍然在为南方疾病付出代价。一方面，大批到过岭南的染瘴军士需要善后。《续资治通鉴长编》载，熙宁十年（公元1077年）五月丁卯诏：“安南军回士卒病者，委所在官舍存泊，差军员提举，续给口券，官备粥药，州军委都监，县镇委主簿或监镇官检视。”[15] 2664 六月丁酉，选派医生到岭南救治病瘴患者，诏：“今岁岭外大热，病瘴者多。方屯兵未解，官吏、将校在彼者众，深虑难于医药，枉致死伤。医官院选差医学三人，赐绢五十匹，遣赴桂州，委赵离分掣差使，候及一年差替，经略司具所愈人数保明闻奏。”[15] 2669 丙子又诏“河东、永兴、秦凤等三路就粮诸军及汉蕃弓箭手、蕃兵，常经召募赴安南行营染有瘴疠者，御药院以安南军前治瘴药方下逐路经略司修合，随病证给赐”[15] 2676。

另一方面，对占领地区的控制也受到疾病的严重影响。元丰二年（公元 1079 年）十二月壬寅诏：“荆南团结雄略等十二指挥昨戍顺州（属交趾）等处，瘴没者众，其议优恤之。”[15] 2826《东轩笔录》也记载说：“广源（属交趾）岚瘴特甚，自置州，凡知州及官吏戍兵至者辄死，数年间死者不可纪，每更戍之卒决知不还，皆与骨肉死别，至举营号哭不绝者月余。”[18]在这种情况下，宋朝权衡得失，逐渐形成了放弃交趾的战略转变。如大臣张方平指出：“（交趾）其土地下湿，多瘴疠，人短折……太祖皇帝弃之，不欲勤中国以事荒徼，列之外蕃，使隔限诸蛮，此天机神算，长訾远御之术也。”[16] 174~184 最终宋朝不但允许交趾作为外藩属国存在，甚至在交趾答应释放虏走人口后，将已纳入版图的广源交还给交趾，《续资治通鉴长编》卷三百载：“李乾德遣使入贡，且以广源等州为请，知桂州赵禹请留弗与。岁戍以三千人，十损五六，不可守。上曰：‘乾德犯顺，故兴师讨罪。郭逵等不能讨灭，垂成而还。今顺州荒远瘴疠之地，朝廷得之未为利，岂可自驱戍兵投之瘴土？一夫不获，朕尚悯之，况使十损五六耶？’”[15] 2820

元、明两朝，也曾先后对交趾用兵，但终无所得。《元史·世祖本纪》载，至元二十二年（公元 1285 年），镇南王脱欢讨伐交趾陈日烜，军事上虽取得胜利，但“暑雨疫作”[19]，被迫退兵。至元二十四年，脱欢再次讨伐交趾，仍然无功而返。明成祖时发兵征安南，战事胶着，“帝虑贼缓师以待瘴疠”[20]，亲自下敕要求速战速决。平定安南后，明政府一度设“交趾布政使司”与“交趾按察使司”，使该地重回中国版图。但管理上同样面临疾病困扰，只得采取就近招用地方部队驻守的办法。如永乐六年（公元1408年）正月初四日勅曰："交趾布政司奏，坡垒、丘温、隘留三处，乃交趾咽喉，其地有瘴，官军难于服习。欲于附近思明、太平、田州等处，量其土军，设立卫……广西民属交趾，庶几人习水土，又得互相制驭。勅至，尔等会集计议，斟酌行之，务在两便。"[21] 这样当然降低了控制能力。其后安南终又再叛，从明后期至清朝一直保持着藩属国的独立地位。

中原王朝最终放弃征服交趾的努力，与岭南瘴疠有着莫大的关系。

(二) 官宦士人对岭南的疾病恐惧

中原士人不愿南下的原因，除了地域偏远，生活不惯外，对疾病的心理畏惧也是重要的因素。在人们心目中，岭南瘴气神秘难防，蛊毒、蛇虫遍地，加之无医无药，去者几无生还之望。故被贬南下者，无不悲恐万分。《后汉书·公孙瓒传》载，三国时公孙瓒出任日南太守，临行前专门祭辞先人说："昔为人子，今为人臣。当诣日南。日南多瘴气，恐或不还，便当长辞坟茔。"[3]2358 以至于"慷慨悲泣，再拜而去"。梁朝刘孝标《广绝交论》说："及瞑目东粤，归骸洛浦……流离大海之南，寄命瘴疠之地，自昔把臂之英，金兰之友，曾无羊舌下泣之仁，宁慕郈成分宅之德？呜呼世路，崄巇一至于此！"[22]2378~2379 这些都反映着当时人们的观念。

隋唐时期岭南的管治得到加强，但官员依然畏于前往。《旧唐书·高士廉》载，隋末高士廉被谪为朱鸢主簿，"(廉）事父母以孝闻，岭南瘴疠，不可同行，留妻鲜于氏侍养"[23]2443。同样因畏惧瘴疠而夫妻离散的还有隋代李德武，他被迁岭南时，其岳父竟迫其离婚，《续世说》载："李德武妻裴淑英，裴矩之女也。德武坐事徙岭南，矩奏请离婚，炀帝许之。德武将与裴别，谓曰：'嬿婉始尔，便事分离，远投瘴疠，恐无还理。尊君奏留，必欲改嫁，尔于此即事长诀矣。'"[24] 362后来夫妻虽得团聚，已经历了一番波折。

《旧唐书》卷六十九还记载了一件唐代初年官员卢祖尚拒往岭南任职之事："卢祖尚者，字季良，光州乐安人也……贞观初，交州都督、遂安公寿以贪冒得罪，太宗思求良牧，朝臣咸言祖尚才兼文武，廉平正直。征至京师，临朝谓之曰：'交州大藩，去京甚远，须贤牧抚之。前后都督皆不称职，卿有安边之略，为我镇边，勿以道远为辞也。'祖尚拜谢而出，既而悔之，以旧疾为辞。太宗遣杜如晦谕旨，祖尚固辞。又遣其妻兄周范往谕之曰：'匹夫相许，犹须存信。卿面许朕，岂得后方悔之？宜可早行，三年必自相召，卿勿推拒，朕不食言。'对曰：'岭南瘴疠，皆日饮酒，臣不便酒，去无还理。'太宗大怒曰：'我使人不从，何以为天下命！'斩之于朝，时年三十余。寻悔之，使复其官荫。"[23] 2522卢祖尚并非被贬，乃是由唐太宗亲自敦请任命，却因为恐惧岭南瘴疠，竟敢对皇帝反悔，拒绝赴任，为此丢了性命。从中可见岭南瘴疠在时人心中投下的巨大阴影。

《太平广记》卷一百五十三也载有一个更为典型的例子："韦执谊自相贬太子宾客，又贬崖州司马。执谊前为职方员外，所司呈诸州图。每至岭南州图，必速令将去，未尝省之。及为相，北壁有图。经数日，试往阅焉，乃崖州图矣。意甚恶之。至是，果贬崖州。二年死于海上。"[25]韦执宜身为负责地图绘制、管理的职方员外，却连岭南的地图都不愿看，却不料后来偏偏被贬到岭南。

当时人们的畏惧，也并非是无端得来，史书记载，确实有不少岭南染疾甚至病殁的事例。如《新唐书·江夏王道宗传》载，唐太宗贞观九年（公元625年），李道宗“为交州都督，以南方瘴疠，恐不得年，颇忽忽忧怅，卒于官”[10] 3516。《旧唐书·宇文融传》载，唐玄宗时宇文融被贬到岭南道的昭州平乐县，后又流配岩州，由于“地既瘴毒，忧恚发疾”[23] 3219，遂诣广州，请求都督耿仁忠允许他住下来，但耿仁忠不敢收留他，宇文融被迫回岩州，途中得病而死。柳宗元《祭弟宗直文》载，他被贬“炎荒万里，毒瘴充塞”[26] 1101的岭南时，其好友司马凌准卒于桂阳，其从父弟宗直到柳州又不日而死。还有唐末时，徐彦若出镇南海，梁成汭“因思岭外有黄茅瘴，患者皆发落，乃谓彦若曰：黄茅瘴望相公保重。彦若应声曰：广南黄茅瘴，不死成和尚”[24] 291，这些恐怕不是空穴来风。有这些例子作为佐证，岭南之险恶愈加出名。

其实，在岭南染病或亡故的士人，其原因不见得都是染患瘴疠。一方面，北方人士来到闷热潮湿的岭南，本来就需要适应，但多数被贬谪者情绪低落，缺乏积极进取精神，这会影响其健康和生命。正如明代卢翊为《丹溪心法类集》一书作序所说：“广右百粤之区……山高林翳，天炎地荒，瘴雾蛮烟，吞吐上下，虽土生黠伟之人，一日弗戒，触之而毙者有矣。矧涉宦途，戍边徼，水土异齐，不远几千里而来，衰脆劳愍，湮郁撼顿，有犯者乎？无惑其物故之多也。”[27] 2509~2520

另一方面，由于岭南缺医少药，即使是普通疾病，也容易加重病情甚至亡故。唐代被贬崖州的李德裕在给友人的信中说到这一情况：“自十月末得疾，伏枕七旬，同纩者数四。药物陈裛，又无医人。委命信天，幸而自活。”[28]在他给妻子刘氏所作的墓志上也说：“舆峤拖舟，涉海居陋，无名医上药可以尽年，无香稻嘉蔬可以充膳，毒暑昼烁，瘴气夜侵，才及三时，遂至危亟……”[29]无医无药，李德裕最终死在崖州。

到了宋代，对岭南瘴气的恐惧一如前人。宋王栐《燕翼诒谋录》记载：“王师初下广南，北人畏瘴疠，无敢往之，虽武臣亦惮之。”[30]朱弁《曲洧旧闻》也说：“峤南山水极佳而多奇产，说似中州，人辄颦蹙，莫有领其语者，以其有瘴雾，世传十往无一二返也。”[31]而瘴气之患也确实厉害，导致不少岭南官员死于任上。《续资治通鉴长编》宋真宗景德四年三月癸丑日记载，因广西廉州“炎瘴尤剧，数年间守土沦没者四人”[15]562，真宗为此特地让连州籍官员邵煜举荐适应当地的人前往任职。其他事例如王巩《随手杂录》载：“吕徽仲贬岭外，至虔州瑞金县，语其子曰：‘吾不复南矣，吾死尔归，吕氏尚有余种，苟在瘴乡，无俱全之理。’后数日卒。”[32]还有一位官员张祖顺赴任梅州，“从行者多困于瘴疠，第四子序卒于梅。君念之切，阅月而君亡”[33]。

宋代士人还把岭南各地视瘴疠严重程度加以区分，以赴瘴重之地为苦。周去非《岭外代答》记载当时有“大法场”与“小法场”之说：“岭外瘴毒，不必深广之地。如海南之琼管、海北之廉、雷、化，虽曰深广，而瘴乃稍轻；昭州与湖南、静江接境，士大夫反指为大法场，言杀人之多也；如横、邕、钦、贵，其瘴殆与昭等。独不知小法场之名在何州……广东以新州为大法场，英州为小法场。”[34]83 当时还有“春、循、梅、新，与死为邻；高、窦、雷、化，说着也怕”[35]的歌谣。尤其春州，据说“至者必死”，熙宁六年（公元1073 年）王安石主政时特意将春州改为阳春县，不再安置贬官，获得时人称赞说：“既改为县，自此获罪者遂不至其地，此仁人之用心也。”[36]

二、唐宋诗文中的岭南疾病

在缺乏了解的情况下，有关岭南疾病的传说不断被复述和描饰，文学作品对这些传说又加以不无夸张的描述，无形中扩大了这种恐惧心理，给南下的人们预先投下心理阴影。这种有关岭南的疾病意象，在唐宋诗文中得到最集中的体现。

（一）唐诗中的岭南疾病意象

在唐代众吟咏岭南的文人笔下，岭南山川可谓险恶有加。唐代白居易“送客春游岭南二十韵”诗就极具代表性，诗中说：“瘴地难为老，蛮陬不易驯。土民稀白首，洞主尽黄巾……面苦桄榔裛，浆酸橄榄新……不冻贪泉暖，无霜毒草春。云烟蟒蛇气，刀剑鳄鱼鳞。路足羁栖客，官多谪逐臣。天黄生飓母，雨黑长枫人。回使先传语，征转早返轮。须防杯里蛊，莫爱橐中珍。北与南殊俗，身将货孰亲。”[37]诗中充满瘴、贪泉、毒草、蟒蛇、鳄鱼、飓母、蛊等意象和疾病、衰老、死亡等恐惧阴影，正如张蜀蕙所说：“非常典型地杂糅诗人从经典与传闻所得知的南方。”[38]实际上白居易并未到过岭南。

在曾经游历过岭南的诗人笔下，也是一味地强调岭南的险恶印象。尽管未必亲身体验，但与疾病有关的“瘴”、“毒”、“蛇”、“虫”等总是最常用的意象。

1. “瘴”的意象与生命恐惧

古人认为岭南瘴气令人难以自保，如唐代韩愈因谏迎佛骨表，被贬潮州，竟然“惊恐入心身已病，扶舁沿路众知难。”（去岁自刑部侍郎以罪贬潮州刺史）[39] 167，途中碰到侄子又咏出“知尔远有应有意，好收吾骨瘴江边。”（左迁至蓝关示侄孙湘）[39] 163 之句，自认生还无望。到潮州之后，韩愈有驱鳄鱼、建学宫等积极之举，对潮州的发展起到极大的推动作用，使之成为“海滨邹鲁”。但韩愈笔下的岭南山川，还是险恶无比。他在给宪宗的表章中说：“臣所领州，在广府极东，过海口，下恶水，涛泷壮猛，难计期程，飓风鳄鱼，患祸不测。州南近界，涨海连天，毒雾瘴氛，日夕发作。臣少多病，年才五十，发白齿落，理不久长。加以罪犯至重，所处远恶，忧惶惭悸，死亡无日……”（潮州刺史谢上表）[39] 458~459 作诗则形容当地是“恶溪瘴毒聚，雷电常汹汹。鳄鱼大于船，牙眼怖杀侬”（泷吏）[39] 103~104。韩愈在岭南始终不能适应，一有机会便向皇帝上书请求赦免，与当初谏迎佛骨的风骨大相径庭，以致为后世学者所讥。

其他入岭诗人，也在强化这些意象。如李德裕贬崖州，写下的诗句有如“风雨瘴昏蛮海日，烟波断魂恶溪时”（到恶溪夜泊芦岛）[40] 4397、“愁冲毒雾逢蛇草，畏落沙虫避燕泥”（谪岭南道中作）[40] 4397 之语；贬到端州（今广东肇庆）的张说叹“南海风潮壮，西江瘴疠多”（端州别高六戬）[40] 951，李绅吟“瘴江昏雾连天合，欲作家书更断肠。今日病身悲状候，岂能埋骨向炎荒”（江亭）[40] 5495；李商隐在昭州（今广西昭平）说：“鬼疟朝朝避，春寒夜夜添”（异俗）[40] 6146；卢纶则对循州（今广东河源）友人感慨说：“瘴海寄双鱼，中宵达我居。两行灯下泪，一纸岭南书。地说炎蒸极，人称老病馀”（夜中得循州赵司马侍郎书因寄回使）[40] 3158。远贬达驩州（今越南义安）的沈佺期面对“炎蒸连晓夕，瘴疠满冬秋”，再三感叹“南方讵可留”（三日独坐驩州思忆旧游）[40] 1050、“洛浦风光何所似，崇山瘴疠不堪闻”（遥同杜员外审言过岭）[40] 1043 等等。人们对身在岭南能否还乡有近乎绝望之感，以至宋之问说：“处处山川同瘴疠，自怜能得几人归。”（至端州驿见杜五审言沈三佺期阎五朝隐王二无竞成咏）[40] 626 张均也说：“瘴江西去火为山，炎徼南穷鬼作关。从此更投人境外，生涯应在有无间。”（流合浦岭外作）[40] 985

唐诗中咏岭南瘴气之句，偶尔也有达观之言。如张籍为国家强盛、岭南归服而意气激昂，赋诗说：“圣朝选将持符节，内使宣时百辟听。海北蛮夷来舞蹈，岭南封管送图经。白鹇飞绕迎官舫，红槿开当宴客亭。此处莫言多瘴疠，天边看取老人星。”（送郑尚书赴广州）[40] 4340 高适送友人也说：“岭外资雄镇，朝端宠节旄。月卿临幕府，星使出词曹。海对羊城阔，山连象郡高。风霜驱瘴疠，忠信涉波涛……”（送柴司户充刘卿判官之岭外）[40] 2238 他们其实同样以岭南之瘴疠为可惧，只是鼓励友人在精神上达观而已。

2. “毒”、“虫”等意象与戒惧

岭南另一可惧之处是毒物难防，虫兽相侵。韩愈曾形容说：“山间讙噪猩猩游，毒气烁体黄膏流”（刘生诗）[39] 59，“酸寒何足道，随事生疮疣……有蛇类两首，有蛊群飞游。穷冬或摇扇，盛夏或重裘……疠疫忽潜遘，十家无一瘳。猜嫌动置毒，对案辄怀愁”（赴江陵途中寄赠王二十补阙李十一拾遗李二十六员外翰林三学士）[39] 22，“湖波连天日相腾，蛮俗生梗瘴疠烝。江氛岭祲昏若凝，一蛇两头见未曾。怪鸟鸣唤令人憎，蛊虫群飞夜扑灯。雄虺毒螫堕股肱，食中置药肝心崩”（永贞行）[39] 54，“南方本多毒，北客恒惧侵”（县斋读书，在阳山作）[39] 68，“毒雾恒熏昼，炎风每烧夏……夷言听未惯，越俗尤循乍。指摘两憎嫌，睢盱互猜讶”（县斋有怀）[39] 33~34 等等。各种传说中被夸大了的怪物毒物，以及土人彪悍的民风，令韩愈难以适应。

其他诗人也如此，如宋之问诗说：“炎徼行应尽，回瞻乡路遥，珠崖天外郡，铜柱海南标，日夜晴明少，冬春雾雨饶。身经火山热，颜入瘴江销。触影含沙怒，逢人毒草摇，露浓看莽湿，风扬觉船飘，直御魑将魅，宁论鸱与鹗……”（蚤发韶州）[40] 654 其中提到的“触影含沙怒”，与柳宗元诗“射工巧伺游人影”（岭南江行）[26] 1168 一样，都是对葛洪《肘后救卒方》提到的“沙虱”、“射工”等岭南致病毒虫的想象。

由于对岭南气候、虫蛇及风俗的警惧，常常令士人们的心理处于紧张状态。所以韩愈要“药物防瘴疠，书劝养形神”（赠别元十八协律六首）[39] 105，元稹劝友人“瘴江乘早度，毒草莫亲芟。试蛊看银黑，排腥贵食咸”（送崔侍御之岭南）[40] 4525，袁不约说“广岭春风暖，花多不识名，瘴烟迷月色，巴路傍溪声，畏药将银试，防蛟避水行……”（送人至岭南）[40] 5771 等。正如清人汪森《粤西丛载》自序所言：“岭南辽阻，昔人皆视为畏途。后之人览其记载，所见异辞，所闻异辞，所传闻异辞，未有不动心骇目也。”[9]序 这种时时惊惕提防的紧张心态无疑正是影响健康的重要因素。

（二）宋代岭南疾病意象的延续和转变

宋代诗人笔下，岭南疾病的意象和恐惧仍在延续。如袁褧诗说：“桂林卑湿已难论，象郡炎蒸愁杀人。身在瘴乡生是寄，路逢蛮贼死为邻。”（南中作效高达夫体）[41] 第 2 册 286 范成大离任岭南后，昔日同僚“书来无别语，但说瘴乡鬼”（初入湖湘怀南州诸官）[42]；陶弼送友离任，以“五岭生还少”、“先出瘴烟乡”（送临桂令戴若纳出广）[41] 第 3 册 129 为其庆幸。这些都是“瘴”的险恶意象的延续。但是，更值得注意的是，宋代对这种意象的运用有了很大的变化，他们的境界和情怀已经不像唐代文人那样总是戚戚悲恐了。

以苏轼为例，“瘴”字在其诗文中也多次出现，然而用意并不悲苦，如“峤南瘴毒地，有此江月寒。乃知天壤间，何人不清安”（藤州江下夜起对月赠邵道士）[43] 447，诗意清凉；“瘴花已繁红”（正月二十四日与儿子过赖仙芝王原秀才僧昙颖行全道士何宗一同游罗浮道院及栖禅精舍过作诗和其韵寄迈迨）[43] 410，别具一格；甚至说“三年瘴海上，越峤真我家”（丙子重九二首）[43] 427 和“胸中有佳处，海瘴不能腓”（和王抚军座送客）等[43] 567，更为豁达。并非苏轼个性乐天才会如此，其他宋代诗人也常有此类作品。如北宋末名臣李纲在广西咏诗道：“炎荒景物随时好，何必深悲瘴疠乡。”（象州道中）[41] 第 4 册 74~75 南宋诗人杨万里流贬岭南数年，其专咏岭南风物的诗集《南海集》格调清新明快，不但自称“但觉胸吞碧海，不知身落南蛮”（宴客夜归六言）[44] 110，提到“瘴”的一组诗也只是说：“山有浓岚水有氛，非烟非雾布游云。北人不识南中瘴，只到龙川指似君。”（明发龙川）[44] 122 “长乐昏岚着地凝，程乡毒雾噀人腥。吾诗不是南征集，只合标题作瘴经。”（入程乡县界）[44] 122 “午时犹未识金乌，对面看人一似无。腊月茅黄犹尔许，不知八月却如何（南中八月黄茅瘴正盛时）。”（瘴雾）[40] 122 完全是将“瘴”作为自然现象来对待，并无特别惊惧之意，甚至送别友人时还说“黄茅起烟如黄沙，瘴母照水曼陀花。广东之游乐复乐，劝君不如早还家”（送彭元忠县丞北归）[44] 117。

正如张蜀蕙在研究宋代文人的南方诗文后指出：“宋人在南方的疾病书写少见描述南方瘴疠之气，连被风土病吞噬的恐惧也不见，代之而起的是宋人书写养生御瘴的思考，往往透过疾病成为他们思索人生的一个起点。”[38]宋代岭南疾病危害依然存在，其意象境界的变化，根源于人们的了解增多和认识趋于理性。像流贬岭南的苏轼，在“与参寥子”信中半开玩笑地对友人说：“瘴疠病人，北方何尝不病？是病皆死得人，又何必瘴气？但苦无医药。京师国医手里死汉尤多。”[45] 1865 认为“苦无医药”才是岭南瘴气为害严重的原因。范成大《正夏堂记》说：“瘴，乃炎方之地，脉疏而气泄，人为常燠所暵，肤理脉络嘽舒不密。又数十百里无木阴、井泉、逆旅、医药，其病又不必皆瘴为之也。”[46] 138~139 指出很多所谓“瘴病”都是由于环境造成的，并不神秘，故此在岭南只要讲究卫生，注意保健，就可以避“瘴”。这有许多事例，例如杨万里注意饮食和保健卫生，“新摘柚花薰热水”（晨炊光口砦）[44] 109，“寒衣暑服镇相随”（二月将半寒暄不常）[44] 112，“春寒料峭元无事，知我犹藏一布衫”（出真阳峡）[44] 128。刘安世也说：“若北人能绝酒色两事，虽在炎方何害？”[47]另外宋人方勺在《泊宅编》中说江西虔州（今赣州，与广东接壤）也有瘴气，官员不敢前往，他常到该地，“皆留数日，亦无他苦”，他的办法是随身携带瓶装饮用水，不随便饮当地水，并说：“虞策处瘴乡有诗云：避色如避难，冷暖随时换，少饮卯时酒，莫吃申时饭。予谓果能如此，何所往而不可？岂独御瘴而已哉！”[48]《舆地胜纪》记载：“贺州俗多架木为巢以避瘴气。”[49]这些都是当时人们应用有效的防病措施，反映着对瘴气认识的进步。

在此基础上，人们对“瘴地”自然也就敢于面对了。如北宋程节出任广南西路官员时，“五岭瘴地，闻者莫不畏缩。夫人欢然勉励，携诸幼稚，闻命相率引道。”[50]而名将狄青南征交趾时的御瘴方略，更反映出对这一疾病已有制胜之道，他说“岭南外区，瘴疠熏蒸，北方戍人往者，九死一生……说者谓征蛮无全胜之策。何也？盖以其地炎燠卑湿，瘴疠特甚，中原士卒不服水土，不待戈矛之及，矢石之交，自相疾疫而死。虽有百万之兵，亦无所施故也。臣窃以瘴疠之灾，特以加诸贫弱及不善调摄者耳。若将帅居显要者则罕焉。请命彼处守土重臣，多方询察久谪彼地之人寿而健者，问其所以起居调摄之方，详稽备述，刻梓以颁。士卒每队伍中选一人专司其事，有不遵条示而自恣不检者，必加以罪，其所当备药饵器具，令有司给之。"[51]

三、明清时期疾病意象的祛魅

岭南疾病意象的形成，是与当地的自然环境、疾病状况和医药水平密切相关的。古代岭南以"瘴"为中心的疾病，与地理山川一起，令中原先进文化难以顺利传入，形成了影响岭南开发的有形和无形阻隔。对此，传统医药学承担了开路清障的职责。宋元时代起，以《岭南卫生方》为代表的医药著作，对岭南疾病给予了认真关注，对许多常见疾病提供了有效的治疗方法。历代政府推动医药在岭南的普及，以及有针对性地实施鼓励岭南发展的制度安排（详见有关章节），这些都保障了岭南社会经济文化发展，最终使"瘴气"等疾病意象的神秘感逐渐减弱甚至消除。

这种变化在明清时期相当明显。例如明代《永乐大典》中引潮州府《图经志》说："然今此州民物繁伙，风气顿殊，至今或有霜霰，非曩日比矣。至若寒暄不时，嗜欲无节，则在在皆瘴，又在调护何如耳。"[52]明人叶权也指出："岭南昔号瘴乡，非流人逐客不至。今观其岭，不及吴越间低小者，其中青松表道，豁然宽敞。南安至南雄，名为百二十里，早起半日可达，仕宦乐官其地，商贾原出其途。余里中人岁一二至，未尝有触瘴气死者，即他官长可知。何昔之难而今之易也？意者古昔升平，大抵不满百年，即南北阻隔。自南雄达省城，群蛮出没，无他陆路，舟行艰难，往来者少，故山岚之气盛，如大室久虚，即阴沉不可住，况山川有灵气者耶？客子在途，心摇摇多畏恐，触之而病，宜矣。我朝自平广东以来，迄今承平二百年，海内一家，岭间车马相接，河上舟船相望，人气盛而山毒消，理也。”[53]清初屈大均《广东新语》也说：“在今日岭南大为仕国，险隘尽平，山川疏豁，中州清淑之气，数道相通。夫相通，故风畅而虫少，虫少，故烟瘴稀微，而阴阳之升降渐不乱。盖风主虫，虫为瘴之本，风不阻隔于山林，雷不屈抑于山泽，则百虫无所孳其族，而蛊毒日以消矣。”[54]24不但较发达的广东如此，广西也有很大改善。如清人赵翼任职广西镇安，记载说：“镇安故多瘴疠，钮玉樵《粤述》谓署中有肉球、肉脚，时出现，而瘴毒尤甚。入其境者，遂无复生还之望、及余至郡，未见有所谓肉球、肉脚者，瘴亦不甚觉。问之父老，谓昔时城外满山皆树，故浓烟阴雾，凝聚不散。今人烟日多，伐薪已至三十里外，是以瘴气尽散云。”[55]在地方志中也可以看到这种“人进瘴退”的现象。如广西《三江县志》载：“在昔多瘴疠之乡，每因烟户日增，而瘴疠日减……故开发山泽，其气自畅；人迹既蕃，毒薮必将尽除，则不生产增加，亦可销弥岚瘴。”[56]不但瘴气如此，其他如蛊毒、蛇虫等意象也同样随着社会发展而减弱。

这种疾病意象的变化，引起众多学者的关注。有的学者将岭南瘴气消减的状况形容为“景观驯化”，并指出：“在华夏（汉）文化占主导地位以前，瘴情在南方各地的轻重差异，在一定程度上反映了此地为华夏（汉）文化所涵化的深浅。”[57]更有人认为：“所谓瘴气与瘴病不过是中原汉文化对南方尤其是西南地区的地域偏见与族群歧视之反映，换言之，从心理学角度看，瘴气与瘴病是中原汉文化对异域与异族进行心理贬低的集体无意识行为。”“所谓的瘴气与瘴病更多的是一种文化概念，而非一种疾病概念。”[58]因此，“瘴气”意象才会随着社会进步而减退。

古代的瘴气恐慌确实带有很多文化和心理因素，但完全从文化和心理的角度来解释也是过于偏颇的。瘴气首先是一种病因观念，瘴病也是客观存在的疾病。在医学发展之前，由于对瘴未能充分认识，以致其充满了神秘感。这种神秘感与可能存在的某些地域偏见结合，形成更加放大的效应。但瘴气和瘴病之所以被“祛魅”，根源还是在于医药学的发展。历代医家通过深入研究，对它的成因给出了医学解释，掌握了发病规律，形成了一系列防治方法。在此基础上，加上经济和文化的发展，人们才能逐渐消除对瘴气的无端恐慌。

其次，我们说明清时期“瘴气”逐渐被“祛魅”，不再神秘，但不等于说明清时期岭南瘴病的危害减小了。在医学概念上，明清时“瘴病”的概念逐渐缩小到以疟疾（尤其是恶性疟）为主，不再“凡病皆谓之瘴”，而疟疾始终对南下人士危害极大的病种。长期生活在疟区的人具有一定的适应性，而外来未接触过疟疾的人士进入疟区特别容易发病。在古代医药条件下，疟疾不易根治，对身体甚至生命会造成严重的影响。明清两代并不缺少“瘴病”恐惧的记载，只是它们多数已经不是对意象的夸大反映，而是建立在对疟疾等疾病危害的真实感受基础之上了。这最终只能依靠发展医学来解决。

岭南的疾病意象不仅具有文学上的意义，它的形成与演变，反映着岭南医药文化发展的历程。同时，岭南诗文的描述，也为后人提供了关于古代岭南疾病的丰富资料，可以成为分析疾病种类、病因病机及证治养生特点的重要参考。

第二节　岭南“异物”的意象与药用

岭南的地理气候和环境得天独厚，雨量充沛，水网纵横，气温高，少霜冻，特别适合动植物繁衍，出产有不少对于中原人来说少见的物种，被称之为“异物”。对这些“异物”的记载也构成岭南特定意象的一种。

一、岭南“异物”的意象

在先秦时代，中原人对岭南地区的植物了解很少。现存与植物学关系较为密切的著作有《诗经》、《楚辞》和《尔雅》，都没有记载只能在岭南亚热带和热带地区生长的植物。《吕氏春秋·本味》虽然提到传闻中的某些岭南作物，但只是记其名目而已，没有真正了解，甚至带有神话色彩。汉代时中原人对岭南动植物开始有了一定了解，并逐渐认识其药用价值。

岭南物产丰富，很多对中原人士来说都是珍奇之物。入岭人士，多喜记录风物，留下很多物产志录记载。仅以汉魏南北朝而论，据缪启愉等人研究，“这 500 年间记载岭南植物的专书（或专文）有 25 种之多”[59]，虽均已亡佚，但尚可辑集到部分内容。这些著作参见表 2。

表2　两汉、三国魏晋南北朝时期岭南物产“志录”类著作表

书　名	作者时代	备　注
杨孚《异物志》、杨孚《交州异物志》、杨孚《南裔志》	东汉前期	疑为同一书
万震《南州异物志》	三国	
沈莹《临海异物志》	吴末晋初	又名《临海志》
薛莹《荆扬已南异物志》	吴末晋初	
曹叔雅《异物志》	南北朝	
陈祈畅《异物志》	不详	
不题撰人的《异物志》	不详	
嵇含《南方草木状》	西晋	
徐衷《南方草物状》	东晋刘宋之间	或称《南方记》《南州记》
裴渊《广州记》	可能是刘宋	
顾微《广州记》	可能是刘宋	
缺名《广州记》	不晚于刘宋	
刘欣期《交州记》	东晋末	
沈怀远《南越志》	刘宋	
魏完《南中八郡志》	不详	
俞益期《与韩康伯笺》	东晋中期	
竺法真《登罗浮山疏》、《罗浮山记》	南朝宋末到梁齐间	
康泰《扶南传》、《吴时外国传》	三国	
竺芝《扶南记》、《林邑国记》	或在晋	

唐代以后，这类著作就更多见了。有名的如刘珣《岭南录异》、段公路《北户录》、周去非《岭外代答》、范成大《桂海虞衡志》、宋朱彧《萍州可谈》、王士性《广志绎》、邓淳《岭南丛述》、屈大均《广东新语》、黄芝《粤小记》等。另外

宋元以后岭南的地方志中也大量收录有当地的物产资料。

历代有关岭南的录奇志异记载中某些岭南物产也成为当地山川险恶的象征。以胡蔓草为例，此物在《神农本草经》已经记载，名为钩吻，“主金创乳痓，中恶风，咳逆上气，水肿，杀鬼注蛊毒。一名野葛，生山谷”，吴普称其“生南越山”[60]。药学著作描述较为严谨，未引起人们重视。而晋代的《南方草木状》以“胡蔓草”之名记载此物，并形容其毒性说：“置毒者多杂以生蔬进之，悟者速以药解，不尔，半日辄死。”[61]8 这种记述手法将毒性与当地的生活相联系，给人们以强烈的印象。历代岭南笔记均加以引录。唐代又由此物衍生出新的毒物“菌药”，《朝野佥载》说：“岭南风俗，多为毒药。令老奴食冶（野）葛死，埋之。土堆上生菌子，其正当腹上，食之立死。手足额上生者，当日死。旁自外者，数日死。渐远者，或一月两月。全远者，或二年三年。无得活者。有陈怀卿家药能解之。或有以菌药涂马鞭头马控上，拂着手即毒，拭着口即死。”[62]4 宋代周去非《岭南代答》甚至认为胡蔓草是岭南土地险恶的产物，说：“广西妖淫之地，多产恶草，人民亦禀恶德。有藤生者曰胡蔓，叶如茶，开小红花，一花一叶。揉其叶渍之水，涓滴入口，百窍溃血而死矣。”[34]208

笔记中还有不少关于岭南奇怪动物的记载。如“十二时虫”，《太平御览》引《岭南异物志》载：“容州有虫如守宫，身圆而颈长，头有冠帻。一日中随时变色，青黄赤白黑，未常定。土人不能名，呼为十二时虫。啮人不可疗。”甚至称“其首随十二时变，子时鼠，丑时牛，亥时猪”[63]433。这应属于变色龙之类，但其活灵活现的记载，连严谨的李时珍也不得不存疑说：“所谓守宫螫人必死，及点臂成志者，恐是此物。若寻常守宫，既不堪点臂，亦未有螫人至死者也。”[64]此外又有如“两头蛇”、“量人蛇”等的记载，如《岭南异物志》说：“韶州多两头蛇……苍梧亦多两头蛇，长不过一二尺。或云蚯蚓所化。”[63]434《粤小记》载：“琼州有量人蛇，长六、七尺，遇人辄竖起，量人长短，然后噬之。土人言，此蛇于量人时鸣声曰‘我高’，人亦应声曰‘我高’，蛇即自坠而死。”[65]423都带有传奇色彩。

这些夹杂神异传说的笔记、传奇，自然更增加了岭南的神秘感，而岭南的真实形象则愈发模糊。

二、岭南异物与药用

尽管有许多夸张之处，但“志录”类著作毕竟是中原内地人士了解岭南物产的主要依据。而古人记载物产又往往涉及其毒性或药物功用，因此尤其为医药学家所注意。

岭南物产入药由来已久。现存最早的中药学著作《神农本草经》中，原书所载或《名医别录》等注解云出自“南海”或“南越”等的药物有曾青、香蒲、牡桂、龟甲、海蛤、殷孽、龙眼、鮀鱼甲、戎盐、水靳、钩吻等。南北朝本草著作《名医别录》与《本草经集注》，增加的产于岭南的药材有槟榔、牡蛎、石决明、贝子和豆蔻等，另外两书还首次记载了多种香药，有沉香、薰陆香（乳香）、鸡舌香、藿香、詹糖香、枫香、苏合（香）、紫真檀木等，多为经岭南传入的海外药材。古代由于交通不便，医药学家在编修本草著作时，相当注意前人有关各地物产的记载，以扩充见闻。笔记、志录、《地方志》等著作往往成为重要依据。唐代以后的各种大型本草著作，均吸收了许多笔记和方志的内容。岭南地处偏远，当地知医者又少，对当地物产药用的认识往往就来自这些笔记和地方志。

兹将清代以前笔记、方志记录的部分药用物产资料列成表3，与本草著作收录的时间及内容相对照。

表3 笔记和方志中的岭南药用物产性能

物名	功效	出处	首载的本草著作
小贝（贝齿）	善治毒	晋·刘欣期《交州记》	唐·《新修本草》
骐驎竭	生南海山谷，其树紫赤色，是木中津液成也	晋·佚名《广州记》	唐·《新修本草》
豆蔻	味辛，治断齿	晋·刘欣期《交州记》	梁·《本草经集注》（无此功效）
豆蔻花	破气消痰，进酒倍增	晋·嵇含《南方草木状》	唐·《海药本草》（有红豆蔻醒醉解酒毒）
山姜花（山姜）	煎服之，治冷气甚效	晋·嵇含《南方草木状》	唐·《本草拾遗》
	曝干煎汤服之，极除冷气，甚佳	唐·刘恂《岭表录异》	
留求子（使君子）	治婴孺之疾	晋·嵇含《南方草木状》	宋·《开宝本草》
乞力伽	术也，濒海所产，一根有至数斤者，刘涓子取以作煎，令可丸，饵之长生	晋·嵇含《南方草木状》	术出《神农本草经》（载术）
水葱	妇人怀孕，佩其花生男……交广人佩之极有验	晋·嵇含《南方草木状》	宋·《嘉祐本草》（名宜男、萱草）
绰菜（睡菜）	南海人食之，云令人思睡	晋·嵇含《南方草木状》	明·《本草纲目》
	食之好睡	唐·段公路《北户录》	
蕹（蓊）	解冶葛毒	晋·嵇含《南方草木状》	宋·《嘉祐本草》，（未载“损目”）
	虽有解毒之功，然能损目	雍正《广东通志》	

续表

物　名	功　效	出　处	首载的本草著作
吉利草	蛊毒……此草解之极验	晋·嵇含《南方草木状》	明·《本草纲目》
良耀草	煨食之，解毒	晋·嵇含《南方草木状》	
蕙	可以止疠	晋·嵇含《南方草木状》	梁·《本草经集注》（有蕙实，不载止疠）
诃黎勒	可作饮，变白髭发令黑	晋·嵇含《南方草木状》	唐·《新修本草》，功异
人肝藤	生岭南山石间，引蔓而生。主虫毒及手脚不遂等风，生研服	晋·郭义恭《广志》	唐·《海药本草》
荆	杜荆指病自愈；月晕时刻之与病人身齐等，置床下，虽危困亦愈	晋·嵇含《南方草木状》	梁·《本草经集注》，功异
榼藤	解诸药毒	晋·嵇含《南方草木状》	宋·《图经本草》
庵摩勒（余甘子）	术士以变白须发，有验	晋·嵇含《南方草木状》	唐·《新修本草》
山橘子	偏能破气	唐·刘恂《岭表录异》	明·《本草纲目》（“金橘”条）
	下气	唐·段公路《北户录》	
倒捻子（都念子）	甚暖腹藏，兼益肌肉	唐·刘恂《岭表录异》	唐·《本草拾遗》
	结肠胃，小儿食多则大便难。东坡改名海漆	北宋·《猗觉寮杂记》	
荔枝	性热，液甘	唐·刘恂《岭表录异》，唐段公路《北户录》	唐·《食疗本草》

续表

物　名	功　　效	出　　处	首载的本草著作
钗子股(金钗石斛)	广中多蛊毒，彼人以草药金钗股治之，十救八七，其状如石斛也	唐·刘恂《岭表录异》	唐·《海药本草》
橄榄	生吃及煮饮悉解酒毒	唐·刘恂《岭表录异》	唐·《食疗本草》
	白榄以白露后食，不病虐，其性热……乌榄子大肉厚，其性温，故味涩甘	清·《广东新语》卷二十五	本草不载
鹧鸪	能解冶葛及菌毒	唐·刘恂《岭表录异》	唐·《新修本草》
	解岭南野葛、诸菌毒及辟温瘴	唐·段公路《北户录》	
红飞鼠(红蝙蝠)	南中妇人买而带之，以为媚药	唐·刘恂《岭表录异》	本草不载
	南人收为媚药	唐·段公路《北户录》	
瓦屋子	吃多即壅气，背膊烦疼	唐·刘恂《岭表录异》	魏晋·《名医别录》(魁蛤，功异)
蚝	食之能壅肠胃	唐·刘恂《岭表录异》	《神农本草经》(有牡蛎)
水母	南人好食之，云性暖，治河鱼之疾	唐·刘恂《岭表录异》	宋·《证类本草》(有蜡名水母，功异)
	南人治而食之。云性热，偏疗河鱼疾也	唐·段公路《北户录》	
金蛇(锡蛇)	解毒。	唐·刘恂《岭表录异》	宋·《开宝本草》
都淋藤	常服，毒随大小泄出	明·黄佐《广东通志》	本草不载
还魂草	一名地胆……以蛤试之，能起死回生。阳江山中多有之	清·《广东新语》卷二十七	清·《本草纲目拾遗》(功异)

续表

物　名	功　　效	出　处	首载的本草著作
五子	治霍乱、金疮	晋·刘欣期《交州记》	明·《本草纲目》
槃多树实	食之过热	晋·刘欣期《交州记》	本草不载
吊	磨治诸毒肿，绝验也	晋·刘欣期《交州记》	唐·《本草拾遗》
	以治诸肿毒，功同熊胆	清·《广东新语》卷二十三	
宜南草	辟恶止惊	晋·裴渊《广州记》	唐·《海药本草》
水马（海马）	妇人产难，使握持之；亦可烧饮	晋·徐衷《南方草物状》	唐·《本草拾遗》
风狸（风生兽、风猩）	取其脑和菊花服之，尽十斤，得寿五百年	汉·东方朔《十洲记》	唐·《本草拾遗》
	溺可入药	晋·《抱朴子内篇》卷十一	
	以酒浸，愈风疾	唐·孟琯《岭南异物志》	
	其溺及乳汁主大风疾，奇效	宋·《桂海虞衡志·志兽》	
蟕蠵	夷人取血以解毒	宋·《太平寰宇志》卷一百六十一	唐·《本草拾遗》有果然（蜼），功异
椰子	冷而动气	唐·刘恂《岭表录异》	唐·《海药本草》
	有浆一升，清如水，甘如蜜，饮之愈疾	宋·《太平寰宇志》卷一百七十	
黄皮	消食，顺气，除暑热	清·《广东新语》卷二十五	清·《本草纲目拾遗》

续表

物　名	功　　效	出　　处	首载的本草著作
石鼠	宾州人以其腹干之，治咽喉疾，效如神，谓之石鼠肚	宋·《桂海虞衡志·志兽》	宋·《图经本草》（载于山豆根条）
	专食山豆根，人捕之，以其腹曝干，治咽疾甚验	《永乐大典》引宋·《建武志》	
山獭	俗传为补助要药；狪獠尤贵重，云能解药箭毒，中箭者研其骨少许，傅治立消	宋·《桂海虞衡志·志兽》	明·《本草纲目》
芭蕉	饲小儿，云性凉，去客热	宋·《桂海虞衡志》	明·《本草纲目》
鸡桐	其叶煮汤，疗足膝疾	宋·《桂海虞衡志·志草木》	明·《本草纲目》
风膏药	治太阳疼，头目昏眩	宋·《桂海虞衡志》	清·《本草纲目拾遗》（以二者为同一物）
风药	肇庆七星岩风药……丛生石隙，其叶圆厚，和酒嚼之，治风疾。	清·《广东新语》卷二十七	
铜鼓草	疗疮疡毒	宋·《桂海虞衡志》	明·《本草纲目》
	治疡毒，醋磨涂之	宋·《岭外代答·花木门》	
龙荔	不可生瞰，令人发痫。多食能生痰	宋·《岭外代答·花木门》	明·《本草纲目》
桄榔木	传其刺损人，难以疗	《永乐大典》引宋·《建武志》	诸本草有桄榔子
龙骨木	援梗中汁疗癣，不可近目。有人目上患疮，涂傅之，应手愈，目亦渐枯	《永乐大典》引宋·《建武志》	本草不载

续表

物名	功效	出处	首载的本草著作
八角茴香	形状全不类茴香，而气本酷似，但加辛烈，性尤燥热，不可入药	《永乐大典》引宋·《建武志》	明·《本草品汇精要》
猪腰子	能解毒药	明·《大明一统志》卷八十三	明·《本草纲目》
不死草	食之令人多寿	明·《大明一统志》卷八十三	明·《滇南本草》
春不老	可食，不老	明·《广东通志初稿》卷三十一	本草不载
枫	其脂名曰白胶香，可以治瘾疹；皮性涩，煎汤可以止痢	明·《广东通志初稿》卷三十一	明·《本草征要》
淡竹	叶可入药	明·《广东通志初稿》卷三十一	明·《本草纲目》
茵草	治白痢	明·《广东通志初稿》卷三十一	本草不载
芮	主解喉中热	明·《广东通志初稿》卷三十一	本草不载
满头红	可治病	明·《广东通志初稿》卷三十一	本草不载
接骨草	折伤者裹之即愈	明·《广东通志初稿》卷三十一	明·《滇南本草》
三藾	广人取食槟榔	明·《广东通志初稿》卷三十一	明·《本草纲目》称山柰
	性热消食，宜兼槟榔嚼之	清·《广东新语》卷二十七	

续表

物　名	功　　效	出　　处	首载的本草著作
羊蹄草	可治疥癣	明·《广东通志初稿》卷三十一	本草不载
石蟹	性凉，涂消肿	明·《广东通志初稿》卷三十一	本草不载
山总管	可解漆毒	明·《广东通志初稿》卷三十一	本草不载
柳豆叶	小儿痘疹初愈，土人取以煎浴	明·《广东通志初稿》卷三十一	本草不载
三敛子（杨桃）	广人以为蔬，能辟岚瘴之毒。中蛊者，捣自然汁饮，毒即吐出。脯之，或白蜜渍之，持至北方。不能水土与疟者，皆可治	清·《广东新语》卷二十五	清·《本草纲目拾遗》
山葡萄	茎主呕逆	清·《广东通志》引《罗浮志》	明·《滇南本草》
宜母果	似橘而酸，妇人怀孕不安食之良。……制以为浆，甘酸辟暑，名解渴水	清·《广东通志》引《杂记》	清·《本草纲目拾遗》
	宜母子以盐腌之，岁久色黑，可治伤寒痰火，一名药果	清·《广东新语》卷二十五	
蜜望树（芒果）	其实黄，味酸甜，能止船晕……有夭桃者，子如木瓜，渡海者食之不呕	清·《广东通志》引《肇庆志》	清·《本草纲目拾遗》

续表

物　名	功　效	出　处	首载的本草著作
九里明(千里光)	煎水可疗疮毒	清·《广东通志》引《雷州志》	清·《本草纲目拾遗》
石羊	其角烧纸为火罐，能收头风；其皮作褥，可愈筋骨疼痛；其血能疗跌打损伤	清·《广东通志》引《罗浮志》	清·《本草纲目拾遗》
鲜草果	非药中之草果也……味辛以温，能除瘴气，久服益精明目，令人不忘	清·《广东新语》卷二十五	清·《本草纲目拾遗》
櫓罟子	食之微甘	宋·《桂海虞衡志》	清·《本草纲目拾遗》
	妇人不孕者多食之，可以种子	清·《雷州府志》	
药树	青精液色白，见风则黑，是名药脂。土人以濡箭镞为瞑药，以射虎，虎三跃死矣。或有人误食之而不死者，以其五脏无损血，与药脂不相遇也。或有手足微破，药脂沾之立死者，以其血与药脂相遇，血为逆流，直强毒入于心髓也。或以射山猪而不死，则以其皮厚多肉，不易见血也	清·《广东新语》卷二十五	本草不载
鬼画符(惊蚊树)	凡一切风寒诸病，取树叶煎汤服之，大吐立效。或行路寒暑所侵，吐泻腹痛，虽危笃者摘数叶嚼之即愈	清·《岭南杂记》	本草不载

续表

物　名	功　　效	出　　处	首载的本草著作
珍珠兰	根有毒，食之杀人	清·《岭南杂记》	清·《本草纲目拾遗》
排香草	合香诸方多用排香草根也，产广州河南，扬州香客每岁至广收买此草，捆载而北者不可胜计	清·《舟车闻见录》	本草不载
慎火	皮中有白浆，能盲人……又曰露兜花、牛屎勒	清·《广东新语》卷二十七	秦汉·《神农本草经》（景天一名慎火）
破布叶	岭南舟人多用香烟毒水迷客，煎汤服之立解	清·《肇庆志》	清·《本草纲目拾遗》
黄金茄	误食之立死，或云虾酱可解	清·《南海县志》	本草不载
洋艾	可疗疾	清·《粤东笔记》	本草不载
慢带蛇	辟瘴去疯	明·王临亨《粤剑编》卷二	本草不载
郁鸡	可疗郁病	清·《广东新语》卷二十	清·《本草纲目拾遗》
豁鸡	能治骨节折伤	清·《广东新语》卷二十	清·《本草纲目拾遗》
香獐	味甘性温，食之不畏蛇毒	清·《广东新语》卷二十一	诸本草有獐，无此功效
蜂蜜	阳春多蜂蜜以为货。……新兴有姜蜜，尤忌（多食），不若川蜜温、西南蜜凉，为可嗜	清·《广东新语》卷二十四	秦汉·《神农本草经》
桃金娘	味甘，可养血，花则行血	清·《广东新语》卷二十七	清·《本草纲目拾遗》
琉璃草	始兴玲珑岩有琉璃草，茎如芹，食可已风	清·《广东新语》卷二十七	清·《本草纲目拾遗》

续表

物　名	功　效	出　处	首载的本草著作
红龙须、紫龙须	其花及子，浸酒可补骨筋	清·《广东新语》卷二十七	明·《本草纲目》(有白龙须)
乳藤	妇人产后，以藤捣汁，和米作粥，食之，乳湩自通	清·《广东新语》卷二十七	清·《本草纲目拾遗》
黄藤	熬其汁，则藤黄也。性最寒，以青鱼胆和之治眼疾。间有白者……浸水洗目，并除肿痛	清·《广东新语》卷二十七	明·《本草纲目》(功异)
丁公藤	伤风者，以一二叶煮酒服之，汗下如雨，即愈	清·《广东新语》卷二十七	本草不载
皆治藤	中暑者以根叶作粉食之，虚损者杂猪胃煮服	清·《广东新语》卷二十七	清·《本草纲目拾遗》
买麻藤	其茎多水，渴者断而饮之……可解蛇毒，干之亦然	清·《广东新语》卷二十七	清·《本草纲目拾遗》
青藤	花名假素馨，煎汤以洗疮疥甚良	清·《广东新语》卷二十七	本草不载
金藤	以为箸，遇毒则烟气迸出	清·《广东新语》卷二十七	本草不载
瑞莲(睡莲)	消暑解醒	清·《广东通志》	清·《本草纲目拾遗》

表3中所列，是清代以前的部分笔记以及地方志中对岭南地产动植物的药用功能的记载，数量众多。其中明清岭南方志主要据两广的省志资料。假如将全部岭南府县志均进行爬梳，将更不止此数。

从表中可以看出一些特点。有的物种的功用是笔记记录在前，本草收载在后的，如琪璘竭以及《广东新语》所记的一系列地方草药等；有些药物在本草著作虽有记录，笔记或方志又补充了不同的入药部分和功用，如豆蔻花入药，“功同熊胆”等；有的药物名称虽近，但笔记所载的岭南药材是独特品种，如金钗石斛；有的补充了药物的异名，如《神农本草经》记载了“术”，《南方草木状》则首次记载其“乞力伽”的异名；有的笔记专门记载了某一药物在岭南的出产情况，如蜂蜜本见于《神农本草经》，《广东新语》谈及了岭南蜂蜜的产区、特色及与其他地区的比较情况。此外，还有相当多笔记和方志中有功效记载但未被本草收录的物产，值得进一步研究。

方志中记录的部分物产功效，经过历代医家反复应用后，因疗效明确，逐渐成为常用药物。这说明了笔记和方志著作的价值。但也有相反的情况，如有些药物的功效资料仅仅来自笔记、方志，缺乏实践的佐证。由于古代岭南笔记资料多由两粤人士所著，他们出于对当地物产的好奇，有闻必录，却并非均经过亲身体验，也未必认真核实。而历代主要本草著作的编修者，限于交通和生活条件，很少来过岭南，他们往往依靠文献等二手资料，经整理后著录于本草。严谨的医家如李时珍，在著《本草纲目》时虽尽量亲身考订和验证药物功效，但也不可能全部见过和用过，书中对一些不常见的岭南药物也只是直录资料，未作说明。这提醒我们在利用古代本草时要注意其资料来源的可靠性，应审慎判断和验证其疗效。

以《本草纲目拾遗》中记“风膏药”为例：“《桂海》草木志：叶如冬青。《粤志》：肇庆七星岩产风药，丛生石罅，其叶圆厚，和酒嚼之，治风疾。一曰风草，一曰风菜。谚云：风病须风菜，即此。按《福宁府志》：风藤草一名山膏药，治风愈疮。或即此欤？治太阳头疼，目昏眩。”[66]本条资料完全由笔记及方志资料组成，仅从文字上作一些对比，记载药用功能比较简单，这是缺乏实际体验之故。后人在研究和应用本草时，对这类情况应加以核定、验证。至于那些带有神异及迷信色彩的，自然更应注意甄别。

相比之下，由长期生活于岭南，了解物产特征和功用的当地医家所著的岭南地方本草，其实际应用价值更大。清代中前期岭南开始出现生草药材的专门著作，以何克谏的《生草药性备要》为代表。此书收载药物315种，均是南方所产药材，其中相当部分未为前代本草笔记、方志记录过，其命名、功效记载都有鲜明的地方特色。此书文字简洁直白，源于生活，故实用价值甚高。后继者如胡真《山草药指南》、赵寅谷《本草求原》等都延续了对岭南生草药的研究。

第三节 巫卜风俗

巫卜与民间信仰的出现，有众多的社会原因。其中，寻求解除疾病一直是核心主题之一。古人曾认为“医源于巫”，医字最早亦从“巫”，这反映了方士、巫师等在早期医药理论形成过程中曾发挥过作用。商、周以来，就已有巫师之职。殷墟甲骨文中有“巫妹”，就是一位治小儿病的女巫医。《山海经·大荒西经》说：“大荒中有山，名丰沮玉门，日月所入。有灵山，巫咸、巫即、巫盼、巫彭、巫姑、巫真、巫礼、巫抵、巫谢、巫罗十巫，从此升降，百药爰在。”[67] 94《海内西经》又说：“昆仑开明东，有巫彭、巫抵、巫阳、巫履、巫凡、巫相、夹窫窳之尸，皆操不死之药以距之。”[67] 111

可知当时的巫师既是通神的媒介，亦负备百药以治病之责，还操有“不死之药”。周代巫术仍较盛行，《逸周书·大聚》载：“乡立巫医，具百药，以备疾灾。”[68]周代虽然出现了最早的医事分科制度，标志着医师逐渐与巫分离，但巫与医在很长时期内仍然互相影响，这在经济文化不发达的地区尤其明显。

在岭南，除了道教和佛教这样的正统宗教外，还有着悠久的巫卜传统和复杂的民间信仰。

一、巫卜求医传统

岭南在古代以重巫闻名。尤其在缺乏医药知识的早期，巫卜几乎是最主要的祛病方式。其卜告的形式多种多样。

（一）鸡卜

岭南鸡卜之俗在汉代已经盛行。《史记·孝武本纪》载：“是时既灭南越，越人勇之乃言：‘越人俗信鬼，而其祠皆见鬼，数有效……乃令越巫立越祝祠，安台无坛，亦祠天地百鬼，而以鸡卜。上信之，越祠鸡卜始用焉。”唐张守节《史记正义》注解说：“鸡卜法用鸡一，狗一，生，祝愿讫，即杀鸡狗煮熟，又祭，独取鸡两眼，骨上自有孔裂，似人物形则吉，不足则凶。今岭南犹此法也。”[2]478

唐代岭南当地巫卜之风颇盛，每有疾病则求之。唐代张鷟《朝野佥载》载：“岭南风俗，家有人病，先杀鸡鹅等以祀之，将为修福。若不差，即次杀猪狗以祈之。不差，即杀太牢以祷之。更不差，即是命，不复更祈。”[62]114《类说》引《番禺杂记》说：“杀牛祭鬼治病，名毛药；每热病作，以水自首淋之，名水医。”[69]柳宗元《柳州复大云寺记》记载广西风俗也说：“越人信祥而易杀，傲化而偭仁。病且忧，则聚巫师，用鸡卜。始则杀小牲；不可，则杀中牲；又不可，则杀大牲；而又不可，则诀亲戚饬死事，曰：神不置我矣，因不食，蔽面死。”[26] 752

鸡卜是最盛行的求病巫术，唐代段公路《北户录》记载有鸡卵卜与鸡骨卜两种：“鸡卵卜。邕州之南有善行术者，取鸡卵墨画，祝而煮之，剖为二片，以验其黄，然后决嫌疑，定祸福，言如响答，据此乃古法也。《神仙传》曰：‘人有病，就茅君请福，煮鸡子十枚，以内帐中。须臾，茅君掷出，中无黄者，病多愈；有黄者，不愈，常以此为候。’……鸡骨卜。南方逐除夜及将发船，皆杀鸡，择骨为卜，传古法也。”[70]

宋代对岭南鸡卜记载也很多。秦观至岭南，作《雷阳书事三首》诗云：“粤岭风俗殊，有疾皆勿药。束带趋房祀，用史巫纷若。弦歌荐茧栗，奴至洽觞酌。呻吟殊未央，更把鸡骨灼。”[71]所谓“更把鸡骨灼”就是指鸡卜。宋代周去非《岭外代答》记录“鸡卜”的方法说：“南人以鸡卜，其法以小雄鸡未孳尾者，执其两足，焚香祷所占，而扑杀之，取腿骨洗净，以麻线束两骨之中，以竹挺插所束之处，俾两腿相背于挺之端，执挺再祷，左骨为侬，侬者我也；右骨为人，人者所占事也。”[34] 272《桂海虞衡志》记述其占法也较具体：“鸡卜，南人占法……视两骨之侧所有细窍，以细竹筵去寸余，偏插之，斜、直、偏、正，各随窍之自然，以定吉凶，其法有十八变，大抵直而正，或近骨者多吉；曲而斜，或远骨者多凶。”[46] 173 清代黄世发在广西曾专门寻访鸡卜巫师，著成《越巫鸡卜》一书，记录了对巫师用来判吉凶的鸡骨纹理及其占验意义，其中很多是关于疾病的[72]。

除鸡骨卜外，鸡卵卜也有流传。《桂海虞衡志》载其法为："握卵以下，书墨于壳，记其四维。煮熟，横截，视当墨处，办壳中白之浮薄以定侬、人吉凶。"[46] 173 蔡絛《铁围山丛谈》卷四记载更详细："今粤俗……实用鸡卵。其法先祭鬼，乃取鸡卵，墨画其表，以为外象。画皆有重轻，类分我彼此。于是北面诏鬼神，而道厥事，然后誓之，投卵铛中，熟则以刀横断鸡卵，共黄白厚薄处为内象，配用外象之彼我，以求真祲克与否。凡卜病、卜行人，雅殊有验。"[17] 75

另外，《类说》引唐《番禺杂记》载："岭表占卜甚多，鼠卜、箸卜、牛卜、骨卜、田螺卜、鸡卵卜、蔑竹卜，俗鬼故也。"[69]这些卜法意义与鸡卜相似，都反映了岭南重巫占的情况。

（二）巫医传统

《宋史·地理志》称："广南东、西路……大率民婚嫁、丧葬、衣服多不合礼。尚淫祀，杀人祭鬼……人病不呼医服药。"[12] 2248~2249 岭南以巫治病，主要是由于当地文化落后和缺医少药造成的。宋代岭南的医药有所发展，但由于风俗习惯的力量，此风依然盛行，为当时的知识分子所批评。如章杰说岭南"俚俗有病，必召巫觋而祭鬼神，士大夫咸笑其信巫不信医"[73]；曾敏行《独醒杂志》也说："广南风土不佳，人多死于瘴疠。其俗又好巫尚鬼，疾病不进药饵，与巫祝从事，至死而后已。方书、药材未始见也。"[74]周去非疾叹："痛哉深广，不知医药，知设鬼而坐致殂殒。"[34] 84 苏轼《书柳子厚牛赋后》记载海南"病不饮药，但杀牛以祷，富者至杀十数牛。死者不复云，幸而不死，即归德于巫。以巫为医，以牛为药。间有饮药者，巫辄云神怒，病不可复治。亲戚皆为却药，禁医不得入门，人牛皆死而后已"[45] 2058。明清以后医学逐渐占据上风，但民间信巫风俗仍有一定市场。如清代潮州人“信诬僭，不重医药。风寒暑湿，动云命运衰低，冲犯鬼物。三牲酒果，鼓角喧天，富者连日，贫者半晡，士大夫家亦然耳”[75]。

岭南民间求病祝巫的方法多种多样。如有一种巫啸法，据清代《阳江志》记载：“林癸午不知何许人，年十余，投阳江北惯都为牧竖。每出牧携箫管一，箕踞自适。牛有逸者，取箫划地，牛不敢逾。暮归，所吹箫庋高篁中，篁俯地就庋，若有伺之者。既长，忽习巫求神治病，应口而瘥……事在万历初年。”[76]屈大均也记载了岭南民间各种设鬼与鸡招法：“诸县寻常有病，则以酒食置竹箕上，当门巷而祭。曰设鬼，亦曰抛撒。或作纸船纸人燔之，纸人以代病者，是曰代人。……广州妇女患病者，使一妪左持雄鸡，右持米及箸，于闾巷间皋曰某归，则一妪应之曰某归矣，其病旋愈，此亦招魂之礼，是名鸡招。”[54] 216~217

此外还有一种降神法，亦称降庙。袁枚《子不语》卷二十二载：“粤西有降庙之说。每村中有总管庙，所塑之像，美丑少壮不同。有学降庙法者，法将成，则至庙中卜卦降神。初至，插一剑于庙门之中，神降则拔剑而回；神不降，则用脚踢倒之。能随足而起则生，如不起，则为神诛矣。其法将一碗净水写一‘井’字圈绕之，地上亦写一‘井’字圈绕之，八仙桌中间亦写一‘井’字圈绕之，召童子四人，手上各写一‘走’字圈绕之，将桌面反对碗口之上，四童以指抬桌，其人口念咒云：‘天也转，地也转，左叫左转，右叫右转，太上老君急急如令转。若还不转，铜叉叉转，铁叉叉转。若再不转，土地、城隍代转。’唱毕，桌子便转，然后请药方，无不验者。”[77]

亦有关于自然神迹的传说。如《谈薮》载：“大溪山在广州境内，山有一洞，其处所人不常识。每岁五月五日，洞开则见之。土人预备墨纸刷席，入其中，以手摸石壁，觉有罅隙若镌刻者，以墨刷其上，纸覆其上，印模而出，洞亦随闭。持所印纸视之，或咒语，或药方，所得皆不同，亦有不成字、无所得者。咒术、药方应用，无不效验。”[78]

（三）蛊毒巫术

古代对岭南的风土记载常常提到放蛊之说。晋代葛洪的《肘后备急方》有“治中蛊毒方”，记载“人有养蓄蛊以病人”[79]；嵇含也说“交广俚俗多蓄蛊毒”[6] 8。隋代巢元方《诸病源候论》卷二十五“蛊毒候”描述蛊的来源说：“凡蛊毒有数种，皆是变惑之气。人有故造作之，多取虫蛇之类，以器皿盛贮，任其自相啖食，唯有一物独在者，即谓之为蛊。”[80]这里所说的蛊毒属于人类行为，故属古代神秘术数的一种。有关放蛊的记载甚至见于《隋书·地理志》这样的正史之中。

岭南蛊毒的记载历代不绝。宋代《岭外代答》云：“广西蛊毒有二种：有急杀人者，有慢杀人者，急者顷刻死，慢者半年死。人有不快于己者，则阳敬而阴图之，毒发在半年之后，贼不可得，药不可解，蛊莫惨焉。干道庚辰，钦州城东有卖浆者，蓄蛊毒败而伏辜，云其家造毒，妇人裸形披发夜祭，作糜粥一盘，蝗虫、蛱蝶、百虫自屋上来食，遗矢乃药也。欲知蛊毒之家，入其门，上下无纤埃者是矣。今黎峒溪峒人置酒延客，主必先尝者，示客以不疑也。”[34] 276 当时广州据说还有获知下蛊人姓名的方法，《五山志林》载：“宋嘉定间，郑万全为广州推官司户，尝鞫一狱囚用蛊毒害民者，因讯得知蛊主姓名法。其法以败鼓牛皮烧灰，酒水各半，调服二钱，须臾，中蛊毒者昏耗不省中，自能言下药人姓名。”[81]

《铁围山丛谈》卷六记载有一种特别的蛊类金蚕毒，从四川传入岭南："金蚕毒始蜀中，近及湖、广、闽、粤浸多。有人舍此去，谓之嫁金蚕。"[17] 104《闲窗括异志》也载："金蚕，蚕金色。食以蜀锦，取其遗粪，置饮食中，毒人必死。喜能致他财，使人暴富。遣之极难，虽水火兵刃不能害。多以金银藏箧置蚕其中，投之路隅，人或收之以去，谓之嫁金蚕。"[82]

"挑生"也属于蛊毒之一种。《夷坚志》丁志卷一"治挑生法"载有两个案例：

"莆田人陈大可知肇庆府，肋下忽肿起，生痈疖状，顷刻间大如盌。识者云：'此中挑生毒也，俟五更以谷豆嚼试，若香甘则是已。'果然。使捣川升麻为细末，取冷热水调二大钱速服之，遂洞下，泻出生葱数茎，根须皆具，肿即消。续煎平胃散调补，且食白粥，经旬复常。"

"雷州民康财妻，为蛮巫林公荣用鸡肉挑生，值商人杨一者善医疗，与药服之，食顷，吐积肉一块，剖开，筋膜中有生肉存，已成鸡形，头尾嘴翅悉肖似。康诉于州，州捕林置狱，而呼杨生令具疾证及所用药。其略云：'凡吃鱼肉、瓜菜、汤茶，皆可挑。初中毒，觉胸腹稍痛，明日渐加搅刺，满十日则物生能动，腾上则胸痛，沈下则腹痛，积以瘦悴，此其候也。在上鬲，则取之……在下鬲，则泻之。'"[83]

岭南蛊毒的传说在明清时依然流行。明代谢肇淛《五杂俎》说："蛊虫，北地所无，独西南方有之。闽、广、滇、贵、关中、延绥、临洮皆有之，但各处之方有不同耳。闽、广之法，大约以端午日取蛇、蜈蚣、蜥蜴、蜘蛛之属，聚为一器，听其自咬，其他尽死，独留其一，则毒之尤矣，以时祭之，俾其行毒。毒之初行，必试一人，若无过客，则以家中一人当之，中毒者，绞痛吐逆，十指俱黑，嚼豆不腥，含矾不苦，是其验也。其毒远发十载，近发一时，初觉之时，尚可用甘草、绿豆诸药解之，及真麻油吐之。三月以后，不可为也。又有挑生蛊，食鸡、鱼之类，皆变为生者。又能易人手足及心肝肾肠之属，及死，视之，皆木石也。”[84]明代《事物绀珠》又载有“吹蛊”说：“广中几府有，畜蛊主行以杀人，其状如电光。”[85]

不过这种蛊毒的传说到明代已经大为减少，明代王临亨记载：“旧传粤人善蛊，今遍问诸郡，皆无之。云此风盛于粤西。”[86]到清初《广东新语》所记载的岭南蛊毒，已经成为少数民族地区的事情了：

“西粤土州，其妇人寡者曰鬼妻，土人弗娶也。粤东之估客，多往赘焉。欲归则必与要约，三年返，则其妇下三年之蛊，五年则下五年之蛊，谓之定年药。愆期则蛊发，膨胀而死。如期返，其妇以药解之，辄得无恙。土州之妇，盖以得粤东夫婿为荣。故其谚曰：‘广西有一留人洞，广东有一望夫山。’以蛊留人，人亦以蛊而留。

粤东诸山县，人杂瑶蛮，亦往往下蛊。有挑生鬼者，能于权量间，出则使轻而少，入则使重而多，以害商旅。蛊主必敬事之。投宿者视其屋宇洁净，无流尘蛛网，斯则挑生鬼所为。饮食先嚼甘草，毒中则吐，复以甘草、姜煎水饮之，乃无患。入蛮村，不可不常携甘草也。挑生鬼亦蛊之属，盖鬼而蛊者也。以人蛊人已不可，况于以鬼乎。

下蛊皆出于僮，出于僮之妇，若瑶娘则不能下蛊也。蛊有鬼，名曰药鬼，药鬼之所附，僮妇恒不得自由。代代相传，必使其蛊不绝以为神。其中于人得解者，或吐出生鱼、生虾、生鸭子之属，皆药鬼之为之。粤东无僮，故无药

鬼。”[54] 599~600

有些所谓“中蛊”，其实是疾病的表现。唐代《岭表录异》称：“岭表山川，盘郁结聚，不易疏泄，故多岚雾作瘴，人感之多病，腹胪胀成蛊。俗传有萃百虫为蛊以毒人；盖湿热之地，毒虫生之非第岭表之家，性惨害也。”[87]就将蛊视为疾病所致。古代医书常记载有治蛊方药，认为可以用医药治疗。如宋代曾有一名医生林士元善用药治蛊，宋仁宗诏令收集其方，并命御医增益成《庆历善救方》，专门刊行分发南方。明代官员杨四知集《惠民正方》一书，其序称因“闽广之间，有蛊毒焉”，“乃博集蛊毒诸方刻诸简，厥惠民焉”，对于有人说“蛊妖叵测，烛之无形，驱之不去”，杨四知不以为然，认为“亦诚实政格之云耳，在是良有司图之”[27] 2596~2597。清代缪福照重订《治蛊新方》，在序言中也说：“(余)往来蛮烟瘴雨中，无日不临深履薄……壬午春，道出南宁，于旅肆中得抄本《治蛊新方》一书……乙酉丙戌间，客博白之大岭埠。埠介山泽间，莠民之以蛊流毒者指不胜屈，其地荒僻鲜医药。余心悯焉，为之按方施药，应手辄愈。”[27] 3226

但像这样理性的认识在古代并不多见。很多文人对少数民族风俗和物产不了解，出于神秘感或歧视心理，所记载的蛊术带有巫术的色彩，并愈出愈神，又将原因归罪于当地土人。《岭外代答》甚至说：“盖南方之生物也，自然禀禁忌之性。在物且然，况于人乎？……南人之有法，气类实然。”[34] 275 认为南方人天生具有巫术的性能。《隋书·地理志》记载蓄蛊之地为江西一带，其后唐至宋元的岭南成为蓄蛊的重要区域，到近代进一步转而相对落后的贵州、云南等地区。总之被认为能够畜养毒虫成蛊，并具有放蛊能力的都是边疆异族之人。这种已历二千余年的“放蛊”传说，至今还在西南少数民族社会中有着影响，学术界近年从社会学、人类学等角度做了许多研究[88]。蛊毒有很大部分属于文化和心理的范畴，不完全是医学问题。

二、禳生求疾神灵

岭南长期医药落后，巫风盛行，因此得病求神之俗浸淫日久。古代岭南有各种关于疾病起源的传说，也有许多与疾病、生育等有关的神灵，成为民间文化的重要部分。

(一) 生育神

1. 金花夫人

金花夫人是岭南土产的神灵。金花本为人名，稽考金花娘娘的来历，有两个不同的说法。《粤小志》载："吾郡金花夫人遗迹，各传其说，兹并录之以俟稽考。《笔记》谓：'金花者，神之讳也。本巫女，五月观竞渡，溺于湖，尸旁有香木偶，宛肖神像，因祀之月泉侧，名其地曰惠福，湖曰仙湖。'或曰：'神本处女，有巡按夫人方娩，数日不下，几殆。梦神告曰：请金花女至则产矣。密访得之。甫至署，夫人果诞子。由此无敢婚昏神者。神羞之，遂投湖死。粤人肖像以祀。神姓金名花，当时人呼为金花小娘，以其能佑人生子，不当在处女之列，故称夫人云。'"[65]392 后一说法或更可信，可见金花本是一个荳蔻年华的普通少女，无意中被尊为神人，从此没有人敢跟她提亲。金花渴望爱情，拒绝"神"的生活，终于选择了以死来抗争。然而她的死，却被看作是神的归位。

金花庙一称金花小娘庙，明成化年间重建后改称"金花普主惠福夫人庙"。明嘉靖时金花庙曾被毁，但民间信仰不绝，终又重建。除金花投湖死的仙湖旁有庙外，珠江南岸也有金花庙，规模更大，“西枕鹅潭，前临珠寺，古木浓阴，三面匝水”[89]183。金花娘娘逐渐成为广州邻近各县普遍供奉的负责送子与掌管生育的神灵。现在广州的金花街、惠福路，其名称均与金花庙有关。旧俗，每年农历四月十七日为金花娘娘诞辰，各金花庙有打醮、演戏等活动，前来拜祭的妇女众多。其中珠江南岸的金花庙会最热闹，“每首夏神诞，报赛者烟花、火炮、百戏骈集，歌舞之声旬月未已焉”[89]183。金花娘娘的崇拜又从广州向外传播，清乾隆十八年刻本《佛山忠义乡志》载佛山四月十七日“祈子者率为金花会报赛，亦繁盛，然比拟珠江南岸之金花庙则远不逮矣”[90]700；民国十九年刻本《龙山乡志》载当时“(四月)十七日，金花夫人神诞，祈子者率为金花会”[90]802；日人吉元昭治《道教与不老长寿医学》载台湾每年也有祭祀金花娘娘的活动。

通常金花庙中主神为金花夫人，附祀有众多与生育有关的神祇，如送子张仙、华佗、月老、花王、桃花女、斗姆等。常见的还有20位配神娘娘，名目分别是保痘夫人胡氏，梳洗夫人张氏，教食夫人刘氏，白花夫人曹氏，养育夫人邓氏，血刃夫人周氏，转花夫人宁氏，送子夫人谢氏，大笑姑婆祝氏，剪花夫人吴氏，红花夫人叶氏，小笑姑婆黄氏，羊刃夫人苏氏，濑花夫人林氏，保胎夫人陈氏，教饮夫人梁氏，教行夫人黄氏，腰抱夫人万氏，裁花夫人杜氏，送花夫人蒋氏等。

所谓“花”，是指胎儿、婴儿。“白花”指男孩，“红花”指女孩。“转花”是指女转男。金花娘娘以及20位配神，分工细致，从投胎、怀胎、定男女、保胎，直到分娩、养育，乃至吃、喝、梳洗、行走、去病等无所不包，所以很受妇女们的欢迎与崇拜。《广州城坊志》引潘有为诗注，记录了人们参拜金花庙的仪式："金花夫人祠，两旁塑神姨像，村媪往祈子者，以红绒系姨臂，祝曰：婴当属我。"当时尚男轻女，求子者多。如方濬师诗云："金花祠庙傍江干，绕座蛮弦错杂弹。多少裙笄向神拜，红花容易白花难。"[91]

另一说金花娘娘亦主目疾，《岭南风物记》载："金花夫人者，故女巫也，死而灵异，有目疾者祷之辄效。"[92]

2. 西王母

屈大均《广东新语》载："广州多有祠祀西王母，左右有夫人，两送子者，两催生者，两治痘疹者，凡六位。盖西王母弟子，若飞琼、董双成、萼绿华之流者也。相传西王母为人注寿注福注禄，诸弟子亦以保婴为事，故人民事之恐后……壁上多绘画保婴之事，名子孙堂，人民生子女者，多契神以为父母，西王母与六夫人像，悉以红纸书契名帖其下，其神某，则取其上一字以为契名，婚嫁日乃遣巫以酒食除之。"[54] 214

3. 花王父母

屈大均《广东新语》载："越人祈子，必于花王父母。有祝词云：'白花男，红花女。'故婚夕亲戚皆往送花。"[54] 214

（二）疾病与医药神

由于文化和医学落后，人们对疾病的成因无法理解，于是难免归咎于某些自然或社会现象。例如在始兴，"含进（涯）公（翁）口下流，有枯木曰圣鼓，上下人以篙犯之者皆疟"[93]；又或广州的五仙观，钟楼有大铜钟铸于明洪武十一年（1378 年），传说此钟"不可击，击则疾大作"[65] 394，以致官员宣布此钟为禁钟，再不许敲击。似此等等。而各类与疾病有关的神灵也被人们崇奉有加。

1. 绿郎

屈大均《广东新语》载："广州女子年及笄，多有犯绿郎以死者，以师巫茅山法治之，多不效。盖由嫁失其时，情欲所感，致为鬼神侵侮……绿郎者，车中之鬼也。未得夫而张之弧，已得夫而说之弧。夫者雨也，遇雨则吉矣。又广州男子未娶，亦多有犯红娘以死。谚曰：'女忌绿郎，男忌红娘。'皆谓命带绿郎、红娘者可治，出门而与绿郎、红娘遇者不可治。此甚妄也。"[54]217~218

2. 吴相公

《羊城古钞》载："在濠畔街，相传神姓吴，行八，浙之绍兴人。明时客于越，晨起，见有人踞井上，黑夜旋绕。吴怪。问之。曰：我司疫者，凡饮此水俱毙。逾七日则无害矣。言讫，欻失所在。吴于是昼夜守井。有来汲者，告焉；或弗信，则以死持之。洎七日，吴曰：可矣，然吾当先试之。掬水而饮，饮讫，病死。乡人醵钱葬其所而祀焉。或已：吴见鬼物，以身入井救之。"[89]163 清郝玉麟主修的《广东通志》及黄佛颐《广州城坊志》均载有吴相公祠。

3. 邓运使、凌太保

有的疾病神灵是巫师们编造而成的。《岭外代答》卷十载："广西凌铁为变，邓运使擒之，盖杀降也。未几邓卒，若有所睹。广西群巫乃相造妖，且明言曰：'有二新圣，曰邓运使、凌太保。必速祭，不然，疠疫起矣！'里巷大喧，结竹黏纸为轿、马、旗帜、器械，祭之于郊。"[34]272

4. 药王庙、医灵庙等

医药神灵在各地都较常见，广州较多的是药王庙和医灵庙。仅据当代所编《广州市志》记载，旧时广州的药王庙就有西横街药王庙、西华路司马庙北药王庙、百灵路药王庙、城隍庙右药王庙、木排头药王庙等多间；医灵庙也是“各坊均有，多祀华佗”，主要者有：九曜坊医灵庙（又名华佗庙）、芦荻巷医灵庙、医国街医灵庙、越秀山东麓医灵庙。另外西关有藻圣王庙，据说也与医药有关。《越台杂记》载：“西来初地藻圣王庙，相传雍正间有桐君轩在此席地卖药廿余年矣，殁后时形树下，因立庙祀之。嘉庆丁丑，佛山富翁某患痼疾，数年未愈。忽有医士叩门，询姓名，则曰：‘西关王胜祖也，世居西来初地。’授药一裹，越日遂瘳。月余，翁以鼓吹送扁致谢，异至，遍访邻里，迄无其人。好事者扬言于众曰：‘此间只有藻圣王，并无王胜祖。得非桐君显灵而颠倒其音，以作姓名耶？’翁悟，赴庙顶礼，扁悬庙中，至今尚存。由是远近哄传，香火大盛。道光甲辰，里人附会于先医桐君，呈请封号，大吏据以入奏，敕加‘广济’二字。”[94]

（三）综合性神灵

民间信仰的神灵谱系中，各个神仙的职能有很大随意性。有些其他方面的神灵，往往也肩负着为民祛病的“职责”。

例如唐代传说雷墨可治病，“或曰雷州春夏多雷，无日无之……亦有收得雷斧、雷墨者，以为禁药”[95]。所谓雷墨是指“每大雷雨后，多于野中得黳石，谓之雷公墨”，“小儿佩带皆辟惊邪，孕妇磨服为催生药，必验”[87] 36~37，于是“六月二十四日，雷州人必供雷鼓以酬雷，祷而得雷公之墨”[54] 201。

粤西的伏波神，也兼有防疫的功能：“伏波神，为汉新息侯马援。侯有大功德于越，越人祀之于海康、徐闻，以侯治琼海也。……伏波祠广东、广西处处有之，而新息侯尤威灵。其庙在交趾者，制狭小，周遭茅茨失火，庙恒不及，交趾绝神之。交趾人每惧汉人诉其过恶于侯而得疫病，于是设官二人守庙，不使汉人得入。”[54] 201

还有岭南著名的南海神庙，在疫疠流行时常被拜祭。如庙中明代《成化十三年碑》记载当时祭告的内容包括“妖孽间作，疫疠交行”[96]。庙中的铜鼓也被认为有驱疫之功，《粤小记》载：“隋开皇十四年诏立南海神庙，由是屡朝遣官致祭。今广州狱中有疫疾，则迎铜鼓以镇之，屡验。”[65] 441 1894年广州出现鼠疫大流行，市民死伤严重，《点石斋画报》报道：“番禺令杨公惕焉伤之，祷于波罗庙南海之神，请舁庙中铜鼓来省，安置于署左玉虚宫。庙内至上元节虔请真武上帝及广利洪圣王出巡四境，以驱疫疠。”[97]

城隍、观音和桥神之类在疾病流行时也被抬出来。明代王临亨说：“志称粤俗尚鬼神，好淫祀，病不服药，巫是信。因询所奉何神？谓人有疾病，祷于大士及祀城隍以祈福。”[86] 69 1894年广州《申报》载：“粤俗素来佞鬼，以为人事既穷，有请命于神，故迎神赛会之事几于无日无之，而爱育善堂绅董亦于三月二十八日请城隍神巡游各处，金鼓喧天，爆竹震地。”[98]西关黄沙地区传说有桥神保佑，未有疫疠，“于是各具香烛向桥神叩拜，旃檀馥郁鼻亲徐参。讵料叩拜未终，而疠疫踵至，旬日之内，染疫身死者已有百余人。此时居民见神厅不聪，遂迁怒于神，不特香油顿减，且更以粪汁淋之，一时见者无不为之绝倒”[99]。

莫名而可惧的疾病、奇特且丰饶的物产，还有神秘莫测的巫俗等，这些都是古代关于岭南的认识中的显性意象。作为意象，它在现实的基础上笼罩了太多观念歧见。以上几个方面，都与医药的发展水平有着密切的关系。正如明代章潢所说：“调摄之方缺，而后瘴疠行；邪巫之术盛，而后医药废。”[100]要使人们能够透过表面的意象来客观认识岭南的真实状况，从而能够理性地应对相对艰苦的环境，科学地利用丰富的物产资源，这除了要进行改善交通、发展经济和推广文教等系列大政外，普及和传播医学亦是相当重要的一环。

参考文献：

[1] 班固．汉书［M］．北京：中华书局，1962.

[2] 司马迁．史记［M］．北京：中华书局，1959.

[3] 范晔．后汉书［M］．北京：中华书局，1965.

[4] 陈寿．三国志［M］．北京：中华书局，1971：1387.

[5] 房玄龄．晋书［M］．北京：中华书局，1974：2341.

[6] 嵇含．南方草木状［M］//朱晓光．岭南本草古籍三种．北京：中国医药科技出版社，1999.

[7] 梁子显．南齐书［M］．北京：中华书局，1972：267.

[8] 李延寿．南史［M］．北京：中华书局，1975：1599.

[9] 汪森．粤西丛载［M］．北京：中国书店，1986.

[10] 欧阳修．新唐书［M］．北京：中华书局，1975.

[11] 司马光．资治通鉴［M］．北京：中华书局，1956：8217.

[12] 脱脱．宋史［M］．北京：中华书局，1977.

[13] 田锡．上太宗论军国要机朝廷大体［M］//曾枣庄，刘琳．全宋文：第3册．成都：巴蜀书社，1989：3.

[14] 文彦博．文潞公文集：卷18［M］．刊本．高陵：吕氏．1526（嘉靖五年）．

[15] 李焘．续资治通鉴长编［M］．上海：上海古籍出版社，1986.

[16] 张方平．论讨岭南利害九事奏［M］//曾枣庄，刘琳．全宋文：第19册．成都：巴蜀书社，1991.

[17] 蔡絛．铁围山丛谈［M］．北京：中华书局，1983.
[18] 魏泰．东轩笔录［M］．北京：中华书局，1983：91.
[19] 宋濂．元史［M］．北京：中华书局，1976：278.
[20] 张廷玉．明史：卷321·安南传．北京：中华书局，1974：8315.
[21] 汪森，黄盛陆．粤西文载校点：第1册［M］．南宁：广西人民出版社，1990：49-50.
[22] 萧统．文选［M］．上海：上海古籍出版社，1986：2378-2379.
[23] 刘昫．旧唐书［M］．北京：中华书局，1975.
[24] 孔平仲．续世说［M］．南京：江苏古籍出版社，1988.
[25] 李昉．太平广记［M］．北京：团结出版社，1994：674.
[26] 柳宗元．柳宗元集［M］．北京：中华书局，1979.
[27] 严世芸．中国医籍通考［M］．上海：上海中医学院出版社，1992.
[28] 李德裕．与姚谏议郃书［M］// 李文饶别集：卷6．四部丛刊（初编本）．上海：商务印书馆，1929：143.
[29] 李德裕．唐茅山燕洞宫大洞炼师彭城刘氏墓志铭并序［M］// 周绍良．唐代墓志汇编．上海：上海古籍出版社，1992：2303.
[30] 王栐．燕翼诒谋录［M］．北京：中华书局，1981：14.
[31] 朱弁．曲洧旧闻［M］// 车吉心.中华野史：宋朝卷．济南：泰山出版社，2000：1100.
[32] 王巩．随手杂录［M］// 丛书集成新编：第117册．台北：新文丰出版公司，1985：131.
[33] 楼钥．知梅州张君墓志铭［M］// 攻媿集：第104卷．北京：中华书局，1985：1465.
[34] 周去非.岭外代答［M］．上海：上海远东出版社，1996：83.
[35] 黄宗羲，全祖望．宋元学案［M］．北京：中华书局，1986：830.
[36] 周密．癸辛杂识：前集［M］．北京：中华书局，1997：7.
[37] 白居易．白居易集［M］．北京：中华书局，1979：353.
[38] 张蜀蕙．驯化与观看——唐、宋文人南方经验中的疾病经验［J］．东华人文学报，2005（7）：41-84.
[39] 韩愈．韩昌黎全集［M］．北京：中国书店，1998.
[40] 彭定求．全唐诗［M］．北京：中华书局，1960.
[41] 汪森．粤西诗载校注［M］．南宁：广西人民出版社，1986.

[42] 范成大. 范石湖集 [M]. 上海：上海古籍出版社，1981：191.
[43] 苏轼. 苏轼集 [M]. 北京：国际文化出版公司，1997.
[44] 杨万里. 诚斋集本 [M] // 四部备要本. 北京：中华书局，1983：1928–1931
[45] 苏轼. 苏轼文集 [M]. 北京：中华书局，1986.
[46] 范成大，严沛. 桂海虞衡志校注 [M]. 南宁：广西人民出版社，1986.
[47] 马永卿. 元城语录解 [M]. 北京：中华书局，1985：7.
[48] 方勺. 泊宅编 [M]. 北京：中华书局，1983：82.
[49] 王象之. 舆地纪胜 [M]. 北京：中华书局，1983：3536.
[50] 程遵彦. 宋饶州长安县君沈氏墓志铭 [M] // 陈柏泉. 江西出土墓志选编. 南昌：江西教育出版社，1991：79.
[51] 狄青. 论御南蛮奏 [M] // 曾枣庄，刘琳.全宋文：第 21 册. 成都：巴蜀书社，1992：270–271.
[52] 马蓉，陈抗，钟文，等.永乐大典方志辑佚 [M]. 北京：中华书局，2004：2610.
[53] 叶权. 游岭南记 [M] // 叶权，王临享，李中馥. 贤博编·粤剑编·原李耳载. 北京：中华书局，1987：41.
[54] 屈大均. 广东新语 [M]. 北京：中华书局，1985.
[55] 赵翼. 檐曝杂记 [M] // 车吉心.中华野史：清朝卷. 济南：泰山出版社，2000：4596.
[56] 魏任，姜玉笙. 三江县志 [M]. 台北：成文出版社有限公司，1975：103.
[57] 左鹏. 宋元时期的瘴疾与文化变迁 [J]. 中国社会科学.2004 (1)：194–204、209.
[58] 张文. 地域偏见和族群歧视：中国古代瘴气与瘴病的文化学解释 [J]. 民族研究，2005 (3)：68–77.
[59] 缪启愉，邱泽奇. 汉魏六朝岭南植物“志录”辑释 [M]. 北京：农业出版社，1990.
[60] 佚名.神农本草经 [M]. 沈阳：辽宁科学技术出版社，1997：39.
[61] 嵇含. 南方草木状 [M] // 朱晓光. 岭南本草古籍三种. 北京：中国医药科技出版社，1999.

[62] 张鷟．朝野佥载［M］．北京：中华书局，1979.
[63] 刘毅纬．汉唐方志辑佚［M］．北京：北京图书馆出版社，1997.
[64] 李时珍．李时珍医学全书［M］．北京：中国中医药出版社，1999：1033.
[65] 黄芝．粤小记［M］// 吴绮，罗天尺，李调元，等．林子雄，点校．清代广东笔记五种．广州：广东人民出版社，2006.
[66] 赵学敏．本草纲目拾遗［M］．北京：中国中医药出版社，1998：91.
[67] 佚名．山海经［M］．上海：上海古籍出版社，1989.
[68] 朱右曾．逸周书集训校释［M］．台北：世界书局，1962：107.
[69] 曾慥．类说［M］// 北京图书馆古籍珍本丛刊：第 62 册．北京：书目文献出版社，1988：69.
[70] 段公路，方信孺，樊封．北户录·南海百咏·南海百咏续编［M］．扬州：广陵书社，2003：56–62.
[71] 秦观，徐培均．淮海集笺注［M］．上海：上海古籍出版社，2000：232.
[72] 黄世发．越巫鸡卜．［M］// 四库未收书辑刊：第 9 册．北京：北京出版社，2000：283.
[73] 释继洪．岭南卫生方［M］．北京：中医古籍出版社，1983：60.
[74] 曾敏行．独醒杂志［M］．上海：上海古籍出版社，1986：27.
[75] 蓝鼎元．鹿洲初集·潮州风俗考［M］// 鹿洲全集．福建：厦门大学出版社，1995：296.
[76] 张以诚，梁观喜．阳江志［M］．台北：成文出版社有限公司，1974：1492.
[77] 袁枚．新齐谐［M］．上海：上海古籍出版社，1986：474.
[78] 庞元英．谈薮［M］// 陶宗仪．说郛：第 31 卷（影印本）.北京：中国书店，1986：23.
[79] 葛洪．肘后备急方［M］．北京：人民卫生出版社，1956：135.
[80] 巢元方．诸病源候论［M］．沈阳：辽宁科学技术出版社，1997：121.
[81] 罗天尺．五山志林［M］// 吴绮，罗天尺，李调元，等．林子雄，点校．清代广东笔记五种．广州：广东人民出版社，2006：105.
[82] 鲁应龙．闲窗括异志［M］// 车吉心．中华野史：宋朝卷．济南：泰山出版社，2000：2903.

[83] 洪迈．夷坚丁志［M］// 苑委别藏本.南京：江苏古籍出版社，1988：1453–1455.
[84] 谢肇淛．五杂俎［M］// 车吉心．中华野史：明朝卷．济南：泰山出版社，2000：2829–2830.
[85] 黄一正．事物绀珠［M］// 四库全书存目丛书·子部：第 201 册．济南：齐鲁书社，1995：144.
[86] 叶权，王临亨，李中馥．贤博编·粤剑编·原李耳载［M］．北京：中华书局，1987：77.
[87] 刘恂．岭表录异［M］．广州：广东人民出版社，1983.
[88] 李瑶．巫蛊方术之祸［M］．南宁：广西民族出版社，1995
[89] 仇巨川．羊城古钞［M］．广州：广东人民出版社，1993.
[90] 丁世良，赵放．中国地方志民俗资料汇编：中南卷（下）［M］．北京：书目文献出版社，1991.
[91] 黄佛颐．广州城坊志［M］．广州：广东人民出版社，1994：706.
[92] 吴绮．岭南风物记［M］// 吴绮，罗天尺，李调元，等．林子雄，点校．清代广东笔记五种．广州：广东人民出版社，2006：27.
[93] 王韶之．始兴记［M］// 梁廷楠，杨孚，顾微，等．杨伟群，点校．南越五主传及其他七种．广州：广东人民出版社，1982：54.
[94] 颜嵩年．越台杂记［M］// 吴绮，罗天尺，李调元，等．林子雄，点校．清代广东笔记五种．广州：广东人民出版社，2006：508.
[95] 李肇，赵璘．唐国史补：因话录［M］．北京：古典文学出版社，1957：63.
[96] 王少冰，卢丽芬．南海神庙的明成化碑［M］// 赵春晨．岭南宗教历史文化研究．天津：天津古籍出版社，2002：48.
[97] 转引自庄子湾．民俗风情二百图［M］．长沙：湖南美术出版社，1998：72.
[98] 佚名．时疫未已［N］．申报，光绪二十年四月二十一日．
[99] 佚名．羊城疫信［N］．申报，光绪二十年七月二日．
[100] 章潢．图书编：卷 40［M］// 文渊阁四库全书本：第 969 册．台北：台湾商务印书馆，1986：860.

第三章

疾病、医药与岭南开发

岭南自古为百越民族所居住。与中原相比，历史上岭南的社会经济与文化发展相对迟缓。在中原地区及长江流域部分地区开始进入文明时代时，岭南地区仍然在原始时期踟蹰徘徊。商周以后，岭南与中原及长江流域开始存在着政治、经济和文化等多方面的往来。《尚书·尧典》载：“命羲叔，宅南交。”尧帝派遣羲叔驻南方观察星象，又传说舜帝南游死于岭南的苍梧等。战国时，岭北汉人因经商、逃亡或随军征战等原因，逐渐南来。秦代统一岭南后，设置了南海、桂林、象郡，正式纳入中央王朝的管理。汉武帝灭南越，设置了南海、交趾、九真、郁林、合浦、日南、珠崖、苍梧、儋耳九郡。随着历史上中国经济文化中心的南移，岭南经历了几次人口迁入及开发高潮，逐渐在近代开始成为经济、文化大省。

在中国各个地区的开发中，恐怕没有哪个地区像岭南一样，疾病起了如此重要的阻碍作用。在岭南地区的开发历史中，如何消除疾病的影响一直是重要的主题之一。

第一节　疾病对岭南政治与经济制度的影响

唐代设岭南道管理岭南，但于瘴疠险恶，士人多畏惧前往南方任官。除了五代时南汉盘踞外，其后的宋元明清各朝的中央政权，都在为如何加强对岭南的管治而费尽心机。除了促进当地社会经济的发展之外，历朝还因应岭南疾病的影响，采取了一些针对性的特殊制度，以鼓励军队及人才南下。

一、唐宋对岭南任官与驻军的优恤制度

在古代的中央集权式政治制度中，主要的地方官员要由中央政府派出。宋代以后的军事制度则采取轮戍制。如何鼓励士人与士兵肯于南下并保障他们的健康，成为唐宋时期重要的政治和军事议题。

（一）政治经济的特殊政策

唐宋两代在政治和经济等方面给予岭南一些特殊措施，以保障岭南的开发。例如在选官时注意选取能适应岭南环境的南方人前往任职，或者增加待遇以提高积极性等。这种因为地方疾病的影响而形成的特殊制度，在历史上是较为少

见的。

1. 唐、宋的南选与摄官制度

唐代开始科举取士，选拔并任用各级官员。唐高宗时，专门设置了“南选”制度。《旧唐书·高宗纪》载，高宗上元三年（公元676年）八月壬寅，“置南选使，简补广、交、黔等州官吏”[1]69，同书“职官志二”亦载：“其岭南、黔中，三年一置选补使，号为南选。”[1]1242“南选”即在岭南等地设置专门的考试，选取当地人任职南方官员，以解决北方士人不愿南下的问题。当然这是一个补充性的措施，朝廷保留有一定的限度，条件稍好的地方仍要按常规选任，如《唐会要》载大足元年（公元701年）七月二十九日敕：“桂、广、泉、建、贺、福、韶等州县，既是好处，所有阙官，宜依选例省补。”[2]1369但实际上这些所谓“好处”，也很难吸引北方士人。开成五年（公元840年）岭南节度使卢均奏称：“伏以海峤择吏，与江淮不同，若非谙熟土风，即难搜求民瘼……臣当管二十五州，唯韶、广两州官寮，每年吏部选授，道途遥远，瘴疠交侵，选人若家事任持，身名真实，孰不自负？无由肯来。更以俸人单微，每岁号为比远。若非下司贫弱令史，即是远处无能之流，比及到官，皆有积债，十中无一肯识廉耻。臣到任四年，备知情状。其潮州官吏，伏望特循往例，不令吏部注拟，且委本道求才。若摄官廉慎有闻，依前许观察使奏正。事堪经久，法可施行。”[2]1371由于士人以“瘴疠交侵”等原因不愿南下，来者多素质低下，卢均建议由当地选取人员“摄官”（即代理），如果政绩突出则允许转正。这一建议得到朝廷允准。

宋代也允许部分疫疠严重的州县由当地人管理，如《宋史·地理志》载：“春、梅诸州，炎疠颇甚，许土人领任。”[3] 2248~2249 同时宋代也继承了唐代“南选”和“摄官”的制度，以选取当地士人任职，周去非《岭外代答》载：“广西去朝廷远，士夫难以一一到部，令漕司奉行吏部铨法，谓之南选。”[4] 91 南选除有正式科考外，也包括特设的摄试。北宋欧阳修记载：“今广南东西路进士例各绝无举业，诸州但据数解发，其人亦自知无艺，只来一就省试，而归冀作摄官尔。朝廷以岭外烟瘴，北人不便，须藉摄官，亦许其如此。”[5] 由于北方人惧怕岭南“烟瘴”不愿前来，以致岭南官位空缺甚多，与中州“率一官而四人共之”[3] 91 的竞争状况可谓对比鲜明。而岭南文化水平落后，士子参加正式科举很难中举，他们留在岭南反能轻易获得代理官员的职位。

2. 宋代的特殊政治与经济政策

虽然有“南选”和“摄官”的制度，但宋代政府仍然努力鼓励北方人士到岭南任官，以加强对当地的控制。为此出台了一系列政治与经济上的优待措施。

其一是任职优待政策。宋人刘敞曾就广西郁林的任官指出：“郁林古郡也，太守尊官也，其任不轻矣。然而当拜者辄以炎瘴雾露为解。天子以谓此皆全躯保妻子之臣，无忧国之风，皆置不用。”[6]官员因惧怕瘴气而逃避往岭南任官，颇令朝廷烦恼。为此，不得不采取特殊措施。

《宋史·地理志》说：“广南东、西路……山林茂密，多瘴毒，凡命官吏，优其秩奉。”[3] 2248~2249 根据《宋史》记载，北宋时广南官员的俸禄确实优于他路，例如其他路转运判官，每月“增给”铜钱 10 贯，两广的则为铜钱 15 贯。

地方官员交接一般在春夏间，北宋政府又特许岭南官员秋冬赴任。《续资治通鉴长编》载，景德四年（公元 1007 年）四月癸酉，“诏岭南官并于春夏除授，听秋冬赴治，以避炎瘴”[7]563。后来又给予岭南官员任满替回、升迁优待等许诺，如大中祥符八年（公元1015年），“始诏三班使臣任广南差遣，替回并免短使，遂以为制”[8]。这些政策使岭南任官变得有了吸引力，据江少虞《宋朝事实类苑》记载：“岭南诸州多瘴毒，岁闰尤甚。近年多选京朝官知州，及吏部选授三班使臣，生还者十无二三，虽幸而免死，亦多中岚气，容色变黑，数岁发作，颇难治疗。旧日郡及州县官，率用土人，摄官莅之，习其水土。后言事者以为轻远任，朝廷重违其言，稍益俸入，加以赐赉，贪冒之徒，多亦愿往，虽丧躯不悔也。”[9]

其二是遗属抚恤政策。岭南气候险恶，缺医少药，任职岭南官员有不少死于任上的。宋代或允许荫补录用其子，或给予钱银补偿，以示优恤。《续资治通鉴长编》载，庆历二年（公元1042年）十月丙午，“诏知广南诸州军代还而道卒者，如在官例，录其一人”[7]1263；熙宁四年（公元1071年）十月甲子，“枢密院言岭南使臣身殁瘴疠者，旧录用其子孙，近制裁赐银而已。请自内殿承制以下，任岭表满岁迁官者，迁官赴任减三年磨勘者，到任一岁迁官，替日先令指射，优便差遣。如此则人情乐行，远方不缺正官。从之”[7]2119；元丰五年（公元1082年）十月庚申又规定：“邕、廉、钦等州，水土恶地，凡得替未出本路，赴任未入，若待阙本路身亡者，副使以上与子孙一名三班差使，崇班以上与借差，殿直以上与殿侍，余支赐如法。”[7]3072

岭南还是流放犯官的处所，《宋稗类钞》载：“绍圣初逐元祐党人，禁中疏出当谪人姓名及广南州郡，以水土之美恶，较量罪之轻重而贬窜焉。”[10]如果岭南官员死于任上，其家属就不免流离失所，时人指出：“中州士人宦峤南，有不幸死，其家多流落不能归。”[11]即使是被流放的罪臣，这也是不人道的，所谓“逐臣死于瘴海，家族不许生还，至有一门二十余丧者。然则虽无刀锯，其实族灭也”[12]。这些遗属们往往仅能依靠有同情心的官员接济，如北宋官员仇公著“在广与潮皆能出力治其同事之丧，厚赙其幼稚，使脱于瘴疠”[13]，另一官员虞太熙曾建议“官积盐，剩利钱几千万，愿请于朝，以赒给流落之家，使复闾里”[11]等。由于这样的情况太多，南宋时陈晔始制定了长远的救济措施，并得到朝廷许可，形成制度。《宋会要辑稿·食货六〇》载，南宋庆元五年（公元 1199 年），宋宁宗准广东提刑陈晔所奏，在广东建“安仁”宅，专门收容死于广东官吏的遗孤。陈晔奏称：“窃见所部十四郡，多是水土恶弱，小官贪于近阙，絜累远来，死于瘴疠者时时有之。孥累贫乏，不能还乡，遂致狼狈。晔撙节财用，起宅子六十间，专养士夫孤遗。又买官民田，及置房廊，拘收钱米，创仓库各一年，凡入宅居止者，计口日给钱。仍以其余，遇有二广事故，官员扶柩出岭，量支路费。欲名其宅曰安仁，仓库曰惠济。”[14] 5865 这一制度得到批准后，不久又推行至广西，如《宋会要辑稿·食货五八》载嘉泰三年（公元 1203 年）宁宗颁南郊赦文说：“二广州县，小官冒瘴而死者，家属扶护旅榇，不能归乡，实可矜悯。除广东已于广州置接济库，椿积钱米，遇有事故，官员实属赴经略司投状，除结仓券外，更支给路费，以济其归……昨来广西经略司申已于静江府新创广恩院，以给士夫家属流落者，可令诸监司常切恪意奉行。”[14] 5833

其三是经济优惠政策。《续资治通鉴长编》载宋太祖平岭南后，开宝八年（公元 975 年）五月辛丑“诏以岭表之俗，疾不呼医，自皇化攸及，始知方药，商人赍生药度岭者勿算”[7]130，即为促进岭南药材流通，免除了该项商业税收。此外，宋代本来实行榷酒制度，《宋史·食货志》载：“诸州城内皆置务酿酒，县、镇、乡、闾或许民酿而定其岁课，若有遗利，所在多请官酤。”[3]4513所有酒类需由政府的官监酒务和买扑坊场或者部分特许酒户经营。但岭南属例外区域之一，《宋会要辑稿·食货》载，开宝四年（公元971年）广南转运使王明奏“广州酒曲元无禁法，军民取便酿卖”，宋太祖“诏依旧不禁”；同年又允许广西邕州“如广州例”[14]5134。岭南开酒禁的原因，是据说饮酒可以抵御瘴气，时人称：“赣州并福建路广南等处，以烟瘴之地，许民间自造服药酒，以御烟瘴，谓之万户酒。”[14]宋代真德秀也说：“酒之有榷，本朝所藉以供经费，其来尚矣。然后行于江浙诸路，而不可行于广南、福建者，盖瘴乡炎峤，疾疠易行，非酒不可以御岚雾，而民贫俗犷，其势不能使之必沽于官，故特弛其禁，以从民俗之变。”[15]

苏轼流贬岭南，最快乐之事就是可以随意饮酒，他也说：“吾谪居海上，法当数饮酒以御瘴，而岭南无酒禁。”[16]593~594苏轼在罗浮酿“罗浮春”与“桂酒”，在海南酿“真一酒”，还作有《东坡酒经》记载岭南酿酒技术方法。广西也无酒禁，令时人得尝佳酿。如周去非记载：“广右无酒禁，公私皆有美酿。”[4]133

（二）宋元对岭南驻军的医药关怀

北宋军队实行更戍法，禁军由京城轮流出戍外地。由于岭南边远，宋代对其驻军有各种特殊照顾。包括将不习惯南方炎瘴气候的北方部队调离南方，部队驻地避瘴而居，边远地方征用当地少数民族驻守，并积极为岭南驻军提供医药等。

《宋史·兵志》载，庆历六年（公元1046年）正月，宋仁宗诏："广南方春瘴疠，戍兵在边者权休善地。其自岭外戍回军士，予休两月。"[3] 4897《宋会要辑稿·兵五》亦载，治平三年（公元1066年）由于大臣反映"自来东兵差往广南烟瘴之地屯驻，多不服彼中水土，十无五六得回营者"，于是宋英宗下诏将剩余部队换回京城等条件好的地方，以后改由南方江淮部队轮戍岭南："桂州等处驻泊虎翼等指挥畸零人，依旧例差人替接外，全指挥兵士欲差在京或府界京东西就粮。禁军江淮教阅忠节对替。仍今后依此轮差。"[14] 6842 熙宁九年（公元1076年）神宗又下诏允许桂林驻军避瘴于湖南："岭外唯广、韶、南雄州常有戍兵千人。桂林以瘴疠，间徙军于全、永。"[3] 4899

为减少内地在岭南的驻军，北宋还注重招收并训练当时民族入伍。如《宋史·张田传》载，神宗熙宁时张田移知桂林，"京师禁兵来戍，不习风土，往往病于瘴疠，田以兵法训峒丁而奏罢戍"[3] 10706。《宋会要辑稿·兵五》也记载，元丰六年（公元1083年）"提点广南西路刑狱彭次云言邕州外镇寨水土恶弱，乞量留兵更戍，其余尽用峒丁，于管下诸州以季月轮差，给禁军钱粮"，朝廷"妨其力农，经久非便"，决定"计戍兵三分以一分用峒丁代之，季轮二千人赴邕州隶习武事"[14] 6844，即允许部分士兵到州城轮休，绍圣元年（公元1094年）又将这一政策扩展到钦州。

在驻守年限方面，宋初规定岭南戍兵由三年一轮减为二年一轮，并规定每年八月至来年二月为部队更戍，避免于三月至七月炎热天气时调动。宋仁宗皇祐五年（公元1053年），因平定侬智高后边境稍靖，于是下诏："广南西路戍兵及二年而未得代者并罢归，其钤辖司所遣土兵岁一代之。”[14] 6841 哲宗元祐元年（公元 1086 年）又决定如果从桂、宜、融、钦、广州轮差“赴邕州极边水土恶弱寨镇监栅及巡防并都同巡检等处”[14] 6845 者，可以一年一替换；如果从其他州轮差则二年一替。崇宁二年（公元 1103 年），宋徽宗又决定广东士兵与广西一样驻守期减为二年：“广南瘴疠之乡，东西虽殊，气候无异。西路戍兵二年一代，而东路独限三年，代不如期，有陨于瘴疠者，朕甚恻然。其东路亦令二年一替，前期半年差人，如违，以违制论。”[3] 4903

对岭南驻军的疾病，宋代积极提供医药预防和治疗，并特支费用。《宋史·蛮夷传》载，庆历六年（公元 1046 年）“夏，仁宗顾谓辅臣曰：官军久戍南方，夏秋之交，瘴疠为虐，其令太医定方和药，遣使给之”[3] 14182。《宋会要辑稿·兵五》亦载当时因“连、贺州兵级屯戍多时，正当炎酷，久在烟岚之地，人多病患”[14] 6841，故为之特支医药费用。宋代朝廷还有“散夏药”之例，即在每年夏天之前，将夏季防暑及防疫药物赐予各路州军。

这些优惠政策，提高了官员和军队来岭南的积极性，保证了岭南地方政府与中央的联系，加快了岭南的开发。

元代，也有类似的情况。“旧制，中州军士镇江南者，踰岭以戍，率二年而代，遭犯瘴疠，十无一还”，时枢密副使张珪认为“是徒寘之死地耳”，于是奏请将北方士兵“屯置近边”，“其岭表要害因其土人以戍；不幸前死者，官给槥，传还其家”[17]。

二、明清岭南的任官政策与流放制度

“瘴气”在明清时代仍然有较多报道。有学者综合各种文献研究了明清时期瘴病的分布情况，指出明清时期，瘴病流行的严重区为云南与广西，瘴病流行区为贵州与广东，局部及零星分布地则为湖广及四川等地[18]。

明代，将各地划分不同的等级，以便任官和考核。如洪武十四年（公元1381年）规定按照各州县负担的赋税数量来确定“繁”或“简”；隆庆元年（公元1567年）又将天下府州县按照大小、繁简、冲僻、难易4项标准划分上、中、下3个等级。而据明代学者章潢《图书编》记载，是否“有瘴”，当时也是一种选官考虑因素。

表4 《图书编》所载广东（含海南）、广西有瘴地区

省	府州（瘴情）	有瘴之县	无瘴之县＊
广东	广州府（无瘴）	连州、龙门、阳山	顺德、增城、香山、清远、新宁、新会
	韶州府(无瘴)	乐昌	英德
	南雄府(有瘴)	保昌、始兴	
	惠州府(无瘴)	海丰、龙川,河源(多瘴)	长乐、兴宁
	潮州府（无瘴）	程乡、饶平	
	肇庆府（无瘴）	阳春、封开、德庆州，泷水（少瘴）	德庆、新兴、高明
	高州府（有瘴）	茂名、电白、信宜、化州、吴州、石城	
	廉州府（有瘴）	合浦	钦州
	雷州府（无瘴）	遂溪、徐闻	
	琼州府（无瘴）		感恩

续表

省	府州（瘴情）	有瘴之县	无瘴之县 *
	桂林府	永福	临桂、灵川
	柳州府	洛容、罗城	
	庆远府	天河、思恩、新城、南舟州、荔波、东兰州	
	平乐府	平乐多瘴，恭城、富川瘴少，荔浦、修仁、永安州瘴重	
广西	梧州府（瘴轻）	郁林瘴轻，博白瘴少，容县、岑溪、怀集、陆川	
	浔州府（瘴少）	贵县瘴少	
	南宁府	武缘	
	太平府	崇善县	
	田州府		
	思明府		
	镇安府（有瘴）		

* 府内还有其他县未注明瘴情

《图书编》所载的瘴情，只是当时衡量官缺优劣的一个指标，可能局部地反映了州县衙门所在地的情况，并不能完全代表当地的瘴情。如载海南琼州府“无瘴”，就不能认为明代海南岛已无瘴病，《续文献通考》卷二百四十六记载，明永乐年间海南黎族居住区一带仍然是“山水峻恶，风气亦异，罹其瘴毒，鲜能全活”[19] 4814。

有瘴地区，是令北方人恐惧的去处。如广西太平府，明人称："及往太平，官则高矣美矣，而其地在蛮乡瘴土，山水险恶，气候不时。南士习居犹可，北方往者，十往九不得还。"[20]对此明朝也采取了相应措施。如徐溥撰、李东阳重修本《明会典》载，洪武十二年（公元1380年）规定："两广所属地有瘴疠者，有司俱以三年升调。虽系两广而无瘴疠者，仍以九年为满。"[21]申时行重修本《大明会典》卷五载，正德六年（公元1511年）规定："广西除方面知府外，其余大小职事，许本省别府州县人员相兼选用。"[22]岭南少数民族地区多由当地土司管理，定期由政府官员前往巡视和处理一些纠纷，然而巡视官员也难免瘴疠之害。据《续文献通考》卷二百四十五载，宣德六年（公元1431年）广西都督山云奏称："广西左右两江设土官衙门，大小四十九处。蛮性无常，雠杀不绝。朝廷每命臣同巡按御史三司官理断。缘诸处皆瘴乡，兼有蛊毒，三年之间，遣官往彼，死者凡十七人。事竟不完。"为此朝廷只得准许除军务重事外，"命广西土官衙门词讼，就所近卫理之。"[19] 4799

明代又规定岭南的驻军从邻近省份选派，但也无法从根本上解决问题。章潢《图书编》卷四十九载广西由"湖广每年轮班官军，彼处都司卫所多将软弱老幼不堪者补凑前来，徒有虚数，不得实用"[23]。明中期郭唯贤曾奏罢广西戍兵，《明史·郭唯贤传》载其奏文说："长沙、宝庆、衡州三卫军戍武冈，而永州、宁远诸卫远戍广西，瘴疠死无数。请分番迭戍武冈，罢其戍广西者。"[24]得到准许。

清代，有瘴之地同样被视为"苦缺"。时人载："各省苦缺，莫苦于广西思恩府，且引以危事。其地瘴疠极恶，至其地者，九死一生。太守莅任拜印后，书吏请拜一室，室内牌位林立，皆在此病故之前守，此可令人心恶。仰首而观阁，上有长木板，皆庋置前故幕宾之箱笼，书曰‘某县某人’，是死于此而旅榇不返者，见之更觉心恶，焉能不病？予仕京廿余年，知死于其地者不下三四人，因之记名候简之京官，日夜祷祝，勿放此缺。以后偶有得此缺乾，多告归不再仕。此人不往，则再请简，枢密大臣尝笑曰：‘既皆不愿往，何必请简？’予怪大臣等奚不奏明其地情形，改为外补之缺，以久仕粤西、习惯水土之人任之，何必置京官于烟瘴之地哉！”[25]

这种议论很快体现了清朝的政策中。《清实录·高宗实录》记载了一系列有关政策讨论的情况。如卷六十七乾隆四年（公元1738年）四月己酉载，当时乾隆要求大臣讨论如何解决广西任职官员的问题：“据广东督抚鄂弥达、王谟奏称，崖州牧王锡、感恩令李寿阜，俱于到任后数月染瘴身故，家口枢榇，贫难归籍，请定四省边瘴病故官员回籍拯恤之例。此等人员，奉职边远，不幸因瘴殒生，深可悯恻，自应酌量加恩，但朕意与其加恩拯恤二身后，何如设法保全于生前。向例瘴地各缺，原系拣选熟习水土之员调补，则补调人员，必其籍与两粤道路相近，水土始为相宜，未可漫无区别，概行调往也。将来作何定例拯恤，并变通之处，着大学士会同该部，详悉定拟具奏。寻议：粤西烟瘴各缺，水土最为恶毒，别省人员，不甚服习，易染瘴疠。唯广东、福建、湖南、云贵等省，其饮食起居，大概相类，请于广东等省人员内，拣发委署，以备将来调补之用。其现任各员，有身染瘴疠告病者，旧例在省调理，不准回籍。病痊日，赴部引见，坐补原缺，恐辗转染病，亦属可悯。请嗣后准其回籍调理，病痊，由原籍给咨赴部引见，请旨补用。至于染瘴身故，家口枢榇、贫难归籍……今两粤边瘴，尤非内地可比，自应酌动公项，量加拯恤。”[26]第10册86 后来决定从此改由南方瘴区人前往广西任职，以减少不适应环境而患瘴的机会。

其他对岭南瘴地的优恤措施也不断出台。如《高宗实录》卷二百六十八乾隆十一年（公元1746年）五月壬寅载：“广东巡抚准泰奏……琼属崖州、感恩、陵水、昌化四州县，水土恶劣，瘴疠最甚，应令于每年冬月，道府挨年轮巡一次。”[26]第12册454

《高宗实录》卷四百五十五乾隆十九年（公元1754年）正月壬申载：“谕：广东琼州府属儋州、万州地近烟瘴，水土恶劣。该处武员，已定有五年俸满升转之例，而文员未经议及。所有该二州知州及教杂等官，着加恩一体准其五年报满候升，以示体恤。”[26]第14册928

《高宗实录》卷五百一十乾隆二十一年（公元1756年）四月辛亥，诏令廉州府属之钦州，与合浦、灵山等地官员，“均照儋、万二州例，以烟瘴要缺注册。五年俸满，回内地分别提升。嗣后除学正、训导，例用本省人员调补。其余正杂缺出，先尽福建等五省人员，无庸计俸拣选调补。如无五省人员，即于内地遴选熟悉风土之员调任。”[26]第15册449-450

《高宗实录》卷七百八十四乾隆三十二年（公元1767年）五月乙亥载，由于刑律还规定：“极边充军者发四千里，烟瘴充军亦四千里，如无烟瘴地方，以极边为烟瘴。”当时刑部认为如果广东、广西、云南、贵州这四个烟瘴之地的犯人充军四千里，岂不是到了江南、山西等地，反而便宜了，于是提出：“烟瘴充军，原系去死一间之犯……请嗣后凡系烟瘴人犯，无论四千里内外，总于有烟瘴省份安置。”[26]第18册646-647 被发配烟瘴之地充军是仅次于被处死的重刑，可见其危害之大。

第二节　岭南的医学进步与社会发展

岭南医学发展的动力之一，来自于开发岭南的迫切需求。唐宋以来，政府、社会以及民间有志之士，都曾从各个方面进行过大力推动。它的发展轨迹，是与岭南社会发展同步的。

一、历朝政府的普及与发展医学举措

古代有以医为仁政的传统，医学也是启发民智、移风易俗的教化之一。尽管中国古代医政有其局限性，主要是为上层精英服务，但作为一种推动力，对岭南地区整体的医疗事业发展仍然起到了重要的作用。

(一) 医药推广与医政发展

中国封建王朝的地方医政建设，始自唐代。唐代朝廷设立了专门的医学管理和教育机构——太医署，同时要求全国各道所属州府成立医学教育机构。《新唐书·百官志》载："开元元年，诸州置（医学）助教……僻州少医药者如故。二十七年，复置医学生，掌州境巡疗……三都、都督府、上州、中州各有助教一人，三都学生二十人，上州二十人，中、下州十人。"[27]岭南属于偏僻地区，人才匮乏，当时未必能落实这些措施。

宋代，更加注重医学的普及，对偏远地区（如岭南）又特别地关注。如宋太宗继位后命翰林医官编成了大型方书《太平圣惠方》，颁赐各州府。当时还有专门针对岭南的赐书，

《续资治通鉴长编》载宋真宗天禧二年（公元1018年）五月丁未，“内出郑景岫《四时摄生论》、陈尧叟所集方一卷示辅臣，上作序，命刊板模印，付阁门，赐授任广南臣僚，仍分给诸道州军”[7]817。景德时，又再赐《圣惠方》于岭南，当地任职官员还有专门的医药费，《独醒杂志》载：“广南风土不佳，人多死于瘴疠……景德中，邵晔出为西帅，兼领漕事，始请于朝，愿赐《圣惠方》与药材之费，以幸一路。真宗皆从其请，岁给钱五百缗。今每岁夏至前，漕臣制药以赐一路之官吏，盖自晔始。”[28]《宋史·仁宗本纪》载宋仁宗也曾“以广南兵民苦瘴毒，为置医药”[3]201。

医政方面，宋徽宗时在全国各地州县设立地方医学教育机构“医学”，当时宋代广州有过“医助教”官员[29]；南宋时医学机构普及到岭南边远州县，《宋史·孝宗纪》载孝宗乾道七年（公元1171年）二月，“初置广南烟瘴诸州医官”[3]672。元代，医学管理实行医户制度，教育方面不设中央医学教育机构，但特别注重发展地方医学教育，要求各地普遍建立“医学”训练地方医生，并设医学教授、教谕等官员掌管。当时岭南见于记载的就有潮州的“医学教授”[30]和增城的“医学教谕”[31]等，说明医学教育得到了确实的发展。

明清两代，全国的地方医学建制进一步完善。如明太祖洪武十七年（公元1384年）诏全国各府县设立医学，清代的地方“医学”分府、州、县三级设立。从这一时期的岭南地方志可以见到，当时岭南各州县普遍设立了医官官署，有医官职掌。只不过封建时代的地方医官，其实发挥不了多大作用。医学官署往往时间一长就逐渐废弃，医官也是时有时无。但从以上不同时代的演变来看，岭南的医学普及程度总体上在不断提高，人才也逐渐增多。

（二）辟巫俗与兴医药

巫医和神鬼，往往是发展医学的阻力，即使在封建时代也被认为是淫祠和迷信，与官方思想不相符合。历代封建政府和岭南官员实施过不少辟除巫俗，发展医药的措施。

唐代柳宗元来到柳州，为了改变当地迷信巫祝的习俗，他儒佛并用，既修建文宣王庙，又修复焚毁已久的大云佛寺，他在《柳州复大云寺记》中写道："立东西序，祟佛庙，为学者居。会其徒而委之食。使击磬鼓钟，以严其道而传其言。而人始复去鬼息杀，而务趣于仁爱。病且忧，其有告焉而顺之，庶乎教夷之宜也。"[32] 232~233 试图通过提倡宗教信仰来改变当地人鸡卜、宰牲的陋俗。

《宋史·范旻传》载，北宋初年范旻任邕州知州，"俗尚淫祀，轻医药，重鬼神。旻下令禁之，且割俸市药以给病者，愈者千计。复以方书刻石置厅壁，民感化之"[3] 8796~8797。北宋名臣陈尧叟任广南西路转运使时，也曾收集验方，刻于驿站石上供人选用，《宋史·陈尧叟传》载："岭南风俗，病者祷神不服药。尧叟有《集验方》，刻石桂州驿。"[3] 9584《宋会要辑稿·礼》载北宋仁宗天圣元年，当州地方官员夏竦因巫俗害人，"民之有病则门施符篆，禁绝往还，斥远至亲，屏去便物。家人营药则曰神不许服，病者欲饮则云神未听餐，率令疫人死于饥渴。洎至亡者服用人言，余祟所忌，人不敢留，规以自入，幸而获免，家之所资，假神而言，无求不可"，于是采取措施进行革绝，令当州师巫一千九百余户，"勒令改业归农，及攻习针灸方脉"，并上奏朝廷，希望将此措施推广到岭南等地说："宜令江南东西、荆湖南北、广南东西、两浙福建路转运司遍行指挥辖下州府军监县镇，今后师巫以邪神为名，屏去病人衣食汤药，断绝亲识看承，若情涉于陷害及意望于病苦者，并同谋之人引用咒诅律条，比类断遣。”[14]772另外《建炎以来系年要录》卷一百五十九载，南宋高宗绍兴十九年（公元1149年），“右朝奉郎朱同知南雄州，代还，言岭南无医，凡有疾病，但求巫祝鬼，束手待毙，望取古今名方治瘴气者，集为一书，颁下本路。从之。”[33]

明代，岭南巫风仍盛。弘治二年（公元1489年），顺德知县吴廷举采取了禁绝措施，“四十堡淫祀悉毁之，其材以修堡内豪坛，有余输县营缮，像投水火”[34]。为巩固成果，又与乡民立约，敦正风俗。正德年间，明代广东提学魏校也进行过一次较大规模的打击迷信的举动，黄佐《泰泉乡礼·乡校》引有其“喻俗文”，文中批评巫师等“妖言怪术，蛊毒采生，兴鬼道以乱皇风，夺民心以妨正教”，提醒人们说：“且如师巫之家，亦有灾祸病死。既是敬奉鬼神，何以不能救护？”[35]《粤大记》卷六魏校传载其“大毁寺观淫祠，或改公署及书院，余尽建社学……僧尼亦多还俗，巫觋不复祠鬼；男子皆编为渡夫，风俗为之丕变。其崇正辟邪之功，前此未有也”[36]。

清代蓝鼎元署潮州时，积极打击巫人，《鹿洲初集·行状》载其擒巫女之事说：“妖女林妙贵者，自号后天教主，其奸夫胡阿秋，号仙公，建淫祠于邑之北关，书符呪水，为人治病求嗣……遣吏卒捕之，皆言妙贵有阴兵，恐摄已为害。府君亲诣擒之。”[37]

辟除巫俗与发展医学是相辅相成的。宋代章杰曾指出：“俚俗有病，必召巫觋而祭鬼神，士大夫咸笑其信巫不信医。仆尝思之，此息可悯恻，而不可以笑也。夫民虽至愚，然孰不能趋利避害？况性命所系，晓然易见。若医者能愈人疾，彼何为不用？盖岭外良医甚鲜……彼既亲戚有疾，无所控告，则不免投诚于鬼，因此而习以成风者也。”[38] 60~61 除巫兴医有利于百姓健康，医学的普及则是纠除巫风的重要条件。

二、入岭士人的集方与兴医

由于岭南医药落后，不能提供必要的保护，历代仕宦岭南的官员，不得不自己钻研医药以自保。这种情况还导致了医学史的一个新现象，就是从唐代开始涌现出“岭南方”一类著作。历代针对岭南或在岭南编修的方书中有不少成为有影响的著名方书。

(一) 唐宋时期的南行集方

南宋史学家郑樵在著作《通志》中，将医书细分为26类，其中首次出现了“岭南方”这一类别。这是隋唐时，医家专为那些不得不南下的官员、客商所准备的自救医书。书名多以“岭南”或“南行”为标题，以至成为一个独特的类别。据记载，隋唐五代时期的这类有岭南背景的医方著作有李继杲《南行方》三卷，李暄《岭南脚气方论》一卷又方一卷、《发背论》二卷，郑景岫《南中四时摄生论》一卷，杨炎《南行方》，王方庆《岭南急要方》，柳宗元《柳州救死三方》，韦宙《集验独行方》，不著撰人姓名的有《岭南备急要方》三卷，《南海药谱》一卷等。

宋代岭南官员集方刻方的情况也很多见。如北宋官员吕渭，在徽宗宣和期间任提举广南西路常平章事，曾在广西桂林市南溪山刻仙岩以摩崖石刻向当地推广避瘴药方，至今尚存。曾任广南东路转运使的朗简和广南西路转运使的陈尧叟都编有《集验方》，其中陈氏的《集验方》还被朝廷刊板赐给广南官员。苏轼的《良方》（后与沈括《良方》合成《苏沈良方》）有不少岭南医药内容。南宋时任官广东的陈晔也著有《家藏经验方》，原书已佚，现有冯汉镛先生辑复本[39] 219。这一时期最重要的当然要数《岭南卫生方》所收录的几篇瘴病专论，即张致远《瘴疟论》（一作《瘴论》）、王棐《瘴疟论》、章杰《岭表十说》和汪南容《治冷热瘴疟脉证方论》等。此外还有失传的赵铸《瘴疟备急方》、董常《南来保生回车论》、佚名《治岭南众疾经效方》、佚名《广南摄生方》等。这类医书在岭南也曾被广为刊刻，据《潮州三阳志辑稿·书籍》载，郡刊书其中有药方五种，包括"《瘴论》三十板，《备急方》三十板，《易简方》九十板，《治未病方》四十板，《痈疽秘方》四十板"[40]。

（二）明清官员的辑方与兴医

明清时期，岭南文化渐兴，医书流通，集方自医已不是仕宦所必需。不过由于岭南医学水平仍较中原落后，岭南官员仍将推广医学作为政务之一，进一步推动岭南医药的发展。

1. 著书与辑方

入岭官员中有不少兼通医学者，他们经常根据岭南的实际情况，亲自集方或著书，或针对当地疾病论治，或旨在为当地医界正误，留下了一系列有影响的著作。

明代，有广东佥事赵继宗著《儒医精要》，"凡遇官僚军民等有患诸证，俱继宗处方用药，并无失误"[41] 2496；广东布政司王纶著《明医杂著》、《医论问答》和《本草集要》等，《明医杂著》中还有"治岭南诸病"专篇；广东按察司沈宏著《医筌》；出守广西兴安的张继科医术高超，"两粤十有四稔，一时相知，持脉索方，日不暇给"[42]，著作《三合集》以专篇"岚瘴解"讨论岭南疾病。

清代，梁文科在贵州著有《集验良方》，后来他出任广东按察使时带到广东，由于两地情况相近，此书在岭南也产生了很大影响；刘晓著《济人宝笈》，其自序说：“予往岁浪游滇黔，服官楚粤……盖予足迹虽遍天下，然驱驰于戎马之场者，则在蛮烟瘴雨之乡为多。其地当兵燹频经，疫疠传染，其俗獠傜杂处，信巫不信医，唯以杀牲祀鬼为事，有立视病者之死而不知疗治者。予心窃悯焉。乃绝俗遐荒，良医莫遘，因集从前游历中所访询诸验方而付之梓，不特藉以拯蛮俗之疾痛，抑以备军中之不虞也。迨后裁缺右江，跋涉赴都，其镂板即留置粤西，或不至于泯灭，亦可以少逭信巫祀鬼之风耳。”[41] 2877 其他还有如名医江涵暾曾“服官东粤”，因当地医家“理法未清”，于是著《笔花医镜》，“俾人人得有简要之方”[43]；章楠在广州著《医门棒喝》，棒喝当时诸医理论“纯驳不一”[44]等。这些都在一定程度上推动了岭南医学的发展。

2. 刊刻推广医书

除了知医官员亲著医书外，更为常见的是普通岭南官员刊刻和推广效验医方。如明正德二年（公元 1507 年）监察御史卢翊来到广西，发现疾患严重，于是刊刻《丹溪心法》广为散发，书前作序说：“正德二年丁卯秋，予奉命出按是邦，凡四疏缺官于朝，类其故者十常过半。爰考诸戍亡者，倍焉。心大愍之，徐求其故，谓尽归诸山川之气偏而疠焉。非然也，要亦殊方僻域，为之医药以济其夭札者顾或有缺焉耳。因检旧录《丹溪心法》，遍求西安刻本，订正亥豕，节所羡廪，市板饷工，易书重刻，俾藏之臬司，檄诸郡邑、卫所、哨堡、百司，暨军民士兵弗限焉，悉与其印给以传，庶乎深山穷谷家阅正诸家百方之缪，取舍有据，增减有法……持是而讲求之，而剂药之，元气克固，客邪莫干，挽其偏而反之全，融其疠而纳之和，引其阏而归之寿，虽不求免于瘴，瘴固无能为也。”[41] 2509~2510 湖广布政司参政冯时可，因岭南疾病严重，且“粤无良医”，于是将家传医方增删整理成《众妙仙方》刊行，其序言说：“是年，两粤间沴大发，懒溷腐蚀之气中人肤也，往往致湿造热，令人内若结辖，而外若被酲。先后毙者，几以泽量，椙椟积如基矣。……民不幸为二竖所虐，六贼所侵，不以其身委于茫寐不可测之神，则以其身试于庸下不可托之医，其能成三折而起一匕者几何哉？不佞往以童子侍先廷尉，得案上一帙，尝操以自卫……念粤无良医，不敢秘也，谋付诸剞氏广其传，命曰《众妙仙方》。”[41] 2612

名著《岭南卫生方》的刊刻也曾先后得到两位广东布政司官员的推动。正德八年（1513 年）罗荣认为南北地异，“调摄之剂，安得而尽同哉？”得到此书后，与“藩臬群僚见者忻忻，遂梓以传”；万历四年邹善指出“业医者苟不察粤地山川窍发之异，有以夺阴阳运历之变，而徒治以中州常法，鲜有不失者”，于是亲手校订《岭南卫生方》，又与同事一起“慨然捐俸，共梓以广其传”[38] 8~12。

清代梁文科的《集验良方》后来也被多位岭南官员刊印传播。如韩衍楷记载：“康熙庚子，擢守粤东之肇庆郡，得臬宪梁公《集验良方》三函，未几，公奉内擢，携板于都。先君念是书所载悉屡试屡效，恐其传之不广，捐奉重付剞劂，因出夙昔所录，取其经验者，并附于篇。余后服官之粤，为石龙牧，犹见是书传播广州，称述者不置。”[41] 3062~3063 稍后雍正初年的广东巡抚年希尧又增辑刊行此书，并作序说：“癸卯春，宦游五岭，土地卑湿，山川郁蒸，居斯土者往往以疾疢是虑……甲辰长夏，检集丛残，得旧录方书一本……因合梁君之书并而梓之。”年希尧还出资刻印陈士铎的《辨证录》，以帮助广东医生提高水平，称赞该书“为仁人济世寿物之至宝，即为捐俸授梓印本普行。愿吾粤之医家熟读精思，悟其今之所是”[45]。此外还有道光时两广总督刊行《信验方》，序称：“去年奉命巡抚粤东，粤故濒海地也，山岚之瘴疠，暑湿之蕴隆，往往中人，多所疾苦。况夫山陬海澨，穷乡僻壤，无力延医，因而夭札者，深可悯焉，爰检是编，详加校订，梓而行之……”[41] 3169

这些官员将刻书和兴医作为岭南政务之一来实行，产生的影响是相当大的。

三、岭南医学的发展轨迹

在多种力量的推动下，岭南医药与岭南文明同步发展，形成一条不断上升的曲线。我们将广东历代的进士人数、书院数目与广东医家、医著的数目按时代绘成图表，可以看出它们都有着相似的上升轨迹。

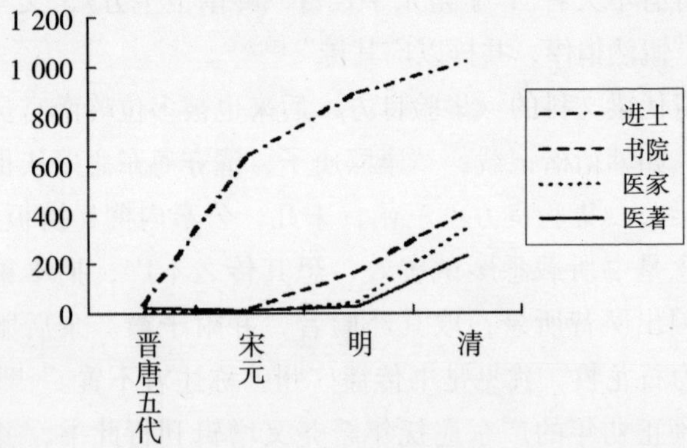

图 1　广东历代的进士人数、书院数目与医家、医著数目

注：进士人数据阮元《广东通志·选举表》及沈登苗·明清全国进士与人才时空分布及其相互关系［《中国文化研究》1999（4）］；书院数目据刘伯骥《广东书院制度》（台北:国立编译馆中华丛书编审委员会.1978）；医家人数据吴粤昌《岭南医征略》（广州市卫生局，1984）；医著数目参考刘小斌《广东中医育英才》（广东省卫生厅，1988）

从图1中可以看出，岭南医学不断发展，到明清逐渐普及和兴盛。具体的发展步伐，可以从岭南的医药状况、医学人才以及医学传播三个方面略作说明。

（一）岭南医药的演进

唐宋时期，岭南多数地区缺医少药。如唐代李德裕说崖州“药物陈亵，又无医人”；宋代苏轼《药诵》说岭南“地无医药，有亦不效”[16] 1985，在海南《与程秀才（天侔）》中记“此间食无肉，病无药，居无室，出无友，冬无炭，夏无寒泉”[16] 1628；王棐也说当时“过桂林以南无医药”[38] 14。经过一定时期的普及，其后岭南医药情况有所改观，但仍然缺少“良医”。如章杰说：“盖岭外良医甚鲜，凡号为医术者，率皆浅陋，又郡县荒僻，尤乏药材，会府大邦，间有医药，且非高价不售……近岁北医渐至，长吏父老，倘能使之转相传习，不亦善哉。”[38] 60-61

到了明清时期，人们抱怨的焦点在于岭南医生的素质与水平。如明代冯时可说：“粤俗争尚鬼，病则倾橐事禬禳，不急医，即医亦多耳学臆断，不程方。无论《内经》、《灵枢》、《玉函金匮》与桐君所录、雷公怕记莫之探，即近代刘朱数家所铨综者，亦漫不识为何物。”[41] 2612 清初年希尧为《辨证录》作序时说：“粤东之医，其能记诵《汤头》，耳熟《脉诀》者，十无一二，甚而不解《内经》为何文，《条辨》

为何意。略知药性，拘守陈方，究之胸中不通，指下不明，是以投之剂而多死……余抚粤未及三载，而闻医之杀人者不可数计，殊悯粤人之甘心送命于庸医而不自知也。”[45]即使到道光年间，江涵暾评价广东医生仍认为“习见此邦医士，如文家相题布局，理法未清，其何以司活人之柄耶？”[43]

(二) 岭南医家的成长

虽然到清代岭南医家的水平还遭到上述批评，但主要是指一般市井医生。良莠不齐是古代医学界通病，事实上岭南医家的整体素质不断在提升。

从宋代起，岭南就有全国一流水平的医家。例如宋代的陈昭遇（南海人），曾任翰林医官，参与编修《太平圣惠方》、《开宝本草》；刘昉（潮州人）为宋代进士，为龙图阁学士，编写儿科名著《幼幼新书》。明代丘浚，琼州人，于明景泰五年（公元 1454 年）中进士，历官掌詹尚书、文渊阁大学士，他究心医学，著有《本草格式》、《重刊明堂经络前图》、《重刊明堂经络后图》和《群书抄方》等；盛端明（潮州人）为弘治壬戌（公元 1502 年）进士，官至礼部尚书，著成《程斋医抄》等。

以上医家在医学史上均有一定地位。明以前岭南医疗有全国影响者亦不过这寥寥数人，而且，他们的医学著作大多以集方集论为主，真正有个人见地的不多，他们对岭南的影响甚至不如王棐、释继洪等北方医家。

岭南医学在本土的真正崛起是在清代。这与清代的岭南学术环境有关。清前期著名学者惠士奇督学广东，大力提倡经学，培养了一批岭南名士，其中就有著名的医学家何梦瑶，时位列“惠门八子”之一。何梦瑶（号西池）著作《医碥》立足于岭南，力僻滥用温补之弊，影响及于全国，时人称“然则西池之医、之著，于天下也所系固不少矣”[46]，晚清温病大家王士雄在《医砭》中多有赞赏和引用何梦瑶的观点。此时还有如何克谏、郭元峰等人，其著作都具有丰富的原创性。

道光年间阮元督学广东，在粤9年，又使广东学术兴盛一时。而晚清的岭南医学也进入了勃发时期，医家医著大幅度增多，影响力不断增强。例如在应对鼠疫的流行中，岭南医家吴宣崇、罗汝兰和梁达樵等，创造了卓有成效的治法。罗汝兰吸收吴宣崇经验著成的《鼠疫汇编》，成为有关中医治疗鼠疫著作的祖本，衍生出《鼠疫约编》、《鼠疫抉微》等系列专著；梁达樵的《辨证求真》，被认为是“专治鼠疫之无上宝筏”[47]，其“辟秽驱毒饮”受到民国众多名医如吴锡璜、张锡纯、何廉臣等人的推崇。

清末至民国，广州医业已经很兴盛，在西关就形成了两条“中医街”，一条在十三行西侧的冼基，一条在手工业较多、人口密集的西关洞神坊。之所以称为“中医街”，是因为此处医馆众多。广州商业一向有成行成市的特点，商家集中一处反而产生规模效应。医馆集中其实对医生而言也是一种考验，疗效出众方可立足，所以当时中医的临床水平是较高的。据民国二十一年（公元1932年）《广州指南》记载，在上西关洞神坊设医馆的有陈任枚、高健求、傅星垣、古绍尧、谢国藩等13家，一些诊务较忙的中医如傅星垣、古绍尧等乘坐轿子或人拉车出诊，号称“大轿先生”或“叮当先生”（指人拉车的铃声）。抗战后，此处中医先后迁至龙津路行医，有甘伊周、陈若孔、高健伯、杜明昭、古绍尧、宋展岐、谢泽霖、陈任枚、梁瀚芬等人，形成新的中医街。在冼基“中医街”设医馆的中医，早期有谢培初、刘赤选、罗子怡、刘则周、佘藻芬等20余家。抗战期间，冼基大部分中医逃难外迁，至广州光复后，原在冼基设医馆的中医逐渐迁往抗日路（后改和平路）开业，有庄省躬、吴灼燊、李家裕等30家。

(三) 岭南医药的海外传播

近代大批广东侨民出洋谋生。据统计，海外华侨的祖籍地，广东籍占54%，福建籍占25%，海南籍占6%，其他省区（包括广西、台湾、云南等）共占15%，可见属岭南籍者过半[48]。海外侨民对中华文化始终保持着认同感，对传统医药的信赖也移植到了海外华人社区。岭南侨民向海外带去了岭南医学的内容。

由于血缘和地理位置的联系，东南亚成为岭南医学的主要辐射区。中医药随华侨的足迹走进南洋。很多华侨同乡会馆都会组织医药机构服务于侨民。以新加坡、马来西亚两地为例，19世纪末广东地缘性的华侨会馆有60家之多[49]。马来西亚的广东大埔人团体“荣阳公司”于清光绪四年（公元1878年）附设有“回春馆”，作为同乡患病留医所，聘请一名中医师主理，先后历时32年之久。广东南海人何渔古(公元？~1914年）是马来西亚知名报人，又兼通医学，设有医馆“知一斋”行医。另外泰国的广州肇庆同乡组织于1903年兴办了广肇医局，后来发展成广肇医院，是该国很有影响的中医机构。越南也有广肇医院，并从广东聘请中医主持。

岭南医家也经常往还于南洋各地行医。如清末广东名医梁达樵曾受聘南洋，为当时暹罗（今泰国）、文莱（今属印度尼西亚）、苏禄（今属菲律宾）等国国王治病。名医陈珍阁曾赴新加坡医院学习西医，然后与家传中医结合，著成《医纲总枢》，成为清末有影响的汇通医家。清末广东大埔人林天佑的《秋疟指南》，流传至南洋，后由大埔人何光（字约明）寄回国内方得出版；而何光本人也是出身世医，“先代有游惠阳者，有游闽峤者”[50]，他本人则在南洋槟榔屿设杏和堂医寓行医。嘉应（今属广东梅县）医家梁希曾，“久以医术名中外，初则驻上海，驻香港，继则游历南洋十余岛”[51]，并著有《疬科全书》。另外，南洋的医疗机构与国内多有密切的合作，促进了医生的流动。如越南广肇医院与广州方便医院就有固定的合作关系，光绪三十三年（公元 1907 年）方便医院派中医邓畅怀、熊干廷往越南治疗疫症，疗效显著，“自有方便特派医生之后，西贡始准唐医生医时症”[52]。近代广州名医梁具天、李藻云等都曾由方便医院代为考选，聘往该院执业。这些反映出东南亚与广东两地间中医界的紧密联系。

在美洲，美国华侨中业中医者不少，梁启超在 1903 年撰《新大陆游记》，记载说：“医生亦争利权之一法门也。西人有喜用华医者，故业此常是以致富。有所谓王老吉凉茶者，在广东每帖铜钱二文，售诸西人，或五元十元美金不等云，他可类推。”[53]176 “华医在美洲起家至十余万以上者，前后殆百数十人，现诸大市殆无不有著名之华医二三焉……所用皆中国草药，以值百数十钱之药品，售价到一金或十金不等，而其门如市，应接不暇。”[53]72 有名可查的，如广东顺德人黎普泰以在旧金山开设中医馆，日诊近百人，成为殷富；广东台山人伍泰来“自制风湿、金疮膏药两种，罂行全美五十余年，侨胞称道至今弗衰”[54]；同样为台山人的伍于念，在俄勒冈州的约翰德市行医，在 1918~1919 年间的全球性流感流行时，伍于念用中医救治了许多病人，一时有“神医”之称，1952 年去世时俄勒冈州及约翰德市曾降州旗和市旗以示悼念，伍于念生前作为住宅、诊所使用的“金华城”楼，现已辟为专门纪念华人对俄勒冈州东部所作贡献的展览馆。在西雅图的台山人许昌雅，开设药材行出售中国凉茶，声名大振[55] 251~252；还有开平人谢圣泮，在美国芝加哥设致和堂药材店致富，一度成为美国在中药总批发店[56]。在古巴，台山县的陈黄阳，1858年赴古巴，在哈瓦那行医，用中医药为华侨及当地人治病，成为名震古巴的中国医生；又有新会县的李锦泉，原在澳门行医多年，1873年被拐骗卖到古巴，也在哈瓦那行医[55] 103。这些中医医生和中药商人的成功，从侧面反映了美洲华侨对中医药的旺盛需求。

海外其他地区也有岭南医生的足迹。在日本，广东潮州人何钦吉于1646年东渡日本，定居于宫崎县都城市，以医为生，并成为诸侯北乡久直遗孀春岑的侍医，他编写不少有关医著，被誉为都城地方的“医学鼻祖”，其墓地今仍在，被定为宫崎县的史迹[57]。1887年有粤商在大阪开设“大阪清国病院卫济堂”，神户也有“神户中华卫生避病院”等。

在澳洲，梁启超说：“余前在澳洲，见有所谓安利医生者，本不识字，以挑菜为生，贫不能自存。年三十余，始以医诳西人，后竟致富三百余万。”[53] 72 刘伯骥指出此“安利医生”即广东新会人岑祥、岑元昆仲[58]。又有新会人阮生福，先后在巴拉雷特和墨尔本开中医诊所，深受欢迎[55] 133。

从缺医少药的蛮荒之地，到近代成为中医药海外传播的先行军，岭南医学的发展与岭南文化一样，后起而勃发。同时，医学与社会的发展又是互为影响的，医药学的普及既为先进文明传入岭南清除了障碍，岭南经济文化的发展又促进了岭南医学的提高。现代岭南厚实的中医药群众基础，是在与环境的长期适应中逐渐形成的，在理论上进一步总结和提高岭南医学的临床经验是有现实意义的任务。

第三节　岭南医学文化的传播与推动

岭南是疾病多发地区，对医药知识有着重大的需求。然而由于岭南接受中原文明是一个渐进的过程，在经历多次人口迁徙、经济开发之后才逐渐在明清时期逐渐赶上华夏文化发展的步伐，岭南医药学也是在此之后才得到充分发展的。在岭南医学发展的进程中，除了医药学家的努力外，有许多外部因素的影响不容忽视。其中包括各类入粤人士的推动。由于各种原因来到岭南的僧道或文人，他们或积极传播医药，或总结适应环境的体会，通过不同途径为岭南医学作出了贡献。

一、道教、佛教与医药传播

吴粤昌先生根据以地方志为主的各种文献辑成《岭南医征略》，共收岭南医家 503 人，其中晋代 4 人，唐代 6 人，南汉 1 人，五代 1 人，宋代 9 人，明代 44 人，清代 345 人，民初 90 人。书中所收医家起自晋代，但吴粤昌先生指出："不能据此认为至晋代以后，岭南始有医家。"[59]只是由于资料阙如，无从征引。其实，在岭南文明发展初期虽然缺少职业医家的资料，但应注意当时的宗教人士多兼有行医之职能。不过历来方志均将他们列于"方外"或"仙释"类，而不入记载医家的"方伎"类，因此其医药事迹多隐于仙释身份之后。从医药文化史的角度来看，这些方士、道士或僧人的行状，亦可以从侧面反映出岭南医学发展的历程。

（一）道家、道教与早期岭南医药文化

《汉书·艺文志·方技略》记载方技有四种：“一曰医经、二曰经方、三曰房中、四曰神仙。”班固云：“方技者，皆生生之具。”[60]神仙、房中等也可以说是医疗养生文化的一部分。从对医药学术的影响来说，道教更为明显，正如陈寅恪所言：“吾国之医药学术之发达，出于道教之贡献为多。其中固有怪诞不经之说，而尚能注意于人与物之关系。”[61]

早期南来的方士道人，或采药行医，或服饵修仙，尽管记载颇多神异色彩，但他们是最早的道家医药养生文化传播者。

1. 秦、汉、两晋、南北朝的道家方士

据记载，周代就已有方士在岭南修道成仙。《广州府志》卷一百四十载：“浮邱公，南海人，周灵王时偕王子晋入嵩山，后适浮邱得道，常往来广州西门外。”[62] 455 这是道家在岭南活动最早的传说。

广东罗浮山在古代道家心目中为仙山之一，有“蓬莱山三岛，浮山其一也”[62] 456 之说，因而得到秦汉方士青睐，尽管交通不畅，但历代不畏艰苦，毅然南下的方士不在少数。罗浮山逐渐成为早期的道教医药文化中心。如秦有安期生至罗浮山，《广州府志》载：“安期生，琅琊人。卖药东海边，时人皆言千岁也。始皇异之，赐以金璧值数千万……安期生在罗浮时，尝采涧中菖蒲服之，至今故老指菖蒲涧为飞升处。”[62] 455-456 今罗浮山与广州白云山均有多处遗迹。

继安期生后，汉代有朱灵芝在罗浮朱明洞设斗坛，炼丹讲学，又有阴长生、华子期、东郭延年、姚俊等在此修道。阴长生提倡“行气导引，俯仰屈伸，服食草木，可得少延”[63] 107；华子期“受山隐灵宝方……服之，日以还少，一

日能行五百里，能举千斤”[63]33；东郭延年善房中术，《后汉书·甘始传》载其“能行容成御妇人术，或饮小便，或自倒悬，爱啬精气，不极视大言”[64]；桃俊师从东郭延年，曾任交趾太守，“服九精炼气、辅星在心之术”[65]14等。他们均对医药养生文化有一定贡献。

此外，还有汉代方士刘根，曾居于广西玉林都峤山修道，“民大疫，郡中死者过半……根教于太岁宫气上穿地作孔，深三尺，以沙着中，以酒沃之。君依言，病者即愈，疫气登绝，后常用之，有效”，又提倡修仙“要在于服药……药之上者，唯有九转还丹及太乙金液、服之皆立便登天，不积日月矣；其次云母、雄黄之属，能使人乘云驾龙，亦可役使鬼神，变化长生者；草木之药，唯能治病补虚，驻年返白，断谷益气，不能使人不死也”[63]221~223。另外东汉末道教创始人张道陵据传曾到过广西富川丹灶山炼丹，《桂林风土记》载贺州有“张天师道陵宅”[66]。张道陵所创五斗米道也常以道术为人治病，《太平广记》载：“其治病事，皆采取玄素，但改易其大较，转其首尾，而大途犹同归也。行气服食，故用仙法，亦无以易。”[67]37

东汉末年三国时著名医家、方士董奉者曾至岭南行医。《神仙传》载：“董奉者，字君异，侯官人也……士燮为交州刺史，得毒病，死已三日，奉时在彼，乃往，与药三丸，内在口中，以水灌之，使人捧举其头，摇而消之，须臾，手足似动，颜色渐还，半日乃能坐起，后四日乃能语。”[63]253~254晋裴渊《广州记》还记载有董奉路经晋兴郡（今广西南宁）途中的事迹。

晋代，在岭南道教史上影响最大、同时也是岭南医药史开山之祖者葛洪，他对岭南科技文化留下了深远的影响。葛洪，字稚川，号抱朴子，原籍丹阳句容（今属江苏）人。生于西晋武帝太康四年（公元283年），卒于公元363年。他曾至广州，师事南海太守鲍靓（又作鲍玄）修道术，深得鲍靓器重。东晋赐葛洪关内侯，食句容二百邑，葛洪固辞不就，而上表称闻交趾产丹砂，请求至广西句漏为县令。南行至广州时为刺史邓岳所留，乃止于罗浮山炼丹，终老于罗浮。葛洪精晓医学和药物学，主张道士兼修医术。“古之初为道者，莫不兼修医术，以救近祸焉”[68]271，认为修道者如不兼习医术，一旦“病痛及己”，便“无以攻疗”[68]326，不仅不能长生成仙，甚至性命不保。现存的两部著作《肘后备急方》和《抱朴子》，集中反映了葛洪的医学成就和养生思想。

与葛洪有关的道教医学人物如葛玄、郑隐、鲍靓、鲍姑、黄野人等都与岭南医药文化有关。葛玄是葛洪的祖父，足迹曾至罗浮山，有弟子郑隐。郑隐又名郑思远，为葛洪之师。《罗浮志》载郑思远“字子华，少为书生，善律历候纬，晚师葛孝先（玄），于罗浮泉源福地修炼得道”[65]20，而《抱朴子内篇·遐览》则记郑隐在“太安元年（公元302年）知季世之乱，江南将鼎沸，乃负笈持仙药之扑，将入室弟子，东投霍山，莫知所在”[68]331。这些记载都提到郑隐经常随身携带药物以自用或救人。

鲍靓，字太玄，又称鲍玄。《晋书》有传云：“靓学兼内外，明天文河洛书。”[69]2013《云笈七签》卷七十九的《五岳真形图》附有一篇《晋鲍靓施用法》，其中谈到：“诸入山采八石、石象、石脑、流丹珠、飞节、黄子、石髓、桂英、芝草诸神药，自无《五岳》佩之，此仙物终不可得也……入山无其《真形》，则众精坏人；采药不得《真形》，则群灵蔽之……但就有此文以佩身，乃是弥纶众神，横行天地。在家则神人奉卫，入山则群灵奉迎，采药服芝草则真仙营护，结疫涉害则妖灾自灭尔。”[70] 497 认为道教《五岳真形图》极其重要，佩之在身才能采到灵药，从中可知道家方士采药炼丹养生的一些细节。

由鲍靓所传的道教经书还有《三皇经》，《云笈七签》卷四“三皇经说”载：“晋武皇帝时，有晋陵鲍靓，官至南海太守，少好仙道。以晋元康二年二月二日登嵩高山，入石室清斋，忽见古三皇文，皆刻石为字。尔时未有师。靓乃依法以四百尺绢为信，自盟而受。后传葛稚川，枝孕相传，至于今日。”[70] 19 葛洪非常重视此经，《抱朴子》在《遐览》和《杂应》两篇章中称《三皇经》能“辟邪恶鬼、温疫气、横殃飞祸”[68] 308。另外，元代马端临提到：“《太一真君固命歌》一卷，《中兴艺文志》题真人勒于罗浮山朱明洞阴谷壁，古篆文字，东晋葛洪译，鲍靓行于世，言房中术。”[71]说明鲍靓也对房中术有所研究。

鲍姑为葛洪之妻，鲍玄之女，被称为中国医学史上的第一位女灸家。宣统《南海县志》卷十三金石略载《鲍姑祠记》具体谈到鲍姑行医之事，说她“越冈天产之艾，以灸人身赘瘤，一灼即消除，无有。历年久，而所惠多”[72]。黄野人则是葛洪的弟子，《罗浮志》卷四载云：“黄野人，葛稚川之弟子也（或云稚川之隶）。稚川棲山炼丹，野人从之。葛既仙云，留丹于柱石之间，野人自外至，得一粒服之，为地行仙，今肉身常在世间，有缘者或遇之。”志中又记其两则行医事，云：“有樵夫患脚疮，久年不瘥，（黄野人）隔溪唤之使前，削木皮傅之，令闭目隐痛，少顷，则肉身已隐矣，而疮则瘥。又一伛偻者遇之，令于道上俯拾以进，起来腰膂自如，而失野人所在。野人今常在山中，施有缘药，如

削木皮补缺唇、捏土医疮瘘之类至多。”[65]14~15

东晋隆安三年（公元399年），浙东信奉五斗米道的岛民在孙恩领导下起义。孙恩战死后，卢循继起领导部众，于元兴三年（公元404年）南下占领广州，卢循自称平南将军，代行广州刺史之职。义军在广州活动达七年，这使广州道教势力增强，对社会产生了较大影响。五斗米道吸引百姓的原因之一就与治病有关，其祖师张陵曾称“疾病者，但令年七岁有识以来，首谢所犯罪过，立诸赡仪章符，救疗久病困疾，医所不能治者，归首则瘥。”[73]《三国志》卷八“魏书·张鲁传”注引《典略》对张角所创太平道和张修所创五斗米道有如下记述：“太平道者，师持九节杖为符祝，教病人叩头思过，因以符水饮之，得病或日浅而愈者，则云此人信道；其或不愈，则为不信道。修法略与角同，加施静室，使病者处其中思过……使病者家出米五斗以为常，故号‘五斗米师’。”[74]这种法术主要是利用宗教信仰来起到一定的心理暗示疗效。

道家方士热衷于南来，与岭南的土产物品有关。苏轼“与王定国”信中曾说：“大抵道士非金丹不能以羽化，而丹材多在南荒。”[16]1514除常见的丹砂外，还有南金、龙膏、桂等南方特产[75]吸引他们。另外，陈寅恪还指出：“岂交、广二州之区域不但丹砂灵药可为修炼之资，且因临近滨海，为道教徒众所居之地。以有信仰之环境，故其道术之吸收与传授，较易于距海辽远之地域欤？”[61]

2. 岭南与隋唐两宋道教内丹术

隋唐两宋时期，道教修真之士南游者仍然不少。这个时期道教的重要变化是内丹功法的崛起，成为传统养生术的重要一支。道教史上最早倡炼内丹的苏元朗，在罗浮山修炼。

唐宋著名的内丹术士吕洞宾、陈楠、白玉蟾等都经常出入于岭南罗浮山。

从历史上看，内炼养气之方术可以上溯到殷商以前。据说黄帝有“移精变气”之术，春秋战国时代，《庄子》记载的修炼方术已相当多，如“熊经鸟伸”、“吐故纳新”、“缘督为经”、“踵息”、“心斋”、“坐忘”、“朝彻”、“见独”等，出土文物战国的《行气玉佩铭》也证实当时气功确已流行于世。魏晋时的道经如《太平经》、《老子想尔注》、《黄庭内景经》等均有重要的内养修炼内容。只是在炼丹服食的潮流影响下，人们普遍认为服金石才可长生，这一流派并不为人重视。直到隋代，才由苏元朗首次将这些内炼方术提到与金石丹药并列的高度。

苏元朗，传说生于晋代，隋开皇中来居罗浮，居于青霞谷，时已三百余岁。《罗浮山志》载：“（苏元朗）居青霞谷，修炼大丹，自号青霞子。作《太清石壁记》及所授《茅君歌》，又发明太易丹道，为《宝藏论》。弟子从游者闻朱真人服芝得仙，竞论灵芝春青、夏赤、秋白、冬黑，唯黄芝独产于崧高，远不可得。元朗笑曰：‘灵芝在汝八景中，盍向黄房求诸？谚云，天地之先，无根灵草，一意制度，产成至宝，此之谓也。’乃著《旨道篇》示之，自此道徒始知内丹矣。又以《古文龙虎经》、《周易参同契》、《金碧潜通秘诀》三书，文繁义隐，乃纂为《龙虎金液还丹通元论》，归神丹于心炼。”[76]他教道徒说“灵芝在汝八景中”，“八景”按《黄庭内景经》是指心、肺、肝、肾、脾、胆、脑、眼，亦即是人体自身，意为不假外物，只要“一意制度”，便可炼成“至宝”。

唐代内丹著作中影响最大的莫过于《钟吕传道集》，此书传为题钟离权述，吕洞宾集，华阳真人施肩吾传。吕洞宾其人富有传奇色彩。据传吕洞宾名岩，洞宾为其字，号纯阳子，后世称为吕祖，唐代河中府永乐县（今山西永济）人氏（一说京兆人）。他幼年好仙道，慕清虚恬淡，后赴长安应举，于一酒肆中遇钟离祖师，被以黄粱一梦感化（一说唐会昌中，两举进士不中，六十四岁遇钟离权授以丹法），遂归道门，赐号纯阳子。此后吕岩潜心修道，弘扬道法，后于鄂州（湖北）黄鹤楼白日飞升，成为传说的八仙之一。

吕洞宾云游四方，传道度世，其中岭南罗浮山是他常到之地。元人苗善时所作的《纯阳帝君神化妙通纪》有“游戏罗浮”一节云：“帝君游罗浮朱明观，至小院中，值道士他出，独一小童在院。童揖帝君：先生少坐此。遂窃道士酒以献。帝君满饮，使童子尽其余，童子不饮。童所患左目内障，帝君以所余酒噀其目，忽开，明若素无患者……谓：饮吾酒则得仙矣！不饮，命也，然亦高寿。言讫飞入石壁隐去。”[77]

《全唐诗》中还有吕洞宾的“赠罗浮道士”诗：“罗浮道士谁同流，草衣木食轻王侯。世间甲子管不得，壶里乾坤只自由。数着残棋江月晓，一声长啸海山秋。饮馀回首话归路，遥指白云天际头。”[78] 9701 吕洞宾事迹神异居多，洪迈《夷坚志》卷五还有“雷州病道士”条载吕洞宾为雷州天庆观道士疗疾一事，时间放到了宋代，显然并不可信。但内丹道术经钟离权、吕洞宾发扬，影响不断增大。钟吕内丹派的理论还对后世医学产生了影响。如钟吕内丹道中经常提到“龙虎交媾”、“心肾相交”等概念，后来衍化成为医学理论。

钟吕派内丹术注重性命双修，对后来岭南南派内丹道教影响甚大。宋元时代，道教内丹出现了南北二宗，北宗是指金代王喆所创的全真道，而南宗的始祖则由后人推至宋代张伯端，后继者有石泰、陈楠、白玉蟾等。南宗诸祖都与岭南有密切关系。

张伯端为北宋道士，浙江天台人，世称紫阳真人。在其著作《悟真篇》中自述："仆幼亲善道，涉猎三教经书，以至刑法、书筭、医卜、战阵、天文、地理、吉凶死生之术，靡不留心详究。唯金丹一法，阅尽群经及诸家歌诗论契。"[79]中进士后为府吏，因触犯"火烧文书律"而被遣戍岭南。其《悟真篇》被公认为内丹经典，他的炼丹方法继承了钟吕一派观点，又吸收了禅宗的思维，被南宗内丹奉其为始祖。

张伯端之术后来传与石泰。石泰（公元 1022~1158 年），字得之，号杏林，宋代常州人，曾到罗浮山。《罗浮志》有传，被称为南宗二祖。石泰后将丹术传与薛道光，薛则为南宗三祖。其后的南宗四祖陈楠与五祖白玉蟾均为岭南人。

陈楠，字南木，号翠虚，宋代广东惠州博罗白水岩人。《罗浮志》载："陈楠……得太乙刀圭金丹法诀于毗陵禅师，又得景霄大雷琅书于黎姥山神人。每人求符水，翠虚捻土付之，病辄愈，故人呼之为陈泥丸。宋徽宗政和年中擢提举道录院事，后归罗浮，以道法行于世。"[65] 18 其著作《罗浮翠虚吟》是重要的南宗典籍，书中主张清修，大力反对所谓阴阳双修、"三峰采战"等，提倡"当初圣祖留丹诀，无中生有作丹基。何曾有此鬼怪状，尽是下士徒阐提。我闻前代诸圣师，无为之中无不为。尽于无相生实相，不假作想并行持"[80] 133。

白玉蟾字如晦，海南琼山人，为陈楠的弟子。《罗浮志》载其"幼举童子，长游方外，得翠虚陈泥丸之术……自得道之后，疏肠绝粒凡九年，而四方学者如牛毛"。陈楠尸解于临漳后，白玉蟾"乃往还于罗浮、霍童、武夷、龙虎、天台、金华、九日诸山"[68] 19。白玉蟾的主要著作有：《金华冲碧丹经秘旨》、《白先生金丹火候图》、《上清集》、《武夷集》、《海琼白先生语录》、《紫清指玄集》、《海琼向道集》、《海琼传道集》等。其内丹学说承张伯端之源流，重视性命学说，对精气神等理论均有阐发，如《海琼白真人语录》卷三“东楼小参”中说：“气者形之根，形是气之宅；神者形之具。神即性也，气即命也。心静则气正，正则全气，全则神和，和则凝神，凝则全宝结矣。”[80] 131 这些论气、形、神关系的理论，从中医的角度来看也很有启发意义。

宋元南宗内丹术使道教内丹术达到一个新的高峰。内丹修炼能调适精神和身体，是有益健康的养生术，这一点在当代亦已得到证实。而道教的内丹术经过两千年的锤炼、发展，较为成熟和系统，成为后世各种气功的基础。

（二）佛教僧人的岭南医踪

汉代佛教传入中国，在魏、晋、南北朝时得到较大发展。佛教传入中国主要经两途：一是从西域经丝绸之路而入，另一条路就是从海上至岭南。岭南早在汉末已有佛教僧侣的记载，东汉末年避乱交州的牟子，曾记“沙门捐家财，弃妻子，不听音，不视色”[81] 7，“今沙门，被赤布，日一食，闭六情，自毕于世”[81] 14 等，可能反映了东汉时交州佛教的情况。

三国至南北朝，海外僧人由海路至岭南传教（其中一些后来北上建康等地）的更多。外国僧人停留和行经的地方，如广州、韶州、罗浮等，均成为佛教弘化之地。僧人在岭南的活动，主要是创寺传教和译经，这一时期在岭南所译的经典有数十部之多。此外，与道教类似，僧人亦以医药作为传教的手段之一。

佛教教义中有“五明”之说，即声、工巧、医方、因和内明，“医方明”即讲求医药，是佛教僧侣应修功课之一。

在佛教发源地印度，当时医学也相当发达，并随着佛教传来中国。

1. 汉、晋、南北朝岭南佛教医僧

记载有佛教医学的经书，最早是由东汉末安息僧人安世高翻译到中国来的。安世高是在东汉末来到中国的著名僧人、安息国王子。《高僧传》载："安清字世高，安息国王正后之太子也。幼以孝行见称，加又志业聪敏，克意好学。外国典籍及七曜五行、医方异术，乃至鸟兽之声，无不综达。"[82]4 安世高于汉桓帝(公元 147~167 年）初年进入中国内地，不久就学会了汉语，在洛阳传教和译经。灵帝（公元 168~172 年）末年，中原动乱，安世高避居江南，经沙山、南昌至广州，后死于会稽。安世高的医术甚高，既懂医药亦通针术，据《出三藏记集》卷十三载其"外国典籍，莫不该贯，七曜五行之象，风角云物之古，推步盈缩，悉穷其变，兼洞晓医术，妙善针脉，睹色知病，投药必济[83]。"

晋代，医僧支法存与仰道人在医学史上留下了浓重一笔。支法存约生活在晋永和中期。《太平广记》卷一百一十九中云："支法存者，本自胡人，生长广州，妙善医术，遂成巨富。有八九尺毾㲪，百种形象，光彩曜目。又有沉香八尺板床，居常芬馥。王谭为广州刺史，大儿劭之屡求二物，法存不与。王因状法存豪纵，杀而籍没家财焉。死后，形见于府内，辄打阁下鼓，似若称冤，如此经月。王寻得病，恒见法存守之，少时遂亡。劭之比至扬都，又死焉。"[67]522《异苑》、《法苑珠林》均有类似记述。关于支法存的医术情况，宋代《医说》卷一说："支法存者，岭表僧人也，幼慕空门，心希至道，而性敦方药，寻览无厌，当代知其盛名。自永嘉南渡，晋朝士夫不袭水土，所患皆脚弱，唯法存能拯济之。”[84]《隋书》著录有《支法存申苏方》五卷，今已佚。但在晋葛洪《肘后备急方》、唐王焘《外台秘要》和唐孙思邈《千金要方》等书中，仍可辑出支法存的处方治法20余条[85]，治疗伤寒、蛊毒、疟疾和脚气等疾病。其中以治脚气方最有名，如“防风汤”，《千金要方》载：“防风汤，治肢体虚风微痉发热，肢节不随，恍惚狂言，来去无时，不自觉悟，南方支法存所用，多得力，温和不损人，为胜于续命、越婢、风引等汤，罗广州一门，南州士人常用，亦治脚弱良方。”[86] 138

另一位晋代岭南善治脚气病的医僧仰道人，据《广东通志》卷三百二十六载：“仰道人，岭表僧也，虽以聪慧入道，长以医术开怀。因晋朝南移，衣缨士族，不袭水土，皆患脚软之疾，染者无不毙，而此僧独能疗之，天下知名也。”[87]《千金要方》卷七“论风毒状第一”也谈到：“考诸经方往往有脚弱之论，而古人少有此疾，自永嘉南渡。衣缨士人多有遭者。岭表江东有支法存、仰道人等，并留意经方偏善斯术，晋朝仕望多获全济，莫不由此二公。”[86] 137 可见仰道人是与支法存齐名的医家。

两晋、六朝与岭南有关的通医僧人还有以下人物：

耆域，天竺高僧，《高僧传》载：“耆域者，天竺人也。……自发天竺至于扶南，经诸海滨，爰及交广……以晋惠之末至于洛阳……时衡阳太守南阳滕永文在洛寄住满水寺，得病经年不瘥，两脚挛屈不能起行。域往看之曰：君欲得病疾差不？因取净水一杯杨柳一枝，便以杨柳拂水，举手向永文而咒。如此者三，因以手搦永文两膝令起，即起行步如故。……尚方暑中，有一人病症将死。域以应器着病者腹上，白布通覆之，咒愿数千言，即有臭气熏彻一屋，病者曰：我活矣。域令人举布，应器中有若垽淤泥者数升，臭不可近。

病者遂活。”[82]67

求那跋陀罗，又叫功德贤，中天竺人，《高僧传》载其“幼学五明诸论，天文书算医方咒术靡不该博”[82]24，晋元嘉十二年来到广州，后由官府送往建康，译有《杂阿含经》、《胜鬘楞伽经》等。

单道开，东晋时敦煌人，曾往后赵京城邺城（今河南安阳）的法琳寺、临漳县的昭德寺，后率弟子渡江至晋都城建业（今南京），又转去南海各地，最后殁于广东罗浮山。有关他的事迹，《晋书》及《高僧传》均有记载。《晋书》载其医药事迹说：“日服镇守药数丸，大如梧子，药有松蜜姜桂茯苓之气，时复饮茶苏一二升而已。自云能疗目疾，就疗者颇验。”[69]2492《高僧传》载：“开能救眼疾，时秦公石韬就开治目，着药小痛，韬甚惮之，而终得其效。”[82]66

菩提达摩，通称达摩，是中国禅宗的初祖。生于南印度，广州《华林寺开山碑记》载其于梁大通元年航海来到广州，北行至魏，以禅法教人。到嵩山少林寺后，独自修习禅定，时人称他为壁观菩罗门。后人将菩提达摩在广州登岸的地方叫西来初地，并修建西来庵（今华林寺）作为纪念。达摩作为禅宗祖师，其事迹在民间流传甚广，也有许多附会，最著名的就是达摩著《易筋经》健身功法以及创立少林拳派等传说。

唐代以后，岭南作为对外交流的门户，仍然是佛教传入的重要经停地，其中重要的人物有如下数人：

义净（公元 635~713 年），唐齐州人，十四岁出家，仰慕法显、玄奘西行求法的高风，于唐高宗咸亨二年（公元 671 年）南下，经广州到达室利佛逝（今苏门答腊）、中印度等地求法，于证圣元年（公元 695 年）归国。他写了一本

《大唐南海寄归内法传》，介绍印度等地佛教仪轨，其中有较多篇幅提到当地卫生习俗及医学知识，对中国了解印度医学起了重要的作用。例如其第四章“餐分净触”介绍了当地饮食卫生习惯。第五章“食罢去秽”介绍饭后漱口、刷牙及洗手。第七章“晨旦观虫”说印度僧人每早要观察容器水中，无虫方可饮用。第八章“朝嚼齿木”介绍当地刷牙习俗及其工具。第二十三章“经行少病”，提到僧人散步（经行）的重要作用，说“若不为之身多病苦，遂令脚肿肚肿臂疼髆疼。但有痰癖不销，并是端居所致。必若能行此事，实可资身长道”。第二十七章“先体病源”，提到印度医学的“八医”，“言八医者：一论所有诸疮，二论针刺首疾，三论身患，四论鬼瘴，五论恶揭陀药，六论童子病，七论长年方，八论足身力。”第二十八章讲“进药方法”。第二十九章为“除其弊药”。第三十一章讲“灌沐尊仪”等。文中还记载了一些药物的作用，如云“以丁香、龙脑咀嚼，能令口香，亦可消食去痫”[88]等。

东渡日本授戒的鉴真也曾经停岭南。鉴真（公元688~763年）是唐代江苏扬州人，俗姓淳于，14岁在扬州大云寺受戒出家，潜心研究佛教经典和医学。开元二十一年（公元733年），日本僧人荣睿、普照等来华留学，于天宝元年（公元742年）到扬州拜谒鉴真，并请他去日本传授戒律。鉴真乃率领弟子禅彦、道兴与荣睿、普照等东渡，但前4次都因气候与风浪未能成功。天宝七年（公元748年），他第五次东渡，至狼山遇大风浪，航师迷途，在海上随波飘浮了4个多月，到达海南，后来经岭南西道藤州、梧州、桂林等地到达广州，受到当时官员欢迎，据《东征传》载，鉴真在韶州时得眼病，“时大和尚频经炎热，眼光暗昧。爰有胡人，言能治目加疗治，眼遂失明。”[89]论者一般认为鉴真从此失明。但近代岭南著名史学家陈垣先生对此记载提出三不合理：

“既言眼光暗昧，胡人能治，请他疗治，应该服遂复明。今曰失明，似不合文理”。

“《传》义言和尚由韶州回到江宁时，弟子灵祐来见说：‘大和尚远向海东，自谓一生不获再觐，今日亲礼，诚如盲龟开目见日’。龟虽可说是灵机，盲总不是美词，如果老师这时是盲，岂能当面说‘盲龟开目’等话，似不合理。”

“和尚在日本传戒十年，此十年中如果是盲，应该有提到他因眼目失明而有不便之处，今《东征传》从说过他一句‘眼遂失明’后，就没有再提到眼目失明事，似不合道理。”[90]

陈先生又指出《宋高僧传》卷十四“鉴真传”不载其失明事，认为若只凭《东征传》一句话作证，未免是“孤证”，未可全信。故云“鉴真和尚到日本后晚年曾失明则或有之，谓鉴真和尚未到日本前已失明，则殊不可信”[90]。

《宋高僧传》还载有一些唐代曾经过岭南的知医僧人，如卷二“唐洛京智慧传”中载有释智慧，“北天竺迦毕试国人……禀学大乘、唯识、瑜伽、中边等论，金刚、般若经，因明、声明、医明、王律论等。……常闻支那大国文殊在中，锡指东方誓传佛教，乃泛海东迈……达广州，即德宗建中初也。”[91]22 卷二十“唐江州庐山五老峰法藏传”载释法藏，“俗姓周氏，南康人也。……而于医方明得其工巧，同支法存之妙用焉。有门僧卧疾，几云不救，藏切脉处方，信宿平复。”[91]520~521 此僧未到岭南，不过似与支法存的医术有关。

道教与佛教是发展程度较高的宗教，与民间巫术不可同日而语。僧道中人所倡导的学说往往包含有深刻的养生道理，为了辅助传教，他们也积极运用医药治疗，在缺医少药的早期岭南起到了积极的作用。

二、唐宋入粤士人与岭南医药

唐宋是中原人士对岭南医药状况最为关注的时期。为数不少的中原士人因各种原因来到岭南，他们在适应当地环境的同时，也为改变岭南医药状况作出了努力。为传统中医药学在岭南的系统传播作出了贡献。这些入粤人士中，对岭南的医药文化产生过较大影响的，以唐代的柳宗元、刘禹锡和宋代的苏轼最有代表性。

（一）柳宗元

柳宗元，字子厚，唐代河东（今山西省永济市）人，元和十年（公元 815 年）被贬至岭南柳州任刺史，在任上进行了放奴婢、挖水井、建佛寺、植竹木等举措，使当地的文化大有发展。

作为唐代文人，柳宗元笔下的岭南同样不鲜见“瘴”和“毒”等险恶的意象，如有诗云：“瘴江南去入云烟，望尽黄茆是海边。山腹雨晴添象迹，潭心日暖长蛟涎。射工巧伺游人影，飓母偏惊旅客船。从此忧来非一事，岂容华发待流年。”（岭南江行）[32] 362“一身去国六千里，万死投荒十二年。桂岭瘴来云似墨，洞庭春尽水如天……”（别舍弟宗一）[32] 363。其“寄韦珩”一诗，更写尽了自己在柳州的艰难困苦：

“初拜柳州出东郊，道旁相送皆贤豪。回眸炫晃别群玉，独赴异域穿蓬蒿。炎烟六月咽口鼻，胸鸣肩举不可逃。桂州西南又千里，漓水斗石麻兰高。阴森野葛交蔽日，悬蛇结虺如蒲萄。到官数宿贼满野，缚壮杀老啼且号。饥行夜坐设方略，笼铜枹鼓手所操。奇疮钉骨状如箭，鬼手脱命争纤毫。今年噬毒得霍疾，支心搅腹戟与刀。迩来气少筋骨露，苍白泲汨盈颠毛。君今矻矻又窜逐，辞赋已复穷诗骚。神兵庙略频破虏，四溟不日清风涛。圣恩倘忽念地苇，十年践蹈久已劳。幸因解网入鸟兽，毕命江海终游遨。愿言未果身益老，起望东北心滔滔。”[32] 356

但是柳宗元采取了积极的措施来应对艰苦。小的方面，柳宗元注意养生调摄，种药集方；大的方面则推行文教，以移风易俗，都取得了成效。

1. 适应岭南环境的举措

柳宗元在岭南的医药养生举措，可以看出他的从容乐观与积极态度。

（1）安所居。岭南气候炎热，柳宗元曾写诗为纪，说："苦热中夜起，登楼独褰衣。山泽凝暑气，星汉湛光辉。火晶燥露滋，野静停风威。探汤汲阴井，炀灶开重扉。凭阑久彷徨，流汗不可挥。莫辩亭毒意，仰诉璇与玑。谅非姑射子，静胜安能希。"（夏夜苦热登西楼）[32] 369 他汲来阴凉井水，并打开门窗通风透气，以避炎热。这口井就是柳宗元亲自带人挖的，柳州当地本来没有井，人们取水要到江边，自柳宗元来后才在城北挖了几口井，大大方便了人们，而且改善了饮水卫生，也使他得以夜半汲水降温。另一个改善环境以避炎热的方法是种竹，"瘴茅葺为宇，溽暑常侵肌。适有重膇疾，蒸郁宁所宜。东邻幸导我，树竹邀凉飔。欣然惬吾志，荷锸西岩垂"（茅檐下始栽竹）[32] 375。

（2）避虫蛇。岭南蛇虫甚多，柳宗元抱和平相处的态度，其《宥蝮蛇文》载："家有僮，善执蛇，晨持一蛇来谒曰：

是谓蝮蛇，犯于人，死不治，又善伺人，闻人咳喘步骤，辄不胜其毒，捷取巧噬肆其害。然或慊不得于人，则愈怒；反齧草木，草木立死。后人来触死茎，犹堕指挛腕肿足，为废病。必杀之，是不可留。”仆人要求捕杀蝮蛇，但柳宗元却说：“彼居榛中，汝居宫内，彼不即汝，而汝即彼……密汝居，易汝庭，不凌奥，不步阇，是恶能得而害汝？且彼非乐为此态也，造物者赋之形，阴与阳命之气，形甚怪僻，气甚祸贼，虽欲不为是不可得也。是独可悲怜者，又孰能罪而加怒焉，汝勿杀也。”[32] 153 他认为人与蝮蛇如各安其居，蝮蛇不会为害。这一态度富含人与自然协调共处的哲理。

(3) 勤养生。为了增强身体对环境的适应能力，柳宗元还注意养生锻炼。他本来就对“服气”（即气功）有所研究，他在“与李睦州服气书”中，曾为李睦州分析其“服气”后“貌加老，而心少欢愉”的原因，指出他“用斯术而未得路”[32] 265~266。他的“禅堂”一诗云：“发地结青茅，团团抱虚白。山花落幽户，中有忘机客。涉本有非取，照空不待析。万籁俱缘生，窅然喧中寂。心境本洞如，鸟飞无遗迹。”[32] 378 对气功修炼的“虚白”、“忘机”和“照空”等境界有精妙的描写。“种仙灵毗”一诗说：“我闻畸人术，一气中夜存。能令深深息，呼吸还归根。”[32] 376 通过这些记述，可见柳宗元对气功是有一定体证的。他结交的友人亦善于锻炼，其“从崔中丞过卢少尹郊居”诗云：“寓居湘岸四无邻，世网难婴每自珍。莳药闲庭延国老，开樽虚室值贤人。泉回浅石依高柳，径转垂藤闲绿筠。闻道偏为五禽戏，出门鸥鸟更相亲。”[32] 374 五禽戏是汉代华佗模仿五种动物的动作所创的医疗体操。

(4) 储药物。柳宗元虽然练习气功，不过他自称还达不到“畸人”的境界，“疏放固难效，且以药饵论”（种仙灵毗）[32]376，要多靠药物来帮助。由于当地难以买到药材，所以柳宗元在柳州亲自种植。他所种的植物如芍药、零陵香、橘、柚、灵寿木、红蕉等，都有一定药用价值，而在诗集中明确提到专为药用而种植的则有仙灵毗（即仙灵脾，又称淫羊藿）、白术、白蘘荷等。“种仙灵毗”诗里还说：“穷陋阙自养，疠气剧嚣烦。隆冬乏霜霰，日夕南风温。杖藜下庭际，曳踵不及门。门有野田吏，慰我飘零魂。及言有灵药，近在湘西原。服之不盈旬，蹩躠皆腾骞。笑忭前即吏，为我擢其根。蔚蔚遂充庭，英翘忽已繁。晨起自采曝，杵臼通夜喧。灵和理内藏，攻疾贵自源。拥覆逃积雾，伸舒委馀暄。奇功苟可征，宁复资兰荪……”[32]376“种术”诗说“守闲事服饵，采术东山阿”，“种白蘘荷”则说“炎帝垂灵编，言此殊足珍。崎岖乃有得，托以全余身”[32]376。在诗中可以看到，从种药、收采，到曝干、加工……柳宗元亲力亲为，以供所用。

柳宗元重视药物是从医理出发，他并不相信道教的服饵长生之事。在“答周君巢饵药久寿书”中说：“宗元以罪大摒弃，居小州，与囚徒为朋，行则若带缧索，处则若关桎梏，彳亍而无所趋，拳拘而不能肆，槁然若枿，隤然若璞。其形固如是，则其中者可得矣。然犹未尝肯道鬼神等事。今丈人……曰饵药可以久寿，将分以见与，固小子之所不欲得也。”[32]264柳宗元反对友人学习方士隐居修仙，将服饵等视为“鬼神等事”，体现了科学的态度。

2. 救“三死”的医药验方

柳宗元尽管多方养生，但是仍不免患上恶疾，这就是“寄韦珩”一诗讲到的“奇疮钉骨状如箭，鬼手脱命争纤毫。

今年噬毒得霍疾，支心搅腹戟与刀。迩来气少筋骨露，苍白泞汩盈颠毛”，即分别患上疔疮、霍乱和脚气。三种病几乎都致柳宗元于死地，幸而采用民间草药验方得以挽回，柳宗元将这三条方子记录下来，寄给友人刘禹锡，经刘禹锡整理成《柳州救死三方》，常被后世医著引用。

治疔疮方。“元和十一年（公元816年）得丁疮，凡十四日，日益笃善，药傅之皆莫能知。长乐贾方伯，教用蜣螂心，一夕而百苦皆已。明年正月，食羊肉又大作，再用亦如神验。其法一味贴疮，半日许，可再易，血尽根出遂愈。蜣螂心，腹下度取之，其肉稍白是也。所以云食羊肉又大作者，盖蜣螂畏羊肉故耳。用时须禁食羊肉。其法盖出葛洪《肘后备急方》。”[39] 168 应用葛洪采自岭南的民间验方，终使柳宗元“鬼手脱命”。

治霍乱方。“元和十一年十月，得干霍乱，上不可吐，下不可利，出冷汗三大斗许，气即绝。河南房伟传此汤，入口即吐，绝气复通。其法用盐一大匙，熬令黄，童子小便一升，二物温和服之，少顷吐下即愈。”[39] 168 干霍乱是由于气机不利，上下不通，故“支心搅腹戟与刀”，冷汗大出，将要气绝。方中盐汤有涌吐作用，童便可滋阴清热，服后柳宗元即得吐，气机一畅大便也得下，疾病逐渐痊愈。

治脚气方：“元和十二年（公元817年）二月得脚气，夜半痞绝，胁有块，大如石，且死，因大寒不知人三日，家人号哭，荥阳郑洵美传杉木汤，服半食顷大下，三下气通魂散。杉木节一大升，橘叶切一大升，北地无叶可以皮代之，大腹槟榔七枚，合子碎之，童子小便三大升，共煮取一大升半，分两服。若一服得快利，即停后服。以前三死真死矣，会有教者，皆得不死，恐他人不幸有类余病，故传焉。”[39] 168

柳宗元诗中曾说“迩来气少筋骨露”，“适有重腿疾”，可知其脚气由来有年。此病是慢性病。但正如隋巢元方《诸病源候论》卷十三“脚气病诸候”所说：“若治之缓，便上入腹。入腹或肿，或不肿，胸胁满，气上便杀人。急者不全日，缓者或一、二、三日。初得此病，便宜速治之，不同常病。”[92]因柳州缺医少药，柳宗元病情终于发展到危重地步，其症状类似现代所说的急性心脏型脚气病，幸而又得草药验方所救。方中杉木辛温升发，除心腹胀满，橘叶行气疏肝，槟榔破气利水，三者均是岭南随处可得之物，加上童便为引，药后“大下”，有助改善心脏功能，使柳宗元症状缓解。

柳宗元这三次患病的记载，以及经其亲身验证效果的三个方剂，都成为岭南医学文化中的珍贵资料。但是他的脚气病仅是急救成功，由于当时认识所限，加上医药不继，此后未能彻底治疗，柳宗元之死或许仍与此病有关。据韩愈《柳州罗池庙碑记》载，柳宗元在临终前一年似有所感，曾对部属说：“吾弃于时，而寄于此，与若等好也。明年吾将死。”[93]并去信给刘禹锡托孤。元和十四年（公元 819 年）十一月初八，柳宗元卒于任上，终年仅 47 岁。

（二）刘禹锡

刘禹锡（公元 772~842 年），唐代文学家、哲学家，字梦得，洛阳（今属河南）人。永贞元年（公元 805 年），刘禹锡因辅助王叔文进行政治革新，与柳宗元同时被贬，原贬于广东连州，途中改贬朗州司马。元和十年（公元 815 年）一度回京，但随即又被贬为连州刺史。

刘禹锡在连州，同样也记载了南方的环境险恶，如“南国异气候，火旻尚昏霾。瘴烟跕飞羽，沴气伤百骸”（卧病闻常山旋师策勋宥过王泽大洽因寄李六侍郎）[94] 205；提及含沙射影的毒虫，如“夜渡千仞豀，含沙不能射”（莫瑶歌）[94]379 等。但是他总体上能达观处之，曾留下“剡溪若问连州事，唯有青山画不如”（送曹璩归越中旧隐诗）[94]239 的名句，当地至今仍有“画不如楼”以纪念。友人殷尧藩赠诗刘禹锡说：“遐荒迢递五羊城，归兴浓消客里情。家近似忘山路险，土甘殊觉瘴烟轻。梅花清入罗浮梦，荔子红分广海程。此去定知偿隐趣，石田春雨读书耕。”（送刘禹锡侍御出刺连州）[78]5572 一句“土甘殊觉瘴烟轻”，从旁观的角度记录了刘禹锡的心境。

刘禹锡通医药，程度较柳宗元为高，在《刘禹锡集》中有“鉴药”、“述病”等篇，对医理、药理有正确的阐述。他曾自述其学医经过说：“愚少多病，犹省为童儿时，夙具襦袴，保母抱之以如医巫家。针烙灌饵，咺然啼号，巫妪辄阳阳满志，引手直求，竟未知何等方何等药饵。及壮，见里中儿年齿比者，必睨然武健可爱，羞已之不如。遂从世医号富于术者，借其书伏读之。得《小品方》，于群方为最古。又得《药对》，知本草之所自出。考《素问》识荣卫经络百骸九窍之相成。学切脉，以探表候，而天机昏浅，布指于位不能分累菽之重轻，第知息至而已。然于药石不为懵矣。尔来垂三十年，其术足以自卫。或行乎门内，疾辄良已。家之婴儿未尝诣医门求治者。”（答道州薛郎中论方书）[94]99 他虽自谦“天机昏浅”，但以通药性自诩，而且能做到自家婴儿有病不需求医，说明其实是很有成就的。刘禹锡诗集中还有一首著名的《赠眼医婆罗门僧》诗云：“三秋伤望眼，终日哭途穷。两目今先暗，中年似老翁。看朱渐成碧，羞日不禁风。师有金篦术，如何为发蒙。”[94]273~274“金蓖”是印度医学治眼的方法，《大涅槃经》说：“如百（目）盲人为治目故，造诣良医，是时良医即以金蓖抉其眼膜。”[95]这亦即后世中医眼科常用的“金针拔障术”，刘诗反映了此术传入中国后在当时流行的情况。据研究此诗作于被贬湖南朗州时，此婆罗门僧可能也是从岭南登陆北上的。

在连州时，刘禹锡注意整理有效验方，采集、炮制药物。他得友人薛景晦教其药物炮制方法，因而能很好地保存药物，在答谢信中刘禹锡说：“前蒙示药焙法，谨如教，地之慝果不能伤。虽茈胡（柴胡）、水泻（泽泻）喜速朽者，率久居而无害。万物不可以无法，谓生不由养致，其诬乎！”（答道州薛郎中论方书书）[94]99 刘禹锡收集验方尚未整理成书时，薛景晦又将所集的《古今集验方》寄来，刘禹锡非常高兴，说：“顷因欲编次已试者为一家方书，顾力不足。今兄能我先，所以辱贶之喜，信踰拱璧。”[94]99 因薛景晦来信希望刘禹锡对他的著作能有所增补，刘“遂于箧户得已试者五十余方，用塞长者之问。皆有所自，故以传信为目云”（传信方述）[94]390~391，这就是刘禹锡所编的著名方书《传信方》，由于所收录的都是经过验证可信之方，故名“传信”。《传信方》流传颇广，不少医书包括日本的《医心方》、朝鲜的《东医宝鉴》都有引用。

《传信方》原书已佚，冯汉镛先生通过辑佚，基本重现原序所说的50余方（包括柳宗元所寄来的“救死三方”）。从所辑内容看，有些方子颇有岭南特色，如书中善用诃勒黎，云：“诃勒黎其于未熟时，风飘坠者，谓之随风子，暴干收之，彼人尤珍贵，益小者益佳，治痰嗽咽喉不利，含三枚殊胜。”[39]169 另有方用诃勒黎和甘草治赤白痢，均为岭南常见方药。

应该说，像柳宗元、刘禹锡这样的诸多文人被贬岭南，于他们的人生自然是一大不幸，但对岭南却是幸事。他们带来了先进的文化，对岭南开发有重要的作用。同时他们还在岭南传播了卫生观念和医药知识，使中医药在岭南逐渐扎下根来。

（三）苏轼

两宋流贬岭南的文人中，最知名的当属苏轼。苏轼（公元1037~1161 年），号东坡居士，眉州眉山（今属四川省）人。在宋哲宗时，被贬谪岭南，先至惠州，后又至儋州。在岭南，苏轼不但以医药自养，更能热情洋溢地歌咏岭南的山水、佳果，成为内地人士适应了岭南环境的典范。

苏轼在南贬之前，素对医药养生有研究。他的诗文中有不少记述了其修道炼内丹及与道士、医者交往的事迹，例如在京师与道士姚丹元来往，在黄州结交名医庞安常并炼胎息等。他的著作中记述了不少医药知识，并有《苏沈良方》、《仇池笔记》等医药养生专著。苏轼的养生思想，在《上神宗皇帝书》有扼要论述："人之寿夭在元气……是以善养生者，慎起居，节饮食，导引关节，吐故纳新，不得已而用药，则择其品之上，性之良，可以服而无害者，则五脏和平而寿命长。"[16]737 可见苏轼谙熟卫生炼养之术，为他在岭南防治疾病打下基础。此外，出任杭州通判时，苏东坡还创办过病院，《宋会要辑稿补编》载："苏轼知杭州日，城中有病坊一所，名安乐，以僧主之，三年医愈千人，与紫衣。"[96]这一机构在宋代为东坡首创，宋徽宗时将之改为安济坊，并下令各地仿效。

到岭南后，苏轼涉及医药、养生的事迹和诗文颇多，以下几个方面尤其突出。

1. 善御瘴

苏轼来到岭南，对历来相传为害的瘴气虽然重视，但并不惧怕，他认为重要在于做好卫生保健工作。在未到岭南时，苏轼致信被贬岭南宾州的友人王定国时，就介绍一种保健方法说：“扬州有侍其太保者，官于瘴地十余年，北归面色红润，无一点瘴气。只是用摩脚心法耳。……每日少饮酒，调节饮食，常令胃气壮健。安道软朱砂膏，某在湖州服数两，甚觉有益，到彼可久服。”[16]1514 文中所说的侍其太保曾“官于二广恶地”，因此这一养生方法很有针对性。

在诗文中，苏轼还提到茶亦可养生御瘴气，诗有“更将西庵茶，劝我洗江瘴”（杭州故人信至齐安）[97]211，“同烹贡茗雪，一洗瘴茅秋”（虔守霍大夫监郡许朝奉见和此诗复次前韵）[97]454 等；文如“漱茶说”：“除烦去腻，世不可缺茶，然暗中损人，殆不少……吾有一法，常自珍之：每食已，辄以浓茶漱口，烦腻既去，而脾胃不知；凡肉之在齿间者，得茶浸漱之，乃消缩不觉脱去，不烦挑剌也。而齿便漱濯，缘此便坚密，蠹病自已。然率皆用中下茶，其上者自不常有，间数日一啜，亦不为害也。”[16]2370 介绍茶的功效及注意事项。

由于听说酒亦可御瘴，苏东坡在岭南也以饮酒为乐。他曾专门用药物酿制“桂酒”，其《桂酒颂》说：“吾谪居海上，法当数饮酒以御瘴，而岭南无酒禁。有隐者，以桂酒方授吾。”[97]1755 除引述本草阐明桂的药效外，又写到饮此桂酒的效果：“甘终不坏醉不醒，辅安五神伐三彭，肌肤渥丹身毛轻，泠然风飞罔水行。”不过苏轼饮酒有节，“余饮酒至少，常以把杯为乐”（和饮酒二十首）[97]573，颇符合养生原则。

另外，苏轼还有专门治疗瘴疫的效方，如在《与王敏仲》书中提到："治瘴止用姜、葱、豉三物，浓煮热呷，无不效者。"[16]1694 姜、葱、豉均为辛温解表之物，此方当属治感受风寒之症。

2. **勤修炼**

苏东坡在岭南仍然嗜好道术。在广州游菖蒲涧，到罗浮山访仙迹，又结交岭南道士，如邓守安、何宗一和吴子野等。他到罗浮山，"便向罗浮觅稚川"（舟行至清远县见顾秀才极谈惠州风物之美）[97]403，"东坡之师抱朴老，真契久已交前生"（游罗浮山一首示儿子过）[97]404，要以葛洪（稚川）为师，在罗浮山炼丹、学道。他坚持研究和修炼内丹术，如在罗浮有疾时答何宗一说："安心守玄牝，闭眼觅黄庭。"（二月八日，与黄焘、僧昙颖过逍遥堂，何道士宗一问疾）[97]423 又在惠州建了一个"思无邪斋"，专为炼丹所用，有《思无邪斋赞》说："饮食之精，草木之华，集我丹田，我丹所家。……昼炼于日，赫然丹霞。夜浴于月，皓然素葩。金丹自成，曰思无邪。"[97]1708 到海南岛后，作《续养生论》，详细论述他对内丹术"铅汞龙虎之说"的理解。

苏轼在岭南经常提到的"铅汞龙虎"，是钟吕派及张伯端南宗内丹术常用名词，苏轼解释说，"凡气之为铅"，"肺为金，为白虎，故曰铅，又曰虎"；"凡水之谓汞"，"肝为木，为青龙，故曰汞，又曰龙"（续养生论）[16]1984。传统道术云修炼要达到"五行颠倒"，要"龙从火里生"（五行中木生火，颠倒则火生木）、"虎向水中生"（五行中金生水，颠倒则水生金），因为五行顺则为凡人，逆则才能成仙，所以要"颠倒"。这种五行颠倒之术的具体练习方法，是苏东坡在惠州时得道士所传："有隐者教予曰：人能久坐，瞑目调息，握固定心，息微则徐闭之……不过十日，则丹田温而水上行……水火合，则火不炎而水自上，则所谓‘龙从火里生’也……旬日之外，脑满而腰足轻。方闭息时，常卷舌而上，以舐悬痈……如是久之，则汞下入口。方调息时，则漱而烹之，须满口而后咽，仍以空气送至下丹田，常以意养之，久则化而为铅。此所谓‘虎向水中生’也。”（龙虎铅汞说）[16] 2331~2332罗浮“隐者”用具体操作方法解释了丹道著作中隐晦的术语，令苏轼十分兴奋，不但立刻记录下来寄给苏辙分享，而且下决心改变自己多年修炼均不持久的散漫习气，立即着手进行，他说：“此论奇而通，妙而简，决为可信也。然吾有大患，平生发此志愿百十回矣，皆缪悠无成……若复缪悠于此，真不如人矣。故数日来，别发誓愿……已令造一禅榻，两大案，明窗之下，专欲治此。”为了使此次修道能完满，至少能达到内丹所说的“百日筑基”，苏轼下了狠心，息交绝游，“已作干蒸饼百枚，自二月一日为首，尽绝人事。饥则食此饼，不饮汤水，不啖食物，细嚼以致津液，或饮少酒而已。午后，略睡，一更便卧，三更乃起，坐以待旦。有日采日，有月采月，余时非数息炼阴，则行今所谓龙虎诀尔。如此百日，或有所成。不读书著文，且一时搁起，以待异日。不游山水，除见道人外，不接客，不会饮，无益也。”为了能真正克服自己不能持久的缺点，他特意请苏辙监督，“深恐易流之性，不能终践此言，故先书以报，庶几他日有惭于弟而不敢变也。此事大难，不知其果然惭否。此书既以自坚，又欲以发弟也。”[16] 2231~2233

在惠州，苏轼又提到“海上道人”教其练功法：“但向起时作，还于作处收。蛟龙莫放睡，雷雨却须休。要会无穷火，尝观不尽油。夜深人散后，唯有一灯留。”（海上道人传以神守气诀）[97]508 可见苏轼在岭南学习到不少内丹方法，大有收获。

东坡对外丹也有所涉及，他曾说："一丹休别内外砂，长修久饵须升遐。"（辨道歌）[97]557 但实际上他对外丹的态度是十分慎重的。据说东坡在冲虚观旁葛洪炼丹灶边搭起一座东坡山房，和儿子一起炼丹。东坡表兄程正辅从远处给他带来丹砂，他也煮炼过，但是"金丹不可成"，并说"丹成亦安用?"（和读山海经十三首）[97]580 在早年信件中曾说："近有人惠大丹砂少许，光彩甚奇，固不敢服，然其人教以养火，观其变化，聊以悦神度日。宾（州）去桂（桂林）不甚远，朱砂差易致，或为致数两，因寄及，稍难即罢，非急用也。穷荒之中，恐有一奇事，但以冷眼阴求之。大抵道士非金丹不能羽化，而丹材多在南荒，故葛稚川求勾漏令，竟化于廉州，不可不留意也。"（与王定国）[16]1514 他托人在岭南帮寻丹砂，但别人给他的丹药却不敢乱服。总体上他主要坚持内丹学习，曾有诗说："照夜一灯长耿耿，闭门千息自蒙蒙。养成丹灶无烟火，点尽人间有晕铜。"（梦与人论神仙道术）[97]420 所谓养成丹灶无烟火，即内丹之意。

3. 广集药

苏东坡平素就爱收集药物以备用，曾说："故所至常蓄善药，有求者则与之……或曰：子无病而多蓄药，不饮而多酿酒，劳己以为人，何也？予笑曰：病者得药，吾为之体轻。"（书东皋子传后）[16]2049 到岭南后因难以购到药物，更十分注重采集备用。他自己在岭南就经常"闲居蓄百毒，救彼跛与盲"（次韵定慧钦长老见寄八首）[97]413，百毒即指各种药物。在回内地后，正值当年主持流贬他的丞相章惇也被贬到岭南雷州，苏轼不记旧嫌，致信章惇儿子章援，叮嘱他

说：“备家常要用药百千去，自治之余，亦可以及邻里乡党。”（与章致平）[16]1643~1644

东坡所留意药物，既为治病，也为炼丹辅助之用，他在罗浮山上多有收获，如云“朱明洞里得灵草，翩然放仗凌苍霞”（次韵正辅同游白水山）[97]419，“玄芝生太元，黄精出长谷”，“黄花冒甘谷，灵根固深长”（和读山海经十三首）[97]581等。在罗浮山苏轼还经营了一个小药圃，亲自种了几种药，并写成《小圃五咏》。如咏“人参”诗云：“移根到罗浮，越水灌清泚。地殊风雨隔，臭味终祖祢……上药无炮炙，龁啮尽根柢。开心定魂魄，忧恚何足洗。”咏“地黄”诗云：“沉水得稚根，重汤养陈薪。投以东阿清，和以北海醇。崖蜜助甘冷，山姜发芳辛。融为寒食饧，燕作瑞露珍。丹田自宿火，渴肺还生津。”咏“枸杞”诗云：“大将玄吾鬓，小则饷我客……仙人倘许我，借杖扶衰疾。”咏“甘菊”诗云：“越山春始寒，霜菊晚愈好……无人送酒壶，空腹嚼珠宝。香风入牙颊，楚些发天藻。”咏“薏苡”诗云：“伏波饭薏苡，御瘴传神良。能除五溪毒，不救谗言伤……不谓蓬荻姿，中有药与粮。舂为芡珠圆，炊作菰米香。”[97]420~421这几种药物，或疗病，或健身，同时也抒发了他在岭南的安乐情怀。

苏轼除种药，对药品真伪、加工都有一定了解。他在惠州托人买茯苓时说：“唯患无好白茯苓，不用赤者，告兄为于韶、英、南雄寻买来十来斤乃足用，不足且旋致之亦可……此药时有伪者，柳子云老芋是也。若有松根贯之，却是伏神，亦与茯苓同，可用，唯乞辨其伪者。”（与程正辅）[16]1612~1613传统本草学分茯苓为两种，白茯苓长于健脾，赤茯苓长于渗湿，而茯神木则长于健脾安神，苏轼对此十分熟悉，交代得清清楚楚，还让对方注意不要买到用老芋冒充的伪品。这反映了苏轼对中药的了解相当全面。

又如东坡在海南写的《四神丹说》一文说："熟地黄、元参、当归、羌活各等分，《列仙传》有山图者，入山采药折足，仙人教服此四物而愈，因久服遂度世。余以问名医康师孟，大异之，云：'医家用此多矣，然未有专此四物如此方者。'师孟遂名之曰'四神丹'。洛下公卿士庶事饵之，百疾皆愈。药性中和，可常服，大略补虚益血治风气，亦可名草还丹。"[16] 2360

在《海漆录》里，苏东坡还记载他亲自利用当时岭南人用来治痢疾的一种草药"倒黏子"制成药丸，来治自己小便白胶等病，结果治好了百药未愈的病，取得了神奇的疗效，因而名之"海漆"。他记载"海漆"得名的经过说："吾谪海南，以五月出陆至藤州，自藤至儋，野花夹道，如芍药而小，红鲜可爱，朴嫩丛生，土人云：'倒黏子花也'。至儋，则已结子如马乳，烂紫可食，味甘美，中有细核，并嚼之，则瑟瑟有声，亦颇苦涩，儿童食之，或大便难通。叶皆白，如石苇之状，野人夏秋痢下，食其叶，辄已。海南无柿，人取其皮剥浸揉搁之，得胶以代柿膝，却愈于柿也。余久苦小便白胶，近又大腑滑，百药不瘥。取倒黏子嫩叶，酒蒸焙燥为末，以酢糊丸，日吞百余，二腑皆平复。然后知其奇药也。因名之曰海漆，而私记之，以贻好事君子。明年子熟，当取子研、滤、晒、煮，为膏以剂之，不复用糊矣。"[16] 2357可见，"倒黏子"药用范围的扩大，是苏东坡在岭南的试验发明，这是苏东坡在岭南做的又一件好事。

4. 亲治疾

虽然苏轼注意养生，但他谪居岭南时已是 60 岁的老人了，难免有各种疾病。例如他有痔疮已 20 余年，一到惠州就发作，他告诉友人说：“轼旧苦痔疾，盖二十一年矣。近日忽大作，百药不效。虽知不能为甚害，然痛楚无聊两月余，颇亦难当。出于无计，遂欲休粮以清净胜之，则又未能遽尔。但择其所似者，断酒断肉，断盐、酢、酱、菜，凡有味物皆断，唯食淡面一味，其间更食胡麻、茯苓麸少许取饱。”（答黄庭坚）[16]1533 另外还具体谈到胡麻和茯苓的制作方法：“胡麻，黑指（芝）麻是也，去皮，九蒸曝白；茯苓去皮，捣罗入少白蜜，为麸，杂胡麻食之，甚美。如此服食已多日，气力不衰，而痔渐退。”（与程正辅）[16] 1612~1613 苏轼此次疾病，是痔疮出血，虽然不十分严重，但如无有效措施，则会连续出血，影响身体健康。苏轼见用药无效，于是采取了综合治疗的方式。他本想辟谷绝食，但自称修行不够做不到，而是采用饮食节制方法。由于痔疮发作多为湿热下注，苏轼戒食肥甘五味，以免增湿助热，但食用淡面、茯苓、胡麻等以保证营养，其中胡麻以及白蜜在医学上均有润肠通便作用，可以减少对痔疮的刺激，这样终于渐渐使痔疮出血止住。苏东坡这一套方法都是符合医学原理的。

东坡痔疮的发作，与其平时饮酒是有关系。绍圣四年东坡被贬赴海南时又发作一次，当时他正好与苏辙在一起，苏辙《栾城后集》卷二中记载苏轼的病况，说其“连床闻动息，一夜再三起”，“自言衰病根，恐在酒杯里”（次韵子瞻和陶公止酒雷州作）[98] 518，于是劝他戒酒。苏轼听从劝告，暂时戒酒之后才告康复，他在“和止酒”诗前小引记载了此事：“丁丑岁，余谪海南，子由亦贬雷州。五月十一日相遇于藤，同行至雷。六月十一日相别，渡海。余时病痔呻吟，子由亦终夕不寐。因诵渊明诗，劝余止酒。乃和原韵，因以赠别，庶几真止矣。”诗中说“微疴坐杯酌，止酒则瘳矣”（和止酒）[97] 576。

5. **兴医疗**

苏东坡在岭南也关心百姓疾病，他在惠州时“闲居蓄百毒，救彼跛与盲”，为了将前面提到的治瘴方推广，因“土人不知作豉，入此州无黑豆，闻五羊颇有之”，便写信给广州官员王敏仲，“乞为致三石，得为豉，散饮病者”（与王敏仲之十三）[16] 1694；在海南，“每行负一药囊，遇有疾者，辄为发药，便疏方示之”[99]；在惠州听说广州有疫症，又多次写信给广州官员王敏仲献计，他介绍了自己在杭州设病院的经验，说：“承谕津遣孤孀，救药疾疠，政无急于此者矣，非敏仲莫能行之，幸甚！幸甚！广州商旅所聚，疾疫之作，客先僵仆，因熏染居者，事与杭相类。莫可擘划一病院，要须有岁入课利供之，乃长久之计，试留意。”（与王敏仲之九）[16] 1692 他又推荐良医，并为其得官而兴奋：“有医人林忠彦者，技颇精，一郡赖之。欲得一博士助教名目，而本州无阙，不知经略司有阙可补否？如得之，皆谪居幸事也。”（与王敏仲之十二）“林医遂蒙补授，于旅泊衰病，非小补也。”（与王敏仲之十三）[16] 1694

另一封信介绍了罗浮道士邓守安关于防治疫症的意见：“广州一城人，好饮咸苦水，春夏疾疫时，所损多矣！唯官员及有力者得饮刘王山井水，贫丁何由得？唯蒲涧山有滴水岩，水所从来高，可引入城，盖二十里以下尔。若于岩下作大石槽，以五管大竹续处，以麻缠之，漆涂之，随地高下，直入城中，又为一大石槽以受之，又以五管分引，散流城中，为小石槽以便汲者。不过用大竹万余竿，及二十里间，用葵茅苫盖，大约不过费数百千可成……则一城贫富同饮甘凉，其利便不在言也。自有广州以来，以此为患，若人户知有此作，其欣愿可知。”[16] 1692~1693 这是最早的关于“自来水系统”的记载了。苏轼向王敏仲推荐邓守安去办这件事，后来又叮嘱说：“闻遂作管引蒲涧水甚善。每竿上，须钻一小眼，如菉豆大，以小竹针窒之，以验通塞。道远，日久，无不塞之理。若无以验之，则一竿之塞，辄累百竿矣。仍愿公擘画少钱，令岁入五十余竿竹，不住抽换，永不废。”（与王敏仲之十五）[16] 1695

苏东坡对岭南的影响巨大，他对岭南医药文化的贡献，同样也十分值得后人纪念。

苏东坡的弟弟苏辙与妹夫秦观均曾被贬岭南。他们或许受苏轼影响，也都对周围环境较能泰然处之。秦观在横州抱病，却说：“自是迁臣多病，非干此地烟岚。”[100]苏辙记述了不少岭南风情，如《栾城后集》卷二有诗称“海民慢寒备，不畜衾与裯。虽苦地气泄，亦无徒跣忧”（次韵子瞻谪居三适·夜卧濯足）[98] 520，描述当地人喜赤足而不得病。苏辙素来多病，《栾城集》卷十七载有《服茯苓赋〈并叙〉》一文说：“余少而多病，夏则脾不胜食，秋则肺不胜寒。治肺则病脾，治脾则病肺。平居服药，殆不复能愈。年三十有二，官于宛丘，或怜而受之以道士服气法，行之期年，二疾良愈。”[98] 203 虽然通过修炼内丹病情好转，但仍会不时发作。因此他入岭南心理负担较大，担心长期在岭南气候不适，不利于疾病，《栾城集》卷十三有诗称“老怯江边瘴疠乡”（赠医僧善正）[98] 163，《栾城后集》卷二也多次讲“忘身直犯黄茅瘴”（成都僧法舟为其祖师宝月求塔铭于惠州还过高安送归）[98] 516，“山林瘴雾老难堪，归去中原茶亦甘”（和子瞻过岭）[98] 522，或自问“十年事汤剂，风雨气辄浮。南来足忧虑，此病何时瘳？”（次韵子瞻谪居三适·夜卧濯足）[98] 520 由于在岭南注重保养，坚持修炼，苏辙最终得以平安北返。

参考文献：

[1] 刘昫．旧唐书［M］．北京：中华书局，2000.
[2] 王溥．唐会要［M］．台北：中文出版社，1978.
[3] 脱脱．宋史［M］．北京：中华书局，1977.
[4] 周去非．岭外代答［M］．上海：上海远东出版社，1996.
[5] 欧阳修．欧阳修全集［M］．北京：中国书店，1986：895.
[6] 刘敞．送杨郁林序［M］．北京：中华书局，1992：1234.
[7] 李焘．续资治通鉴长编［M］．上海：上海古籍出版社，1986.
[8] 王栐．燕翼诒谋录［M］．北京：中华书局，1981：14.
[9] 江少虞．宋朝事实类苑［M］．上海：上海古籍出版社，1981：806.
[10] 潘永因．宋稗类钞［M］．北京：书目文献出版社，1995：98.
[11] 王存．故扬王荆王府侍讲朝散郎虞公墓志铭［M］//新丰出版新编．石刻史料新编：第1辑第13册．台北：新文丰出版公司，1982：9658.
[12] 龚央．请检寻文及甫究问狱案牍［M］．北京：中华书局，1992：921.
[13] 柳子文．宋仇公著墓志铭［M］//段松苓．益都金石记．石刻史料新编：第1辑第20册．台北：新文丰出版公司，1982：14855.
[14] 徐松．宋会要辑稿［M］．北京：中华书局，1957.
[15] 真德秀．潭州奏复税酒状［M］//真文忠公文集四部丛刊（初编本）．上海：商务印书馆，1929：175.
[16] 苏轼．苏轼文集［M］．北京：中华书局，1986.
[17] 虞集．中书平章政事蔡国张公墓志铭［M］//道园学古录：卷18．四部丛刊（初编本）．上海：商务印书馆，1929：166.
[18] 梅莉，晏昌贵，龚胜生．明清时期中国瘴病分布与变迁［J］．中国历史地理论丛，1997（2）：33-44.
[19] 清高宗敕纂．续文献通考［M］//万有文库：十通本．上海：商

务印书馆，1936.
[20] 曾鹤龄．送许太守还任河间序［M］//程敏政．皇明文衡：卷 44. 四部丛刊(初编本)．上海：商务印书馆，1929：366.
[21] 徐溥，李东阳．明会典［M］//文渊阁四库全书：第 617 册．台北：商务印书馆，1986：143.
[22] 申时行．大明会典［M］//续修四库全书：史部第 789 册．上海：上海古籍出版社，1997：99–100.
[23] 章潢．图书编［M］//文渊阁四库全书：第 970 册．台北：商务印书馆，1986：160.
[24] 张廷玉．明史［M］．北京：中华书局，1974：5969.
[25] 陈恒庆．谏书稀庵笔记［M］//车吉心．中华野史：清朝卷．济南：泰山出版社，1999：5139.
[26] 佚名．清实录［M］．北京：中华书局，1985.
[27] 欧阳修．新唐书［M］．北京：中华书局，1975：1314.
[28] 曾敏行．独醒杂志［M］．上海：上海古籍出版社，1986：27.
[29] 朱彧．萍州可谈［M］//梁廷楠，杨孚，顾微，等．南越五主传及其他七种．杨伟群，点校．广州：广东人民出版社，1982：103.
[30] 邓德良．送陈杏林赴潮州医学教授［M］//蒋易．元风雅：后集卷 5．四部丛刊（初编本）．上海：商务印书馆，1929：88.
[31] 揭傒斯．增城三皇庙记［M］//揭傒斯全集．上海：上海古籍出版社，1985：325.
[32] 柳宗元．柳宗元全集［M］．上海：上海古籍出版社，1997.
[33] 李心传．建炎以来系年要录：第 3 册［M］．上海：上海古籍出版社，1992：228.
[34] 罗天尺．五山志林［M］//吴绮，罗天尺，李调元，等．清代广东笔记五种．林子雄，点校．广州：广东人民出版社，2006：45.
[35] 黄佐．泰泉乡礼［M］//刻本．出版者不详．卷 3．13，1843：(道光二十三年)．
[36] 郭棐．粤大记［M］．广州：中山大学出版社，1998：144.
[37] 蓝鼎元．鹿洲初集：鹿洲全集［M］．厦门：厦门大学出版社，1995：20.
[38] 释继洪．岭南卫生方［M］．北京：中医古籍出版社，1983.

[39] 冯汉镛. 古代秘方遗书集 [M]. 成都：四川科学技术出版社，1992.
[40] 陈香白. 潮州三阳志辑稿：潮州三阳图志辑稿 [M]. 广州：中山大学出版社，1989：55.
[41] 严世芸. 中国医籍通考 [M]. 上海：上海中医学院出版社，1992：2496.
[42] 张继科. 三合集：卫生汇录 [M]. 海口：海南出版社，2002：4.
[43] 江涵暾. 笔花医镜 [M]. 上海：科技卫生出版社，1958：2.
[44] 章楠. 医门棒喝 [M]. 北京：中医古籍出版社，1987：6.
[45] 陈士铎. 辨证录 [M]. 北京：人民卫生出版社，1965：2.
[46] 何梦瑶. 医碥 [M]. 上海：上海科技出版社，1982：8.
[47] 郁闻尧，等. 鼠疫良方汇编：沈敦和序 [M]. 上海：中国公立医院，1911.
[48] 王评. 唐人街 [M]. 成都：四川人民出版社，1996：321.
[49] 黄国信，黄启臣，黄海妍. 货殖华洋的粤商 [M]. 杭州：浙江人民出版社，1997：123.
[50] 破头黄真人. 喉科秘诀：何光序 [M] //裘庆元. 三三医书：第1集. 北京：中国中医药出版社，1998：130.
[51] 梁希曾. 疬科全书：候序 [M]. 上海：科技卫生出版社，1958：1–2.
[52] 邓雨生. 全粤社会实录初编：方便医院卷 [M] //广州十八甫广生承刊本. 广州：调查全粤社会处，1910（宣统二年）：2.
[53] 梁启超. 新大陆游记 [M]. 上海：商务印书馆，1916.
[54] 伍律宁. 中医起信论二集：伍仁甫序 [M]. 广州：胥山学会，1939.
[55] 梅伟强，张国雄. 五邑华侨华人史 [M]. 广州：广东高等教育出版社，2001.
[56] 广东省政协文史资料研究委员会. 华侨沧桑录 [M]. 广州：广东人民出版社，1984：19–20.
[57] 罗晃潮. 日本华侨史 [M]. 广州：广东高等教育出版社，1994：92.
[58] 刘伯骥. 美国华侨史 [M]. 台北：黎明文化事业公司，1976：315–316.
[59] 吴粤昌. 岭南医征略 [M]. 广州：广州市卫生局·中华全国中医学会广州分会，1984：7.

[60] 班固. 汉书 [M]. 北京：中华书局，1964：1780.
[61] 陈寅恪. 天师道与滨海地域之关系：陈寅恪史学论文选集 [M]. 上海：上海古籍出版社，1992：181.
[62] 史澄. 广州府志：第 3 册 [M]. 台北：成文出版社，1966：455.
[63] 葛洪. 神仙传 [M]. 北京：学苑出版社，1998.
[64] 范晔. 后汉书 [M]. 北京：中华书局，1965：2750.
[65] 陈梿. 罗浮志 [M]//《藏外道书》编委会. 藏外道书：第 19 册. 成都：巴蜀书社，1992.
[66] 莫休符. 桂林风土记 [M] // 车吉心. 中华野史：唐朝卷. 济南：泰山出版社，2000：1075.
[67] 李昉. 太平广记 [M]. 北京：团结出版社，1994.
[68] 王明. 抱朴子内篇校释 [M]. 北京：中华书局，1985.
[69] 房玄龄. 晋书 [M]. 北京：中华书局，1987.
[70] 张君房. 云笈七签 [M]. 北京：华夏出版社，1996.
[71] 马端临. 文献通考：经籍考 [M]. 上海：华东师范大学出版社，1985：1191.
[72] 桂坫. 南海县志 [M]. 台北：成文出版社，1974：1306–1307.
[73] 佚名. 三天内解经 [M] // 张宇初，张宇清，张国祥. 道藏：第 28 册. 北京：文物出版社，1988：414.
[74] 陈寿. 三国志 [M]. 北京：中华书局，2000：264.
[75] 王承文. 汉晋岭南道教丹砂灵药考 [M] // 中国秦汉史研究会. 秦汉史论丛：第 7 辑. 北京：中国社会科学出版社，1998：132–147.
[76] 宋广业. 罗浮山志会编 [M] //《藏外道书》编委会. 藏外道书：第 19 册. 成都：巴蜀书社，1992：144.
[77] 苗善时. 纯阳帝君神化妙通纪 [M] // 张宇初，张宇清，张国祥. 道藏：第 5 册. 北京：文物出版社，1988：726.
[78] 彭定求. 全唐诗 [M]. 北京：中华书局，1960.
[79] 张伯端. 悟真篇 [M]// 张宇初，张宇清，张国祥. 道藏：第2 册. 北京：文物出版社，1988：914.
[80] 白玉蟾. 海琼白真人语录 [M] // 张宇初，张宇清，张国祥. 道藏：第 33 册. 北京：文物出版社，1988.

[81] 周叔伽，周绍良．牟子丛残新编［M］．北京：中国书店，2001．
[82] 慧皎．高僧传合集［M］．上海：上海古籍出版社，1991．
[83] 释僧祐．出三藏记集［M］．北京：中华书局，1995：508．
[84] 张杲．医说：附续医说［M］．上海：上海科学技术出版社，1984：104．
[85] 冯汉镛．支法存生平及佚方与成就［M］．中华医史杂志，1981，21（4）：213-215．
[86] 孙思邈．备急千金要方［M］．北京：人民卫生出版社，1955．
[87] 阮元．广东通志［M］//续修四库全书：史部675册．上海：上海古籍出版社，1997：619．
[88] 义净．南海寄归内法传校注［M］．北京：中华书局，1995．
[89] 元开．唐大和尚东征传［M］．北京：中华书局，1979：74．
[90] 陈垣．鉴真和尚失明事质疑［M］．社会科学战线，1980（4）：37．
[91] 赞宁．宋高僧传［M］．北京：中华书局，1987．
[92] 巢元方．诸病源候论［M］．沈阳：辽宁科学技术出版社，1997：72．
[93] 韩愈．柳州罗池庙碑记：韩昌黎全集［M］．北京：北京燕山出版社，1996：845．
[94] 刘禹锡．刘禹锡集［M］．上海：上海人民出版社，1975．
[95] 佚名．大涅槃经［M］//任继愈．中华大藏经：第14册．北京：中华书局，1985：80．
[96] 徐松，陈智超．宋会要辑稿补编［M］．北京：全国图书馆文献缩微复制中心出版社，1988：308-309．
[97] 苏轼．苏轼集［M］．北京：国际文化出版公司，1997．
[98] 苏辙．栾城后集［M］//四部丛刊：初编本．上海：商务印书馆，1929．
[99] 袁中道．珂雪斋集：卷21［M］．上海：上海古籍出版社，1989：931．
[100] 秦观，徐培均．淮海集笺注［M］．上海：上海古籍出版社，2000：485．

第四章

岭南瘴气的医学考察

岭南向来以瘴气著称。在前面有关岭南疾病的资料中，已经可以看到历代都有与岭南随时相伴的“瘴气”踪影。汉初对岭南的印象主要是暑湿，如西汉征讨南越时就经常提到“暑湿”、“暑时”的影响。东汉时，马援征交趾之役遇到瘟疫，《后汉书》对其描述正式使用了“瘴气”一词，此后“岭南”与“瘴气”二者几乎形成了固定的关联印象，历代未绝于书。

这种令岭南蒙上疾病隐喻的“瘴气”，到底是什么性质的事物，何以令人们印象深刻至此？有必要进行医学角度的考察，以厘清其中的谜团。

第一节　瘴气：岭南地域环境影响因素的综合概括

"瘴气"在文献中的出现，往往与特定地域有关。早期主要是岭南，偶尔也有用于西北或西南、东南等地区的，后来逐渐变成西南地区为主。要了解古代"瘴气"观念的形成，就有必要结合地域的情况来考虑，尤其是与岭南相关的资料更为重要。

一、"瘴气"概念的分析

理解"瘴气"概念，既要根据文献的不同用法分析其实际意义，又要与中医理论相结合，确定其主体意义。

（一）"瘴"的多重含义

对古代文献所说的"瘴"，首先要了解其在不同语境下有不同含义。它有时是指致病因素，有时又是指一种疾病。以唐代诗人元稹的"遣病十首"之一为例：

"服药备江瘴，四年方一疠。岂是药无功，伊予久留滞。滞留人固薄，瘴久药难制。去日良已甘，归途奈无际。"[1]4496

第一句"服药备江瘴"中的"瘴"，是指与江边卑湿有关的患病因素；第六句"瘴久药难制"中的"瘴"则是指这种病。这大概就是古代的"瘴"的两个主要用法。

"瘴"一字，最早的字典《说文解字》没有记载，后世的一些文字著作的解释，多与疾病有关。如《玉篇》云："瘴，之亮切，瘴疠也。"[2]《广韵》："瘴，热病。"[3]这些都只是解释它是一种疾病，未能揭示其来龙去脉。而宋代的《六书故》的解释颇有特点："瘴，之亮切，山海之厉气，中者辄疾，曰瘴。”[4]明代《正字通》的解释与之类似：“山川疠气成疾也。”[5]两书均将“瘴”与山、海相联系。

回顾早期记载“瘴气”的文献，有不少写作“障”和“障气”。如《淮南子·坠形训》有“土地各以其类生，是故山气多男，泽气多女，障气多喑……”[6]的说法；《三国志·吴书·陆胤传》说：“苍梧、南海，岁有暴风瘴气之害。”[7]其中“瘴气”旧本作“障气”；左思《魏都赋》有“宅土熇暑，封疆障疠”[8]294；鲍明远《乐府八首·苦热行》有“鄣气昼熏体，菵露夜沾衣”[8] 1325，“鄣”同“障”；《魏书·僭晋司马叡传》评价南方说：“地既暑湿，多有肿泄之病，障气毒雾，射工、沙虱、蛇虺之害，无所不有。”[9]王子今研究上述资料后指出：“《说文·阜部》：‘障，隔也。’‘瘴’写作‘障’，应与这种自然现象阻断交通的作用有关。而‘障’和‘嶂’之相通，则与瘴气往往发生在原始山林的情形也是一致的。”[10]这一观点富有见地，大致可以认为，“障气”是形容屏蔽、否塞的环境中导致人体致病的特定因素。正如清代医家陈治所说：“瘴者，障也。天地自然之气为崇山峻岭障蔽不舒而然也。再加之以春夏之交，万物发生之际，乖戾郁遏，人多染患。是以道路行役者恒多，而安闲居室者恒少也。”[11] 71 由于其与疾病有关，“障”就演变成为“瘴”。正如清代医家莫枚士所言：“古者于隔蔽之义，字止作障。《说文》云：障，隔也。是也。其作墇、作鄣者，系通借字。由是山之隔蔽者，即易以山而作嶂。其因山之隔蔽，致少风多湿，蒸而为气，足致民病者，又易山以疒而作瘴。”[12] 6~7

所以“瘴”字大概有两种用法：一是指闭塞潮湿、致人疾病的自然环境，此时多表达为“瘴气”、“烟瘴”；二是被认为与这些环境因素相关的疾病，常表达为瘴病（有时也叫瘴气)，如果表现为瘟疫则称瘴疠。

(二) “瘴”与中医病因理论

《辞海》释“瘴气”说：“南方山林间湿热蒸郁致人疾病的气。”[13]这个解释基本中肯，说明了“瘴气”是一种外界致病因素。释文中的“湿热”、“蒸郁”和“气”等词语，都只有从传统医学的角度才能理解，而不是现代医学的病因。

“瘴”之所以称为“气”，是受传统医学的病因理论影响所致。中医病因理论深受古代文化观念的影响，对外界的无形病因通常用“气”来概括。

中医对自然界和生命的认识，建立在“气论”的基础，其源头来自中国哲学文化中的“气”范畴。古人认为万物皆为气所构成，这种气为物质的、连续的，是生命体形体与精神的综合表现。《庄子·知北游》说：“人之生，气之聚也。聚则为生，散则为死……故曰：通天下一气耳。”[14]《列子·天瑞》说：“清轻者上为天，浊重者下为地，冲和气者为人。”[15]宋张载《正蒙·乾称》也说：“凡可状，皆有也；凡有，皆象也；凡象，皆气也。”[16]由于万物均由气构成，自然界的现象就是气的不同变化。传统医学由此认为“人与天地之气相通”，人体与自然界的变化息息相关。

在古代的科技条件下，人类对自然界的观察，主要是从宏观角度来感知的。在古代农业社会，传统的历法和气候观测达到了较高的水平，人们掌握了自然界的气候规律，形成了季节和节气等理论，指导人们的生活和作息。在长期的社会生活中，人们能够根据四时更迭，适应寒暑变更，免于疾病。但一旦自然气候异常，节气非时，就容易令人们不能适应。人们在生活中，不难发现很多疾病的产生与受凉、受热等气候因素有关。传统医学将这样的致病条件用“气”理论来概括，就形成各种不正常的病因性的“邪气”。目前所知的中医最早的病因学说战国医和的“六气致病说”已经体现了这一特点。医和认为六气（阴、阳、风、雨、晦、明）的变化会导致不同的疾病。六气本是自然现象，但“过则为灾”，“淫生六疾”，亦即一旦出现异常和过度的变化，就会影响人体，因而成为一种病因。这种观念在《黄帝内经》中得到了进一步的发展，如《灵枢·顺气一日分为四时》说：“夫百病之所始生也，必起于燥湿、寒暑、风雨、阴阳、喜怒、饮食、居然。”将病因区分了内因与外因的不同类别，其中气候变化失常是主要的外界因素。最终《黄帝内经》确立了“六淫”病邪理论，将常见气候异常（淫）现象抽象概括为风、寒、暑、湿、燥、火六种“邪气”。

可见，将环境气候因素对人体的影响，归纳成某种“气”，是中医病因理论的基本思维。后世医家针对某些特殊的疾病，还曾命名过“疠气”、“戾气”、“时气”、“疫气”等病因，都是这种思维的产物。其思维过程，不是从寻因求果开始，而是以果溯因来归纳，即根据疾病的症状和发生的条件，观察并验证它与环境的关系，然后再将相关因素进行总结和概括。

二、瘴气与自然环境的关系

“瘴气”一词早期主要用于描述南方，尤其是岭南的疾病。最早使用“瘴气”的《后汉书·马援传》说马援“出征交阯，土多瘴气”，“军吏经瘴疫死者十四五”，就是在岭南发生的事。后世的“瘴气”文献中，与岭南相关联的也最多。可以看出，古代之所以形成瘴气概念，与人们对岭南自然环境和特定疾病之间的相关性的认识有关。

（一）瘴气与岭南环境

岭南环境炎热、多湿，容易致病。但“湿”与“热”，本已属于中医六淫病邪之一。古人之所以还要创造“瘴气”这一病因，必定是认为在一般的“湿”和“热”之外，另有特定的未尽因素。根据前人的论述，这种特定因素主要体现为岭南自然环境的一些特点。

1. 岚雾郁积

古人对瘴气的直观印象是认为其与雾有关。唐代郎士元诗“海雾多为瘴”（王棼流雷州）[1]2781、袁不约诗“瘴烟迷月色”（送人至岭南）[1]5771等，均把雾景与“瘴”相联系。更直接的还有“瘴雾”一词，如宋代苏辙诗曰：“山林瘴雾老难堪，归去中原茶亦甘。”（和子瞻过岭）[17]范成大有句：“天公恐我愁瘴雾，十日号风吹石裂。”[18]都反映出这种观念。

对雾与瘴关系的论述，以清代屈大均的“雾为瘴之本”之说最为详尽。屈大均说：“岭南之地，火气多而常郁积。火极则水生，生之时未成水而先成雾。雾者瘴之本，以雾始必以瘴终。每当日出，山野间有白气缕缕自下而上，须臾森弥四布，蒙如轻尘，咫尺不辨人物。此乃浊阴乘太阳而升，为瘴之所从出，而与风相因者。盖瘴者风之属，气通则为风，塞则为瘴。”[19]22

现代气象学指出，雾是大气中因悬浮的水汽凝结，能见度低于1000米时的天气现象。雾的形成通常有两种途径：一是因空气温度降低而产生平流雾、辐射雾、上坡雾等；二是因空气中水气增加而产生蒸发雾、锋面雾、生物雾等。雾一般在北半球高纬地区、低纬度潮湿地区或中纬度地区的亚热带出现的频率较高，特别是山区有雾的时间较多。雾的形成与温差、近地面的空气水气量关系密切。岭南丘陵地区居多，空气湿度大，尤其山林之中湿气更大，这些地方都容易形成雾气。雾的形成、持续与气流(风）有关，有风及风大时不易起雾或雾易于消散。

雾在各地均有。我国北方平原由于气候原因，也会经常出现持续的蒸发雾。根据气象资料，岭南在全国范围里并不算多雾的地区。将雾与瘴相联系，是否能反映岭南的特点？其实，古代所说的岚雾与今天气象学上的雾还不完全是一回事。岭南降雨多，人们把常见的雨前雨后的云烟湿气都列入瘴雾之中。例如唐代吕颂说："山谷昏昏，终日阴雨，吞茹瘴毒。"[20]明代王守仁说："山路崎险，林木蓊翳，若雨水洊至，瘴雾骤兴。"[21]还有明代朱同《云赋》说："其有济于人也，则为祥为庆，时雨甘霖；其有害于人也，则为痴为瘴，曰灾曰淫。"[22]可见雨露云烟也是瘴雾的一种。清人范端昂《粤中见闻》对瘴气的描述也反映了这一点："岭南岁中风雨暖寒，罕应其候，蒸变为瘴。非烟非雾，蓬蓬勃勃，多起于水间，与山岚相合。"[23] 15~16 岭南由于山林蔽阻，水气不易驱散，因而形成长年氤氲的岚雾景象。

现代医学认为，一般的雾或湿气对人体的健康并没有明显的影响。那为什么古人称岭南之雾为会成瘴致病呢？主要原因在于中医的"郁结"理念。

古人论述有瘴的地方，大多数都是山岚丛绕、气流不畅的环境。岭南属丘陵地貌，多山岚屏障。唐代刘恂指出："岭表山川，盘郁结聚，不易疏泄，故多岚雾作瘴。"[24]清人闵叙云："杜诗云：五岭皆炎热，宜人独桂林。以风高无瘴也。下至平乐、梧州及左右江，瘴气弥甚，早起氤氲，咫尺不相见，非至巳，不见山也。"[25] 224 广西《恭城县志》说："(恭城）峰峦廻合，山林水石之气时溢为雾，四望暝历，咫尺莫辨，是名曰岚。深山叠嶂为盛，城郭为轻；行旅劳役之人易染，贵人静女率多无恙。”[26]《三江县志》也说：“山川之气，郁为岚瘴。”[27]90 这种屏障造成了“气”的郁结或郁积，岚雾就是天地之气机不畅的表现。屈大均说瘴“与风相因”，“气通则为风，塞则为瘴”，如果风多的地方则无瘴害。

所以，雾积成“瘴”的关键在于“屏障”和“郁积”。这种“郁积”以现代医学眼光不易理解，现代医学只承认过浓的雾气对人体有短期的影响。而传统医学的“气”理论则认为，气以通为顺，以滞塞为害。闭塞不畅的环境就难免会积聚有害之气，并且日积月累会形成对体质的长期影响。

在岭南，瘴雾闭塞的环境又与炎热的气候相结合，对人体的影响更大。前人每每用“炎蒸”、“蒸变”等词来形容这种闷热情形。清代医家陈治指出：“兹来粤地，见有庾岭丹霞从然高峙，倍于闽中，屏蔽其西北高爽之气，凝汇其东南炎燠之威，阳气郁蓄，无从发泄，加之以崇山峻岭万丈巍峨，当其长夏暑气之时，蛮烟毒雾，蕴结上蒸，令人喘急眩晕，胀闷痰升，窍闭不舒，四肢酸楚，或寒热间作，或自汗如雨，或腹痛神昏。苟不亟为调治，变端百出，有莫可言其名状者。”[11]70 广西《同正县志》卷五论“烟瘴”也说：“同正多出岭湿热之气，往往晨起晴明，忽而浮雾四塞，咫尺莫辨，其气辛鼻，日渐高则收散无迹。是日必增炎热，此后牲畜或多瘟毙，人感之亦多生病。”[28]炎热是助湿成病的重要原因。

华南地区年平均相对湿度普遍在 75%以上。现代医疗气象学表明，在高湿度、低气流的情况下，气温超过 27℃就会令人体不适[29]。岭南相对较长时期的高温和高湿，被认为是形成地方性特定体质和疾病的原因。我国古代没有温度和湿度的测量体系，人体对环境的感应主要通过观察自然现象和总结自身感受来描述。在人们的体验中，南方高温高湿，长期雾气蒸腾，无风时闷热难当，同时山林的湿气氤氲又给人一种神秘感觉。综合这些因素，人们将许多南方疾病的原因与环境的典型表象“屏障”、“岚雾”相联系，就形成了“瘴气”这一内涵复杂的病因概念。“瘴”字包含着“障”的原初含义，特别突出了其气机不畅的一面，甚于一般的湿或热。

2. 风土多毒

“瘴气”区别于一般病邪，不仅因闭塞不畅，还有一个特点是病气酷烈。文献中经常可以见到将岭南“瘴气”称为毒气的说法，如南朝陈延之《小品方》卷六“治秋月中冷（疟病）诸方”说：“南方山岭溪源，瘴气毒作，寒热发作无时，痿黄肿满，四肢痹弱，皆山毒所为也。”[30]范成大说：“瘴者，山岚水毒与草莽沴气郁勃蒸熏之所为也。”[31] 111 王棐认为患瘴的原因之一是“感天地水泉草木之毒”[32] 18；清代俞震也说：“瘴气者，山岚郁毒之气也。”[33] 156

这种“山川毒厉之气”从何而来？历代也有两种不同的说法。

其一，认为岭南环境多毒物，毒物受炎热所蒸发，日积月累，结合于瘴雾气之中。例如《圣济总录》卷三十七说：“七八月之间，山岚烟雾蛇虺郁毒之气尤甚，故当是时，瘴疾大作，不论壮老，或因饥饱过伤，或因荣卫虚弱，或冲烟雾，或涉溪涧，但呼吸斯气，皆成瘴疾。”[34] 737 清人蒋宝素说：“瘴气者，经旨所无，乃岭表方隅之疾。炎蒸湿郁，虫蛇毒气，上腾如雾，中人为患，类乎伏邪痃疟沙毒之证也……巢元方、杨仁斋有阴阳相搏之气，杂毒因暖而生岚瘴溪源蒸毒之语，亦以炎蒸气毒为主。”[35]清代陈治还列举有水中含毒的“毒水瘴”、受孔雀和蚺蛇排泄物污染形成的“孔雀瘴”和“蚺蛇瘴”等。这些都是从有形毒物发挥出来的“毒气”论。

其二，认为岭南长期湿热的气候蕴积形成“毒”。在传统文化之中，除了有形毒物之外，如无形邪气积聚过甚也称之为“毒”。东汉王充曾说：“夫毒，太阳之热气也，中人人毒。人食凑懑者，其不堪任也。不堪任，则谓之毒矣。”[36]其实毒不止与火热有关，但其“不堪任，则谓之毒矣”之说确实十分中肯。现代有中医学者归纳出“诸邪秽浊，皆属于毒”，“诸邪迁延，蕴积不解，皆属于毒”等毒邪理论[37]，其要点就在于邪气过重或邪气积聚而成毒。《圣济总录》就曾提到岭南气候这种无形之毒说：“广南……阴阳二气之所蕴积，是以四围之山，崇高回环，百川之流，悉皆归赴。及秋草木不凋瘁，当冬蛰虫不伏藏，寒热之毒，蕴积不散，雾露之气，易以伤人。”[34]737“人与天地同流，通万物一气，故有感于山川毒厉之气而为病者，瘴疟是也。”[34]742清代雷丰《时病论》说：“瘴疟之证，岭南地方为多也。乃因天气炎热，山气湿蒸，多有岚瘴之毒。”[38]范端昂形容瘴气“或有草莱沴气所郁结，恒如宿火不散。溽熏中人，其候多与暑症相类，而绝似伤寒，所谓阳淫热疾也”[23]15~16。岭南气候炎热，为天之阳气所积；土地卑下，为地之阴湿所积，所以合起来形成“寒热之毒”。

以上两种观点，正如清代王勋《慈航集三元普济方》所概括说：“夫瘴者，山岚湿毒之气，从地而升也，到处有之。唯云、贵、川、广甚于各省者，一近于海，多水毒之气；一近于山，多蛇虫之气。”[39]这种“毒”的理论，一方面与“岭南凡病皆谓之瘴”的早期认识有关，过去曾经将种种毒物伤人的疾病统统归入瘴病之中；另一方面，也反映着瘴气致病的特殊性和严重性。因为南方瘴气伤人，无论一般瘴气感冒与北方伤寒相比，还是瘴疟与普通疟疾相比，都更为复杂，也可以说邪气更为深重，故称之为“毒”。

（二）其他地区的瘴气

历代文献资料中，除岭南外还有不少地方有“瘴气”的记载。其中，有与岭南气候、地势近似的福建、江西、湖南、台湾等省，也有气候不如南方炎热或地势较高的四川、云南、贵州甚至青海、西藏等地区。这些地方的瘴气性质是否与岭南一样呢？从地理上可以看到，各处有瘴地方与岭南其实有着共性，即同样都有山岭阻隔、岚雾不散的特点，所说的瘴气也同样与雾露等有关。

如《隋书·樊子盖传》载：“（大业）五年，车驾西巡，将入吐谷浑。子盖以彼多鄣（瘴）气，献青木香以御雾露。”[40]云南《永昌府志》卷二十六“杂记”记载当地“上江之瘴尤甚。大抵山太高，水太深，则山泽之气不通，郁蒸而为瘴”[41]；贵州在唐人笔下“素多瘴疠，山峡重深，毒雾蒸云常在牖户，四时多雨，不识霜雪”[42]，周围苗区更是“深山大谷郁而为瘴”[43]；西藏“甲错大山……本为天险，且有瘴气”[44]；清代陈治在福建和广东均观察和治疗过瘴病，指出两地瘴气形成的共同条件是山岭阻隔，福建“有江郎、仙霞诸岭障于北”，岭南则“庾岭、丹霞从然高峙”，“靡不因北方山高岭峻，屏障天地之气，否塞不舒，血肉之体，夫是乃病”[11]70。这些论述中，对瘴气产生环境的认识都高度相似的。

当然，由于气候不同，不同地区瘴气的挟寒或挟热表现或发病的时间会有所不同。例如唐代杜佑《通典》卷一百九十记载吐蕃云："山有积雪，地有冷瘴，令人气急，不甚为害。"[45]闵叙《粤述》谈到云南、福建瘴气与广西的不同说："下至平乐、梧州及左右江，瘴气弥盛……四时不绝，而春冬尤甚……滇、闽皆有瘴，然春尽乃发，秋高而止，未闻贯四时也。"[25] 224-225 瘴气的共通性虽然都是闭塞，但寒热和轻重则因地而宜。

所以，"瘴气"概念的形成，核心在于对否塞屏蔽地区致病之气的归纳。在向环境追溯病因的传统思维影响下，人们根据对自然山川的观察，将其特点与疾病相联系，提炼形成了"瘴气"的概念。山区常见的山岚雾气成为这一无形概念的有形表象，这也反映了"瘴气"多湿、多郁的病理特点。由于这一概念最初形成于南方，瘴气常常给人以兼热为主的印象，实际上也有以寒为主的。就其主体来说，瘴气可以说是对南方长期影响人体健康的自然地理和气候因素的综合性概括。

要注意的是，并不是所有古代资料中的"瘴"字都严格符合本节界定的"瘴气"内涵。由于"瘴"作为一种诗化意象，它的含义有泛化的情况。它也常常被用来指称边远落后地区，如所谓"烟瘴之地"等，究竟是否指该地存在瘴病，则要根据资料内容具体分析。对此，有学者指出，"瘴气"在古代有一个由地理观念向文化观念转变的过程："它（瘴气）最初因人们不明病因而产生，也因人们不明病因而衍化，再由它与'蛮夷'同生一地而被引申，因而它的分布趋势，亦由岭南、西南地区的各个点向整个面上扩散，再由岭南向岭北推移，而达于长江以南，甚至于青藏高原也被认为布满瘴气。"[46]瘴气几乎是"被人们用于指称人与环境失调时引发疾病的环境因素"的统称。相对来说，医学著作中对

“瘴气”或“瘴病”的描述，比一般的文人之作更为严谨，更具医学研究价值。

三、瘴气的病机与致病条件

“瘴气”作为一种环境因素的抽象总结，到底如何影响人体产生疾病？传统医家从病机角度有过各种各样的解释，认识到瘴气虽然是外邪，但其致病还与人体的正气健旺与否有很大关系。

（一）瘴气的病机意义

“瘴气”作为特殊的外界病因，不同于六淫邪气。早期医著论瘴的危害性，多较为笼统，或曰“毒”，或曰“恶气”，或曰“沴气”，这些说法很难对应中医的病机理论。从中医辨证来说，必须对病因的阴阳特性和六气属性进行辨析，才能进入论治的阶段。也就是说要阐明其病机特点。在古代，不同时期的医家在不同条件下，对瘴气的病机论述不完全一致，但在全面考察和综合的基础上，也不难归纳出瘴气的基本病机特点。

1. 瘴气与六气的关系

中医的病机理论中，六气病机是主要的外感病邪分析体系。六气“风寒暑湿燥火”不仅是病因概念，同时也是病机概念。在作为病因的时候，它们有一定局限性，并不能全部反映疾病的发生情况，因此古人又另行创造了瘴气、戾气等有特定含义的病因概念。但作为病机时，“六气”形成了一个完整的体系，瘴气、戾气等概念必须通过六气病机进行分析，才能很好地解释症状发生机理，并形成与临床治疗体系相对应的证候。

从六气病机角度分析，“瘴气”与六气中的寒、湿、热关联较多。

(1)瘴与寒。瘴病的发生常有受寒的因素，这是早期瘴病被归于伤寒一类的原因之一。如明代张继科说："因忆作客泗城者，染瘴过半，每言昼暖夜寒……子夜鸡鸣，正阳行度时，乃阴从吸入以乘阳度，而肤腠之间又为寒气袭，几何不病？此感冒岚瘴之因也。"[47] 79《景岳全书》卷十七也认为瘴气中包含着感寒的疾病："论盖岭南地气卑湿，雾多风少，且以冬时常暖，则阴中之阳气不固；夏时反凉，则阳中之阴邪易伤。故人有不知保重而纵欲多劳者，极易犯之，以致发热头痛，呕吐腹胀等证。盖重者即伤寒，轻者即疟疾，第在岭南病此，则均谓之瘴耳。"[48] 1041

(2)瘴与火（热）。隋《诸病源候论》卷十"瘴气候"说："夫岭南青草、黄芒瘴，犹如岭北伤寒也。南地暖，故太阴之时，草木不黄落，伏蛰不闭藏，杂毒因暖而生。"[49] 59 其所列举的两种情况，如"假令宿患痼热，今得瘴毒，毒得热更烦"和"假令本有冷，今得温瘴"，都认为瘴为温热之邪。《外台秘要》则说："然南方温毒，此病（指瘴）尤甚，原其所归，大略有四：一山溪毒气，二风温痰饮，三加之鬼疠，四发以热毒。在此之中，热毒最重。"[50]其中所列山溪毒气虽然为阴湿之毒，但不如热毒为重。宋代苏轼曾提出"瘴疾皆因脾胃实热所致"，需要"常以凉药解膈上壅热"[51]；明代章潢《图书编》说："夫两广极南地也，故其气常多暑少寒。少寒故霜雪不降，多暑故瘴毒间作。梧以西则渐甚，盖由山势局促，层峦迭嶂，茂林深箐，居人如坐甑中，热郁薰蒸，故瘴疟作焉。炎荒之地大抵然也。"[52]这些文献认为瘴与热关系密切。

(3)瘴与湿。有不少医家认为瘴为湿邪。宋代唐慎微《证类本草》卷五“水气”条说：“江湖间露气成瘴，两山夹水中气疟，一冷一热相激成病症，此三疾俱是湿为，能与人作寒热，消铄骨肉，南土尤甚，若欲医疗，须细分析，其大略皆瘴类也。人多一概医之，则不瘥。”[53]明代《景岳全书》卷十四论瘴疟病因说：“南方岚湿不常，人受其邪而致病者，因名瘴疟。”[48] 1037《万病回春》卷二说：“外中湿者，或感山岚瘴气，或被雨湿蒸气，或远行涉水，或久卧湿地，或汗衣湿鞋，则湿从外而中矣。”[54]日人丹波元简《医賸》引“太无神术散考”云：“山岚瘴气，谓山谷间障雾，湿土敦阜之气也。湿气蒸腾，由鼻而入，呼吸传变。”[55] 34 清人莫枚士的考证更加明确：“其因山之隔蔽，致少风多湿，蒸而为气，足致民病者，又易山以疒而作瘴。观于字孳之义，而瘴之属湿可知已。”[12] 7《东医宝鉴·杂病篇》也直接将瘴列入“湿”类，并说：“雾露之气为瘴。”[56]

(4)瘴为湿热。有些著作认为瘴属湿热之邪，因为瘴气多数见于南方湿热或暑湿的外界环境，早在汉代，《后汉书·杨终传》载杨终于建初元年（公元 76 年）上汉章帝疏就说：“且南方暑湿，障（瘴）毒互生。”[57] 1598 陆祚蕃《粤西偶记》说：“天气炎蒸，地气卑湿，结为瘴疠，为害不少。”[58]认为瘴疠主要是湿与热相兼。有关将瘴与环境“暑湿”相联系的文献还有许多，最直接如丹波元简的论断：“瘴即温湿之气。特以南方岭嶂之地，此气最为酷烈，故谓之瘴气。”[55] 35

综合分析以上各种说法，并结合全国瘴情的分析，本书倾向于以湿为瘴气的基本属性。清代王勋《慈航集三元普济方》曾根据瘴与雾的关系指出：“瘴乃阴邪，日出全散，非阳邪可知。”[39]这与湿为阴邪是一致的。对于患瘴而言，寒、热是发病的诱因，或是相兼的病邪，不是瘴气的本质。盖瘴虽有寒有热，但其所“闭塞”者，湿气也。只是因为在历代的记载中瘴气概念源自岭南，多见于炎热的南方，因此最常与热邪相兼，表现为湿热合邪，实际上也可以有与寒邪相兼的瘴病。

2. 瘴气的病理特点

虽然瘴的主要病机是以湿为本，但不完全等同于湿，否则就不必要另立“瘴气”之名了。前面强调过，“瘴气”之“瘴（障）”，就是特别强调其郁结不散的特点。湿气不散，日积月累，邪气深重。“瘴”的病理可以表达为以湿浊为主，积聚难散有兼寒兼热的不同。

(1)湿浊为本，积久而变。古人认为岭南之湿是受炎热蒸腾而起的，加以长期郁积，积久而变。古人或称为“毒”，或称疠气、恶气、沴气等，表明岭南之湿症状较他处为重。宋周去非《岭外代答》说：“盖天气郁蒸，阳多宣泄，冬不闭藏，草木水泉，皆禀恶气。人生其间，日受其毒。”[59] 83 这里的“恶气”就是对致病性强的表达。《圣济总录》也说“寒热之毒，蕴积不散，雾露之气，易以伤人”[34] 737。故瘴气的病机属性又可以“积湿”、“湿毒”来概括。

瘴的本来含义为屏蔽、闭塞，瘴气作为对闭塞环境里水气积聚不散状况的概括，往往以岚雾氤氲为其外象。这种外界的湿浊，与岭南脾虚内湿的体质相结合，外湿与内湿相召，感瘴者典型特征为闷恶、欲呕等，可见于兼恶、兼热的证候中。

(2)兼寒兼热，化热为多。湿浊容易与其他外邪兼挟为病，常见有兼寒与兼热两类。《研经言》说：“大抵瘴之发也，自有挟寒、挟热二者。”[12]7《证治大还》则将其分“阴瘴”和“阳瘴”两种，认为粤东“阳闭于阴”多“阳瘴”；粤西“阴闭于阳”多“阴瘴”，“阴瘴亦令人病。故染患多阴，阴湿蕴毒”[11] 71。

由于岭南长时期气候炎热，在此地以挟热的情况最为多见。所以《外台秘要》列举岭南瘴病发生的四种因素中强调“热毒最重”[50] 157。另外，瘴即使与风寒结合，在岭南环境与体质影响下，也容易化热，如明代《古今医统大全》卷七十六论“瘴气出自东南山岚湿气”说：“东南山泽湿气郁蒸不散，中人犹夫伤寒者，则亦不可不谨也。唯湿郁而为热。”[60] 1601 这也是有医家认为岭南瘴气的性质属湿热的原因。

另外要注意的是，岭南“瘴气”的属性虽以湿热相挟最多见，但由于岭南人体质的影响，其综合表现往往有外寒内热、上热下寒等错杂的情况，治疗时要综合考虑。

（二）瘴气致病的条件

如上所述，人们在南方感受的不适，主要由于长期生活在炎热高湿的环境所致。“瘴气”是对这种环境的病因性概括。但是除非不入岭南，否则这种环境无可避免。那么岭南是否人人皆病？明代医家徐春甫指出：“闽广岭南之地，虽有瘴气，其不病者居多，而所以感之者，乃因正气内虚，外邪乘虚而入也。不然则东南之人当一一病瘴，而奚有暇他病耶？”[60] 1601 古代医家总结出瘴气致病往往以正气内虚和摄生不慎为发病条件。

1. 正气内虚

瘴气虽为外界因素，但岭南长期但历代医家提到瘴气致病，几乎都强调正气内虚的体质因素。宋代周去非《岭外代答》说：“人生其间，日受其毒，元气不固，发为瘴疾。”[59] 83 明代张景岳指出得瘴者“凡劳疫伤饥之人，皆内伤不足者也，所谓邪气伤虚不伤实，同一理也”[48]1041。明代张继科也说：“倘中气素虚，感受最易。”[47]78 清代江涵暾说：“闽广之地，近山则林菁阴沍之气，近海则蛟蜃咸潮之气。虚人中之，即为受瘴。”[61]以上均是曾在岭南生活，亲身经历过瘴地生活的文人或医家的经验之谈。

因此，瘴气致病，正如《古今医统大全》所指出的：“瘴气唯中气不足者受之。”“东南之地，冬不甚寒，雾多风少，阳气不固，冬不藏精，人因虚而感其邪……虽云山岚瘴气，其实内因而得之者也。”[60]1601

对瘴气的治疗与一般外感不同，应注意正气内虚的因素。

2. **摄生不慎**

即使是正气内虚之人，但如慎于起居，外邪不得乘虚而入也可保平安。王棐认为岭南“未尝日日有雾，间一二日亦有之”，患瘴病“亦不可全咎于风土，皆不摄不节，有以自致之”[32]20。清代王勋《慈航集三元普济方》形容说：“瘴多起于三更之后及人静之时。或起于晚，而太阳西入，阳气下行，薰蒸于上，则瘴雾升然。人空腹出门，瘴从口鼻而入，此受病之因。”[39]因此如果注意防护，可以减少得病。如《容州志》载广西容州号称“瘴地之极”，然而“虽燠春气候差异，若能调护，瘴毒亦稀”[62]。只是在岭南摄生不易，原因在于当地气候多变，寒暑不时，尤其下层民众在岭南生活劳作，不可能慎避寒暑，也就难免触冒瘴气。《岭表十说》谓：“婢仆多病瘴，盖劳役之人饮食乖度，昼多冒暑，夜多寝地，又凡事不忌慎，故先受其弊。”[32]60《古今医统大全》说：“人因虚怯，又因伤饥伤饱，或冲烟雾，或涉溪涧，遂得此疾，谓之黑脚瘴、虾蟆瘴、哑瘴……”[60]522~523 清代《三江县志》称：“若城依岩谷，或地近卑湿，崎岖厄塞，有迎午方见日者，至若蛮溪獠峒，草木蔚荟，虺蛇出没，江水有毒，瘴气易侵。商旅氓隶，触热征行，与夫饮食起居不节者，每为所中，调摄之功宜加慎焉。”[27] 97

即使是官宦文人平时较注意养生防护，并遵循所谓“若要安乐，频脱频着，南方语也”[63]、“少食而频餐，多衣而屡更”[59] 81 等南方防疾格言，但久处岭南环境，仍不可能长保无恙。正如明代医家郑全望所说：“天气以四时温热凉寒运于上，地气以生长收藏应于下，而人之阳气以升浮降沉应之，为生生不息之妙……发瘴之地则不然：春夏多寒，秋冬多热；盛夏久雨，则可挟纩，隆冬久晴，宁不摇扇。一日之间，日未升则寒，日中则热，日入又寒。一日一夜，寒暑迭变。无论四时，久晴则热蒸，蒸极则雨，雨下则湿，蒸雨久则凄凉。人生其间，饮食起居，安能一一谨慎？稍失调养，便感此乖戾之气而发寒热，即谓之瘴。”[64] 465

注意到瘴病的发生条件，便为进一步分析和治疗瘴病打下基础。

第二节　瘴病的种类及其分析

古人说“南人凡病皆谓之瘴”，这是医学不发达的表现。也正由于此，历代以瘴为名的疾病名称多而繁复，也混淆了“瘴气”应有的病理意义。现代学者对瘴病的实质进行了不同角度的研究。

一、瘴病的名称与命名

日人丹波元简《医賸》曾整理历代有关文献，详列各种瘴病名称如下：

"其名称颇繁，今以余所知者录后：黄芒瘴、黄茅瘴（《南方草木状》），青草瘴（《巢源》），黄梅瘴、新禾瘴（《桂海杂志》），黄茆瘴（《番禺杂记》），虾蟆瘴、黑脚瘴、芳草瘴、朴蛇瘴、锁喉瘴、蛇瘴（《圣济总录》），冷瘴、热瘴、中箭（《瘴疟论》），烟瘴、岚瘴、黄瓜瘴、蚺蛇瘴、蚯蚓瘴、乌蜂瘴、回头瘴、搅肠瘴（《管见良方》），梅瘴（《摭遗》），鹦鹉瘴（《北户录》），哑瘴（《岭南卫生方》），花风瘴（《医林集要》），乌脚瘴（《漳州志》），人瘴（《使缅录》），炎瘴、楸头瘴（《体仁汇编》），桂花瘴（《泉州府志》），暑湿瘴、毒水瘴、孔雀瘴、江米瘴（《证治大还》），香花瘴、毒淫瘴（《广东新语》），菊花瘴（《粤述》）。"[55] 35

在此之外，冯汉镛先生还辑录出《太平御览》卷三十四引《广志》的寒瘴，《政和证类本草》卷二十及卷三十的温瘴，《南海寄归内法传》的鬼瘴，《金华子》的牛瘴，《古今医案按》的寻常瘴，《滇海虞衡志》的螃蟹瘴、蚂蟥瘴，以及散见于文献的交头瘴、黄鳝瘴、香瘴、泥鳅瘴、曲鳝瘴、蝮蛇瘴、水瘴、旱瘴、中草子等等。归纳起来，冯汉镛认为瘴病的命名之法有三种：一是因发病时间而取的名，如黄茅瘴、青草瘴；二是根据不同症状来取的名，如锁喉瘴、哑瘴；三是以致病原因来取的名，如岚瘴、烟瘴、毒水瘴等[65]。这基本概括了大部分瘴病的情况。

二、对瘴病实质的现代研究

立足于现代医学的角度来讨论瘴病的实质，很难得出有共通性的结论。研究者一般从"瘴气"特征和瘴病症状着手，将之分别与现代医学的物理、化学、生物因素以及疾病种类时行对照，寻找线索。亦有学者对瘴病流行区进行过流行病学调查，得出一些有价值的结论。

（一）对“瘴气”特征的分析

古代对瘴气的描述多种多样，研究者只能对具体条目进行具体分析。从形态上，对古人描述的“瘴气”，似乎可以归纳为以下几类因素：

1. 空气污染或花粉过敏

瘴气之所以致病，古人曾认为是雾中有一种毒气。这种无法看到“毒”，往往被人们依附于各种有形或异味的气息来描述。按《粤西偶记》区分，认为“瘴”有有形与无形之别：“有形者如云霞，如浓雾；无形者或腥风四射，或异香袭人。”[58]

有形可见者，如《肘后备急方》形容瘴气如“黑雾郁勃”[66]54；广西地方志称“岩洞溪壑之间，其气如丝、如缕、如雾、如云，闻之或香、或酸、或糯米饭之气，或有焦臭之味者，皆瘴也”[67]；《续名医类案》引《漱石闲谈》说：“行路时，但见前后山间，有气如虹或白，即是瘴气，急以身伏于地下，用口含土，候其气散乃起，则无伤。盖其气浮空而过，不着于地也。”[68]还有屈大均对瘴雾形态的描述也经常被引用。

无形的“瘴”则往往形容其有异味。如明代张继科说：“予甲辰夏，督思明之役，五月朔日，晨发驮柴，约行十里，臭气腥恶。问之土人，曰岚气也。岚为何气？山岚，瘴气也。予始悟山风为岚，原有其气而无其形，若概指山间阴霾，则惑矣。”[47]78屈大均说：“木樨开时，山岚气随之而发，行者闻有异香出林，味如桂菊，氤氲不散，则香花瘴之所为也。瘴以香诱人，爱其香而以鼻呼吸，则其毒灌入心脾，不可药矣。”[19]22 还有如《证治大还》说：“黄茅瘴。三四月，草深偃俯，久雨湿烂，而时令蒸郁，其性上炎，一种郁勃之气。入虚人口鼻，即患瘴闷。”[11]72

古人将各种异象或异味作为“毒”的表现，来说明瘴气是致病的毒性。这些异象和异味是否确实与疾病有关，其实质又是什么？未经实地观测很难判断。学者们提出了一些猜测，如冯汉镛认为有些情况可能是空气污染，如“桂花瘴”有黑雾、有香气，人中即仆，可推测是被二氧化硫和二氧化碳污染的空气，“形成这种空气污染，与岭南气象变化剧烈，时而红日当空，消烁金石；时而大雨倾盆，雷电交加，物理的或化学的因素有关。”[65]而像《后汉书·马援传》中所说：“当吾在浪泊、西里间，虏未灭之时，下潦上雾，毒气重蒸，仰视飞鸢跕跕堕水中。”[57]846~847 有可能是指某些有毒的地热或地质气体。另外山林中动物尸体或有机物堆积腐烂，产生甲烷、氨氮、硫化氢等气体积聚不散，也可能是某些瘴气记载的来源。

记载中，瘴毒异味每与花香并提，但所说的木樨、桂花、菊花以及经常提到的青草、黄茅等都不是有毒植物，正常情况下其气味不足以伤害人体，冯汉镛和部分学者[69]认为可能是指花粉过敏。

2. 水源污染

《证治大还》曾提到以下几种“瘴”：

“毒水瘴。粤西于云贵接壤处，有水能毒人，其山产五金，皆有毒，况产五色信石者乎？山坞熬信，水流下溪，人不知误吞，则腹胀绞肠而不救矣……”

“孔雀瘴。五六月，雨水泛溢，有孔雀处，其屎积于木叶茸草间，随涧水流下，人误吞之于炊爨间，必患腹胀而痛闷……”

“蚯蚓瘴。二三四月，泥水泛澜，人犯之，腹胀疼楚，如蚯蚓状者，青筋蟠现于肚腹。兴起痕高……”

“蚺蛇瘴。三四五六七月，蚺蛇交媾，秽浊之气，顺水流下，人或犯之，胸腹胀痛异常。口鼻有腥气……”[11] 72~73

其中“蚯蚓瘴”的描述似乎是用蚯蚓来形容腹部血管膨起的形态，但按宋代《邵氏闻见后录》的记载：“夔州古名朐䏰……蚯蚓也。至今其地多此物。春、秋时，人苦寒疾，谓之蚯蚓瘴云。”[69]则是将蚯蚓作为引致疾病的原因。

以上数种，冯汉镛认为应该都是属于水源等环境污染[64]。其他还有一些记载更加典型，如《道乡集》卷三十三说：“昭平江水不可饮，饮辄发瘴，日用汲井，乃在二三里外。”[71]广西《同正县志》的记载：“当四五月，新水方生，挟涧谷之泥土之来，食之多腹痛，泄泻或感冒暑湿，郁为痧症，使人四肢沉困，倦于行坐，此所谓黄梅瘴也。”[28]将瘴与水源不洁相联系。《证治大还》卷六的一则瘴气医案说：“梁溪棋师周西侯之弟，开铜山于英德，其山下有水，人浣衣则垢腻皆去，相与为奇。以其近便，炊衅皆用之，未几，人皆黄胖身软，腹胀而无力，饮食倍进，寒热间作……此即粤西、太平、柳州、南宁毒水瘴之一斑也。”[11] 75 这也是环境毒素污染水源的案例。

3. 自然现象

古书中曾提到一种“瘴母”，最早见于唐代，刘恂《岭表录异》和郑熊的《番禺杂记》都有记载。如《岭表录异》说：“岭表或见物自空而下，始如弹丸，渐如车轮，遂四散。人中之即病，谓之瘴母。”[24]明代邝露对瘴母有更细致的描述："瘴起时，望之有气一道，上冲如柱，稍顷散漫，下似黄雾，空中如弹丸，渐大如车轮，四下掷人。中之则为痞闷，为疯症，为汗死。人若伏地，从其自掷，则无恙。"[72]对此，冯汉镛先生认为很可能是球状雷。但也可以说像龙卷风，如屈大均就认为瘴母与台风有关："雷之州，每见天边有晕若半虹……亦曰飓母，又曰瘴母，瘴母起则飓风随之。飓生于瘴，瘴为气，飓为风，气者风之母，故曰飓母。飓母先成形而为半虹，胎风其中，经四五日而后飓发。"[19] 26

不管"瘴母"是什么，应属于个别事件，只能说明个别文献的记载。虽名为"母"，但与通常所言的"瘴气"关系不大。

以上瘴病发生的情况，条件各有不同，而其中所描述的自然条件或现象，在现代看来未必与人体症状有关系。而且各种现象之间缺乏共通之处，难以说明为什么均称为"瘴"。其实，如前文分析，"瘴毒"来源于传统医学的病因学认知，作为自然现象的雾或气味都只是瘴的一种表象而已。只是古人描述瘴气往往不是其形容其岚雾形态就是记载其特殊气味，结果易于引导人们从物理、化学角度来寻找它是何种有毒气体。其实，"瘴气"不一定是气体，"毒"也不一定是现代意义的毒，两者都是传统医学思维的产物。古代将南方对健康有影响的一些现象统统归之于"瘴"，未必对应特定的某种物理或化学因素。

(二) 对瘴病症状的分析

由于古书记载的瘴病症状繁多，而很多症状其实可以出现于不同的疾病，因此从现代医学角度的分析难以对瘴病得出确定的结论。冯汉镛研究瘴气致病包括 10 类，分别是疟疾、痢疾、温病、脚气、沙虱热、大气污染、喉科病、痈疽、指头感染、脱发[65]。后来又扩展到像黄疸、消渴、克汀病、青腿牙病、高山病、硒中毒、癌肿、梅毒等[71]。牟氏等认为包括有感冒和流行性感冒、疟疾、中暑和恙虫病、消化不良和肠道传染病、水土不服、鹦鹉热、中毒等多种，并得出瘴气是“南方一切疾病的统称”的论断[74]。此外，左鹏指出“青海迤西的瘴气可确指为高山反应”[46]，于赓哲持相同看法[75]。

有关的具体分析内容，在此不作一一征引。但要指出的是，对疾病种类的研究应综合考虑发病、病程等情况，若仅依据某个症状来推论不一定合理，例如冯氏认为“哑瘴”还包含白喉和脑溢血、脑血栓等内科病[76]，就未免将瘴病的概念放得过于宽泛了。

（三）对瘴气流行区的流行病学调查

在对瘴病病种的认识中，获得一致肯定的是疟疾。瘴病中本就有“瘴疟”之名，瘴气流行区与疟疾流行区也有较大的重合。20 世纪初，一批流行病学家还做了一系列的实地研究，提出了“瘴气”病主要是疟疾尤其是恶性疟的医学观点。

1935 年，云南医师后晋修在家乡思茅研究当地“瘴气”，指出该地区从民初 7 000 户人口，减少到 1935 年的 1 200 户，“其流行之情形，初时每户可能免死，但不能无病。继则每户中可免死绝，但不能免不死。后则每街每段或可有居民免死绝，但不能免全户死亡者”[77]，当地称“痧”、“瘟疫”或“瘴气”不一，其病种主要是疟疾。他还研究了当地疟疾的传播媒介情况。

1935 年底，国民政府卫生署派寄生虫病学家姚永政率调查组前往云南和贵州调查“瘴气”。姚永政一行来到贵州南部与广西交界处之安龙县坡脚等村镇进行调查研究，共历时1月有余。他们一方面收集瘴气病的有关资料，并了解当地中、西医对瘴气的看法；另一方面同时进驻瘴气流行区，直接对被当地医生诊断为“瘴气”的病人进行检验，结果得出“瘴气”就是疟疾的结论。研究报告指出：

“瘴气之名词，我国历史学家及医家沿用已久，指一种流行疾病，盛行于西南各省山岭区域，尤以贵州、云南为最盛。……唯近代医学上，并无此项疾病之名称。科学家亦有疑瘴气病为疟疾者，但卒以缺乏实地及学理上之探讨，以致瘴气系一种固有的病，抑即疟疾之误传？数千年来，此谜未破。……予等抵该地时，幸逢瘴气流行正殷，遂以专治瘴气为号召，获得多数病人。……各村所见之瘴气病人，均经详密之临床及显微镜检验。在各村时，除检查瘴气病人外，复验村中儿童之脾脏及血液，同时采集蚊类标本。……在安龙县城诊视之病人中，最初二人，当地医师推断为确实之瘴气病，但经著者等详细诊查后，一切症状显系恶性疟疾；镜检血液，复查出恶性疟之环形及半月形原虫。计先后在安龙县城中诊察瘴气病12人，均于血液中查见疟原虫。是以余等未至坡脚之前，已证明瘴气即系瘴疾。既抵坡脚等村后，复诊查68人，各病人之临床症候亦为疟疾，血液之显微镜检查亦均查出疟原虫。由是知数千年来以为瘴气病由吸受一种瘴毒之气而造成，且认为一种独特之病者，实大讹事。瘴气病非他，疟疾而已矣。”[78]

既然瘴气就是疟疾，为什么当地医生（包括西医）不识此病呢？姚永政认为：“当地医生坚主瘴气与疟疾症象各殊，彼辈以为疟疾必有规则之寒热，死亡率少；而瘴气则寒热无规则，病者消瘦，死亡率多。盖因不知疟疾有恶性之一类也。”[78]随后，姚永政等继续去到云南省进行调查，继续证实民间所说的“瘴气”主要是指恶性疟疾。

抗战期间吴文华也对云南的瘴气进行了研究。据他观察，当地对瘴气的命名有一定规律：“凡于清明后所发生的疟疾，症状较轻，发热不高，通常体温在华氏 98 度至 100 度左右者，即名曰地毒；又每年秋季田稻收割时所流行的疟疾，即名之曰义壳瘴，或曰壳晒瘴；如病势沉重而有呃逆者，即名之曰虾蟆瘴；病者的言语中枢受疟疾原虫或其色素起障碍而至音哑者，即名之曰哑瘴；又如患者现剧烈头痛，高热，兼谵妄昏迷不省人事者，名之曰黄鳝弥头瘴及泥鳅瘴等，加以一切传染病如天花、痢疾等都包括在内，致瘴的别类各云所是。实则边区之所谓瘴，正如中土之所谓痧，瘴为疟疾的代名，痧为急性病症的统称。”[79]吴文华在孟定检查所见的疟疾病从大多为恶性疟疾，以奎宁为主治疗获得满意效果。

以上学者的研究影响很大，“瘴气”主要指疟疾的观点在医学界基本成为定论。建国后我国在南方开展了大规模的扑灭疟疾工作，有效地抑制了疟疾的流行，1956 年朱德为云南的抗疟工作成绩题词就这样说：“以七年短短的文化卫生运动，扫除了数千年可怕的山岚瘴气，帮助边疆人民的生产事业，巩固了祖国国防。”

瘴气中包含的主要病种为疟疾尤其是恶性疟固然不假，但如上所述，古代文献中还有许多其他被称为瘴气的疾病，并不能完全排除。曾有学者综合各种文献研究了历史时期瘴病的分布情况，如左鹏研究宋元时期瘴病集中在广东、湖南、江西、福建等南方区域和四川、重庆、云南、广西等西南区域[80]，梅莉等研究明清时期瘴病流行的严重区为云南与广西，瘴病流行区为贵州与广东，局部及零星分布地则为湖南、广西及四川等地[81]。龚胜生综合2000年来的资料，指出瘴气和瘴病的分布在战国至西汉大致以秦岭至淮河为北界，以长江以南为甚；隋、唐、五代大致以大巴山至长江为北界，以岭南为甚；明清大致以南岭为北界，南界从海岸线向内陆北撤，以云南为重病区。总体上呈逐渐南移，范围缩小的态势[82]。论文作者意在以此来反映了疟疾在古代的流行情况，不过有学者质疑："所谓的瘴气与瘴病并非一种疾病，那么在此基础上进行的统计与分析就失去了可靠依据。据此，从疾病学角度对瘴气与瘴病进行整体研究是缺乏依据的，至多可以作为个案研究。"[69]这种质疑不无道理。疟疾是瘴病中最重要的病种，在没有其他资料时，以瘴病的流行来作为疟疾史的研究材料有其意义，但是结论确宜慎重。

古人对南方各式各样的疾病为什么统称为瘴？仅仅认为是病因不明而导致"南方凡病皆谓之瘴"，恐怕还不能完全说明问题。其实，从现代医学的病种角度难以找到共性，但从中医理论来看，瘴气致病还是有一些共同特点的。前面关于瘴气的讨论已经指出，它反映了南方地域对人体的综合影响。中医对这种影响的共性进行概括，从而与辨证论治联系起来，这正是中医地域医学的立足点。

三、从中医角度对瘴病的分析

从中医角度来看，历代对"瘴气"和瘴病的认识，是处在动态发展的。古代文献记载出自众手，有的是医家，有的是文人，时代又不一样，所以名称应用较为混乱。像"瘴气"，有的地方指病因，有的指疾病；在疾病中属于疟疾的有"瘴疟"之名，但有时"瘴气"也是指疟疾。所以不能单纯从名称来判断其内容，而要根据文献描述的具体内容来判断。

（一）瘴病的种类

前面曾经对“瘴气”的病因和病机意义做过分析。在此基础上，可以将古代瘴病大致区分为以下几种：

1. 瘴气外感

所谓瘴气外感，指感受瘴气病邪引起的外感证候。根据前面对瘴气病机的认识，实际主要是感受湿浊之邪。例如陈治所说的“寻常瘴”就是这一类，其表现为：“春夏之交，乍寒乍热，其气忽然蓊郁，忽然发泄，更衣不时，感冒不一……其证似风寒头痛寒热，而又恶心胀闷，似痢非痢，似疟非疟者是也。宜九味羌活汤加减、平胃散、藿香正气散、二陈汤。此证粤中无时无之，无人觉之。虚弱之体，感而即发；敦厚之人，感不骤发，积久而成。浑浑漠漠，脉证茫然，难治难愈。”[11]71 这些都符合湿邪感冒的特点。瘴气外感还可挟寒或挟热而伤人，引起的变化不一。

外感是最常见的疾病。文献在描述瘴气时，都提到它是从外界感触的病因。从我们所分析的瘴气病机来说，它以湿浊为主，与一般的风寒感冒是不同的，往往以暑湿感冒多见。然而在清代以前，外感证治一统于伤寒学体系之中，对温热类疾病尤其是湿温缺乏专门的学说。古代医家虽然认识到这类疾病的治法与伤寒不同，但还不能从理论上说明其真正特点，于是纳入“瘴气”这一笼统病种之中。到清代温病学派崛起之后，温病和湿热的理论已经成熟，这类外感已经不再冠以“瘴气”之名。不过近代以来岭南医家从临证中体会到，岭南之湿热与江南也有所区别，古代对瘴气外感的地域特点的论述，有进一步挖掘的必要。

2. **瘴疟**

瘴疟是瘴病中最重要的种类，有时又以“瘴气”、“瘴疠”的名称出现。

疟疾，是疟原虫感染导致的疾病，我国南方是其高发区。在古代文献中，有专门的“瘴疟”或“山瘴疟”病名，说明古代确实意识到疟疾是瘴病中的一大种类。唐代王焘甚至说过：“夫瘴与疟，分作两名，其实一致。或先寒后热，或先热后寒，岭南率称为瘴，江北总号为疟，此由方言不同，非是别有异病。然南方温毒，此病尤甚。”[50] 157 但实际上瘴疟与其他疟疾有所不同。

(1)疾病特征

明代医家郑全望从症状和病程等方面对瘴疟与其他疟疾作过详细的比较，他指出，传统医学所说的疟疾有三阳经疟、三阴经疟、五脏疟以及寒疟、温疟、痰疟、疟母等不同，“虽种种不同，其大略不外于一日一发，或二日一发，三日一发，有间一日连二日发，有一日两发，有日与夜各发，有上半日发，有下半日发，有有汗，有无汗，此一定之规”。而瘴疟的特点则是：“若瘴疟只是三症，以有寒者为寒瘴，单热者为热瘴，不语者为哑瘴。其始发也，多不间断，重者七日方间断。其间断也，一日十二时，只间一二时，即发亦有间断半日者。退去时，莫起动则可，若起动则发，又终属难退。即退去，胸腹之热尚在。或间一日一发者，其发时去死一间。其退去之时，浑身上下筋骨，若无其难过也，不可以言语形容，非若诸疟退去之时，即如平人。又或先轻后重，或先重后轻，或先间断而后反不间断，或先不间断而后间断，变怪不常，非若诸疟作息自有定期，以此辨别，皎若日星。”[64] 467-468

结合现代医学来看，郑全望所说的瘴疟符合恶性疟的特征。

(2)地域特性

古人认为，瘴疟是有岭南地域因素特点的疟疾。《小品方》说山瘴疟是感受“南方山岭溪源瘴气毒作……皆山毒所为也”[30]。隋代巢元方说：“夫山瘴疟生于岭南带山水之处。”[49]63 宋代《圣济总录》说：“人与天地同流，通万物一气，故有感于山川毒厉之气而为病者，瘴疟是也。以其寒热时作，与疟同类，故谓之瘴疟。”[34]742《太平惠民和剂局方·指南总论》说瘴疟“此一证，二广及漳州界上多有之，余处无”[83]449。这些文献都指出瘴疟与疟不等同，它是受地域特有病因影响所导致的疾病。为此历代医书中均将瘴疟在疟疾中单列出来。

对疟疾的地域因素，现代医学与传统医学都很重视，但着眼点完全不同。现代医学注意不同地区疟疾种类的分布特点，以及疟区与非疟区人群的易感性和患病病情的不同情况，但在治疗上并没有什么地域之分。传统医学通过细致辨别不同地域人群的体质特点，在治法也有所不同，即所谓“同病异治”。

3. 瘴毒脚气

脚气病在晋唐时期的岭南一度盛行，晋葛洪称“脚气之病，先起岭南，稍来江东”[66]77；唐孙思邈说“近来中国士大夫虽不涉江表，亦有居然而患之者”[84]138。但是晋唐医书并没有将其与瘴联系起来。到了宋代，由于对岭南“瘴毒”印象深刻，也由于脚气的病机与瘴气的特点有相符之处，开始将脚气与瘴毒联系起来。《太平圣惠方》卷四十五说：“夫江东岭南，土地卑湿，春夏之间，风毒弥盛。又山水湿蒸，致多瘴毒。风湿之气，从地而起，易伤于人，所以此病多从下上，脚先屈弱，然后痹疼，头痛心烦，痰滞吐逆，两胫微肿，小腹不仁，以热憎寒，四肢缓弱，精神昏聩，大小便不通，毒气攻心，死不旋踵。此皆瘴毒脚气之候也。”[85]后世不少医书也沿用了此说。但其实《外台秘要》已经指出此病“天下遍有，非独江岭间也”[50] 492，与地域的联系不明显。

4. 痈疽

有相当一部分外科痈疽被认为是感瘴而起。这类疾病本来没有地域性，但由于体周感染在南方炎热地区比较常见，因而也被与瘴联系起来。清代官修医书《医宗金鉴·外科心法要诀》就提到“瘭疽”和“瘴疽”两种说：“瘭疽本由烟瘴起……此证一名蛇瘴，起川、广烟瘴地面有之，初起红点，次变黑色，其形小者如粟豆，大者如梅李，随处可生，疼痛应心不止，腐烂筋骨，溃破脓如豆汁，今日拭净，次日脓汁复满，愈而复发。”[86] 372“瘴疽因受山瘴毒……此证因受山岚瘴气，伏藏筋骨之间，年月久远，令人痛附筋骨，始发黑色，顽痹如木石。”[86] 403

5. 其他

前面提到种种可以从其他生物、物理、化学病因解释的瘴病，都属于这一类。《证治准绳》还提到从“瘴死”牲畜感染疾病的情况，如“因剥割瘴死牛马猪羊，不避其气，以中其毒”，“或因食瘴死牛马猪羊之肉而中其毒”[87]等等。

（二）瘴病的界定

从上面的各类情况来看，古代的“瘴病”概念确实是一个驳杂的组合。但是正如前面提到的，有关“瘴气”和“瘴病”的理解一直处在动态发展之中。实际上它们的外延范围在缩小，其内涵逐渐趋于固定。一些与中医已有病名相一致的病种，完全可以脱离瘴病的范畴。像脚气、痈疽和各种特定因素的“毒水瘴”之类，在今天已没有必要冠以“瘴”字。

在众多资料中不难发现，关于瘴病古人描述最多和最普遍的是瘴气外感与瘴疟。外感和疟疾都是中医固有的病种，但是古代文献特别强调瘴气外感，瘴疟与中原内地有所不同，以“瘴”命名有其必要性。这种不同的实质是什么？有没有价值？正是值得人们研究的地方。综合来看，其最大的不同就是地域差别。我们研究的范围，也就限定于与地域关系密切且最常见的“瘴气外感”与“瘴疟”上。

由于“瘴气”不是传统医理中的病因，瘴病首先要与传统医学体系中的病种进行鉴别。

1. 瘴气与伤寒

周去非说：“南方凡病，皆谓之瘴，其实似中州伤寒。”[59]83 岭南瘴病是否即北方伤寒？其实，这里所说的“伤寒”为大伤寒的概念。《黄帝内经》曾说：“今夫热病者，皆伤寒之类也。”把有发热特征者都称为伤寒。《难经·五十八难》曰：“伤寒有五：有中风，有伤寒，有湿温，有温病，有热病。”大伤寒的概念就是外感的概念，包括了后世所说的“温病”。《诸病源候论》的卷目本身采用狭义伤寒的概念，书中既有“伤寒病诸候”，又有“温病诸候”，“瘴气候”是列在“温病诸候”的，可见巢元方说“瘴气”犹如“岭北伤寒”，主要是指其为外感热病。

在温病学派未成体系之前，伤寒学派是治外感疾病的主流，治疟疾也经常运用伤寒理论。但瘴气和瘴疟与一般伤寒（狭义）之治法是有不同的。宋代许洪《指南总论》卷中就指出：“中暑、伤痰、食积、虚劳、瘴疟、脚气与伤寒相似，而实非伤寒。此证人不晓，皆言即伤寒也。”[83]440 宋元医家在证治上，将瘴病与伤寒作了具体的区分，可参考本书后文关于证治讨论一节。

2. **瘴气与瘟疫**

瘴疠指具有传染病性质的瘴病。如晋代葛洪《肘后备急方》和隋代巢元方《诸病源候论》都是将瘴气列入“疫疠”一类的。在古代史书中，经常记载军队在南方遭瘴疫而死亡严重的情况，这显然也属于传染病，其病种主要是疟疾，尤其是危害严重的恶性疟。但也有的文献笼统言之，无从判断，有可能包含霍乱、痢疾等南方常见疫病在内。瘴病与瘟疫的概念具有交叉点，但经过明清医家的研究，现在对瘟疫的认识也已经形成体系，不必再用笼统的“瘴”来指称。

另外，值得讨论一下瘴与痧的关系。“痧”在古代也是没有确指的病名，一般而言凡急性发病，尤其是热病多可称为痧，相应地用放血、刮痧的方法来应急治疗。岭南古代针对热瘴和哑瘴的“挑草子”就属于这种治法。范成大《桂海虞衡志》说：“草子，即寒热时疫，南中吏卒，不问病源，使人以木椎刺唇及舌间出血，谓之挑草子。”[31] 112《洗冤录详义》说：“闽粤多瘴疠，凡为瘴疠所中之人，急令人以磁锋代刺，或于额上，或于眉丛，或于两臂膊，立出血升余则差。”[88]这里所说的“瘴疠”是笼统而言。另外《古今医案按》卷八说：“吾吴地有痧气，夏月更多，或腹痛，或胀闷昏仆，若不救之，亦立死。此与瘴气病情仿佛。刮痧放痧，以行军散点眼，以痧药及紫金锭灌喉，皆可立愈。”[33] 158将痧也纳入瘴气门。还有如《验方新编》卷十七称：“（痧病）在北曰清筋、曰马头瘟，江浙则为痧，闽广则为瘴气，其实一也。”[89]都只是注意到了痧和瘴两类病重合的一面，其实两者并不等同。

3. 瘴气与疟

自民国时期研究者通过实地调研，证实滇、桂、黔一带的“瘴气”病是指恶性疟疾之后。有学者将古书中所有出现的“瘴”均作疟疾解，并据此来整理中国的疟疾流行史。

疟疾，是疟原虫感染导致的疾病，我国南方是其高发区。在古代文献中，瘴气与疟疾确实也经常一起出现，并有专门的“瘴疟”或“山瘴疟”病名。而且在很多文献中，瘴气的流行地域和症状表现与疟疾都高度相似，说明古代确实意识到疟疾是瘴气中的一大种类，很多关于病情严重、死亡率高的瘴病记载，有可能就是指疟疾。但是古代“瘴气”含义广泛，其中也有很多明显不是疟疾的记载，如果全部将文献中的“瘴”理解为疟疾也是不对的。

古代医书在指称与瘴气有关的疟疾时，大多采用“瘴疟”这一专称，但也有不加细分而直接用“瘴气”一词的，结果增加了理解“瘴气”意义的复杂性。这当然是有原因的，传统医学认为，疟疾是由外感导致的，是时令病的一种。《素问·生气通天论》说：“夏伤于暑，秋为疟。”《素问·疟论》说：“夫痎疟皆生于风”；“夏伤于大暑，其汗大出，腠理开发，因遇夏气凄怆之水寒，藏于腠理皮肤之中，秋伤于风，则病成矣。”外邪侵入人体，令阴阳二气相并，于是出现恶寒发热交替的疟疾。瘴疟同样也是由外邪引起，只不过其外袭者是岭南独有之瘴气。感触瘴气不一定成瘴疟，但瘴疟的病因是瘴气。所以文献中“瘴气”一词可包含瘴疟，但瘴疟不能代瘴气。这从不同时期医学著作对瘴气与瘴疟的分类（表5）中，可以看得出来。

从表中可以见到，早期瘴气与瘴疟分属不同门类的，瘴疟可以说是瘴气与疟的交叉点。在巢元方的《诸病源候论》

表 5 不同时期医书对瘴气与瘴疟的分类

著 作	瘴 气	瘴 疟
《肘后备急方》	治瘴气、疫疠、温毒诸方	治寒热诸疟方
《小品方》	无	治秋月中冷（疟病）诸方
《诸病源候论》	疫疠病诸候·瘴气候	疟病诸候·山瘴疟候
《备急千金要方》	（风毒脚气方、伤寒方）	温疟
《外台秘要》	（天行病方、辟温方、岭南瘴气脚气酒散汤方、恶毒瘴气毒风肿毒方）	山瘴疟方
《医心方》	无	治瘴疟方
《圣济总录》	疟病门·瘴气	疟病门·瘴疟
《景岳全书》	瘴气门	疟疾门、瘴气门
《古今医统大全》	瘴气门	疟证门、瘴气门
《医碥》	无	（杂证·疟）

卷十中，“山瘴疟候”作为一个子目，见于“疟病诸候”。巢元方说：“山瘴疟候此病生于岭南，带山瘴之气。其状，发寒热，休作有时，皆由山溪源岭嶂湿毒气故也。其病重于伤暑之疟。”[49]63 这里巢元方指出，山瘴疟与普通疟疾的特点是“带山瘴之气”，意味着疟病（中医“伤暑三症”未必一定是疟疾，称之为疟病更准确）在南方气候环境的影响下病情可能更重，治疗用药上也应有所区别。

从表 5 中还可以看到，宋代以后瘴气与瘴疟逐渐合一，或统于疟病门，或统于瘴气门（实际主要论瘴疟）。这又反映出随着医学知识的发展，对普通外感瘴气证治规律的认识已逐渐清楚，于是统一到其他外感学说之中，不再单独论述。“瘴气”的含义有向瘴疟靠拢的趋势。

在现代中医的理论和临床体系中，并没有“瘴气”和瘴病的位置，这是因为在后世认为无论是病因还是病种，“瘴”都可以融入中医的理论体系之中。但实际上，古代对“瘴气”的讨论中还包含着许多有关地域与疾病、医药关系的深刻见解，尤其对岭南地域的具体情况形成了较系统的认识。这些并没有在现有的中医理论体系中完全地反映出来，因而需要发展中医地域医学的研究，特别要在岭南医学研究中进行继承和总结。

第三节 瘴病证治的演变

古代对岭南“瘴气”的认识中，有许多体现出对岭南地域因素的重视。这些对今天的岭南医学临床仍有参考价值，可以说清代以前岭南医学的特色主要体现在对瘴病的认识之中。清代以后，随着温病理论的诞生，中医外感疾病的体系臻于完善，“瘴气”、“瘴病”逐渐不再成为特别的名称，但岭南的地域特点仍然受到重视。

瘴病与岭南风土关系紧密，对瘴病的研究事实上深入地发掘了岭南医药的特色。但由于不同时期的医家对瘴病的认识有很大的出入，他们受各时代医学理论的影响也很明显，因此不能简单将医家的观点进行归类。本节结合不同时期的理论背景来综述各时代对瘴病的不同认识，以求明了瘴病证治的脉络。

一、晋唐时期的瘴病证治

晋唐时期的中医学，处于集方验证与专科分化的发展阶段。这个时期的医书最早论述了瘴气及瘴病，初步总结了对瘴病的治疗方药。

（一）从属于伤寒体系的瘴气候

晋唐医书将普通瘴气从属于伤寒，但是指出岭南瘴气与中原伤寒略有区别。如隋代巢元方说："夫岭南青草、黄芒瘴，犹如岭北伤寒也……但此病外候小迟，因经络之所传，与伤寒不异……其一日、二日，瘴气在皮肤之间，故病者头痛恶寒，腰背强重。若寒气在表，发汗及针必愈。三日以上，气浮于上，填塞心胸，使头痛胸满而闷，宜以吐药，吐之必愈。五日以上，瘴气深结在脏腑，故腹胀身重，骨节烦疼，当下之。或人得病久，方告医，医知病深，病已成结，非可发表解肌，所当问病之得病本末，投药可专依次第也。"[49] 59 巢氏在治法上未将瘴气与伤寒明显区分开，认为瘴气与伤寒一样同样有传变，有汗、吐、下之治，仅仅强调在用药方面应较岭北为轻。

（二）对瘴病的地域性的初步认识

晋唐时期医著中对"瘴"的论述，都与"岭南"紧密相伴，说明它已被认为是有岭南地域因素特点的疾病种类。以瘴疟为例，比普通疟疾多一个"瘴"字，就是表明特定的岭南地域性。隋代巢元方说："夫山瘴疟生于岭南带山水之处，其状发而寒热，休作有时，皆因游溪源中于湿毒气故也。其病重于伤暑之疟矣。"[49] 63 而对其他疟只袭用《黄帝内经》"夏伤于暑，秋发为疟"的缘由，从不特指病所。

另外巢元方谈到感染瘴气后会演变成“尸疸疾”的表现：“尸疸疾者，岭南中瘴气，土人连历不瘥，变成此病，不须治也。岭北客人，犹得斟酌救之。”[49] 59 这与现代对疟区人群有抗疟性的认识相一致。

唐代王焘的《外台秘要》卷五说：“夫瘴与疟，分作两名，其实一致。或先寒后热，或先热后寒，岭南率称为瘴，江北总号为疟，此由方言不同，非是别有异病。然南方温毒，此病尤甚。”[49] 157 王焘本人经历过瘴病，《外台秘要》序言说：“余以婚姻之故，贬守房陵，量移大宁郡，提携江上，冒犯蒸暑，自南徂北，既僻且陋，染瘴婴疴，十有六七，死生契阔，不可问天，赖有经方仅得存者。”[50] 22 王焘将“染瘴婴疴”的原因归咎于往返南北，气候不适，以致亲友“死生契阔”，也说明瘴疟是南方特有。

（三）治瘴方药的蒐集

晋唐时期，出现了一些专门治疗瘴病的方药，多为后世所引用。主要有以下数方：

葛洪《肘后备急方·治瘴气疫疠温毒诸方第十五》有“度瘴散”，“辟山瘴恶气。若有黑雾郁勃及西南温风，皆为疫疠之候方”[66] 54：麻黄、椒各五分，乌头三分，细辛、术、防风、桔梗、桂、干姜各一分。捣，筛，平旦酒服一盏七，辟毒诸恶气，冒雾行，尤宜服之。

又有“治瘴疟”方：常山、黄连、豉（熬）各三两，附子二两（炮）。捣，筛，蜜丸。空腹服四丸，欲发三丸，饮下之，服药后至过发时，勿吃食。

《小品方》卷六“治山瘴疟”有陵鲤甲汤，云：“南方山岭溪源，瘴气毒作，寒热发作无时，痿黄肿满，四肢痹弱，皆山毒所为也，并主之。”[30]孙思邈《备急千金要方》亦引此方，方如下：陵鲤甲（十片，炙）、乌贼鱼骨（去甲）、鳖甲（炙，各一两）、常山（三两）、附子（一枚，炮）。上五味，切，以酒三升，渍之一夕，先疟发前，稍稍服之，勿绝药味，兼以涂身体，断杂人，勿食饮，过时乃得通人，进饮食。忌苋菜、生葱、生菜、猪肉。

《外台秘要》收有“山瘴疟方一十九首”，其中10首方用到常山，用常山作为方名的更占5首，可见当时对常山治疟功效的重视。

二、宋元时期的瘴病证治的发展

宋元时期，对瘴病的认识有了全面的发展，其证治取得了突破的成就，主要有如下几方面。

（一）对瘴病地域性的理论解释

宋徽宗御纂的《圣济总录》，对“瘴气”进行了全面的解释。其论曰：“传言瘴者山川厉毒之气，又云江山雾气多瘴，凡以其气郁蒸而然也。诸家方论治瘴之法不一，或谓其证与伤寒相类，有在表可汗者，有在里可下者，有在膈可吐者，又或以治疟之法治之者。今原广南山川地形瘴气所生之因，及春夏之交，瘴气所起之时，与夫人染瘴气而拯治之法，悉著于篇，庶可考焉……以其土地卑下，而阴阳二气之所蕴积，是以四围之山，崇高回环，百川之流，悉皆归赴，及秋草木不凋瘁。当冬蛰虫不伏藏，寒热之毒，蕴积不散，雾露之气，易以伤人，此正岐伯所谓南方其地下，水土弱，雾露之所聚者也，故瘴气独盛于广南。”[34] 737

《圣济总录》结合岭南环境论瘴病机理，将“瘴”的“闭塞”、“蕴积”之义推衍到病理中，强调其阴阳之气不正与寒热之毒郁积的病机。元代释继洪也认为当时一些宗伤寒的医家“可论外方疟子，而以广瘴则未必皆然”，他认为“广瘴”的病机如李璆所言：“阳气常泄，阴气常盛，二者相搏而为患，斯得之矣。二气相搏，则寒暄不常，寒暄不常，即寒热之证也。人在气中，如鱼在水，气候乖戾，病何逃焉。”[32] 26

“瘴气”病机理论的提出，使它独树一帜，区别于当时的伤寒外感体系。而且这一病机分析完全是基于传统理论对岭南环境的认识上的。由此，“瘴气”对岭南的专指性更加固定。

（二）对瘴疟的分证治疗

瘴疟是瘴气中危害最严重的疾病，元代以前对瘴病的研究都集中在瘴疟方面。仅《岭南卫生方》收录的就有李璆、张致远和王棐的三篇《瘴疟论》，还有汪南容的《治冷热瘴疟脉证》。释继洪的评述很多，也是针对瘴疟的。

瘴疟的分证，宋代分为冷瘴、热瘴与痖瘴三者。王棐《瘴疟论》说：“轻者寒热往来，正类痎疟，谓之冷瘴。重者蕴热沉沉，昼夜如卧炭火中，谓之热瘴。其尤重者，一病则失音，莫知其所以然，谓之哑瘴。冷瘴必不死，热瘴久而死，哑瘴无……治得其道，间亦可生。”[32] 15 南宋的《太平惠民和剂局方·指南总论》也谈到“寒热瘴疟证”的不同说：“凡瘴疟病，虽是时行之疾，然老少虚实，受病有浅深，大率不同。有发热不寒，浑身似火，头痛烦渴谵语者；有发寒不热，嘿嘿昏倦，四肢厥冷，脐腹疼痛；有外寒内热；有外热内寒；有寒热相半；有哑不能言者；有吐、有泻、有吐泻俱作，当随证用药。若只言瘴病，一概治之，万一不能取效也。”[83] 448

对三种瘴疟的证治规律，以释继洪的总结最具代表性：

“若其证身热而复寒，谓之冷瘴，不换金正气散主之。若身热胸痞，或呕或噎，大便不利者，嘉禾散。若病轻而觉有积聚，兼进些少感应丸，无积者不可用。若病稍重，便不可妄为转利，当温中固下。若冬末春初，因寒而作大热者，愚鲁汤，柴胡可减。夏月因暑气者，六和汤。

若身极热而头极疼，脉数者，谓之热瘴，宜用挑草子法。亦不可不服药。此证病深最难治。盖凉药多不可用，热药须得法用之，如附子汤冷服者是也。非极工巧以处之则不可。若身热而汗不多，头痛未解，且与和解散。若腰以上极热，腰以下稍凉，胸膈烦渴，腰腿重疼，或大便稀滑，其脉多数，按之不实，此阳浮阴闭也，李待制生姜附子汤最妙。凡初病，则生姜附子汤能发散耳；若病经日久，汗愈多，虚烦潮上，则唯恐其不敛不降，宜用热附、干姜、沉香，用干姜须冷服；若大便利，则不宜用沉香；烦甚少加竹茹；渴甚多加人参、北五味；咳逆加丁香、淡竹叶(此草唯广州白云后洞及惠州罗浮有之)；若烦躁而有异象眩惑，夜不安寝，可略与温胆汤，大便利者不可服；若烦渴大作，宜蜜砂、丹参、砂丹、破证夺命散、既济汤或冷汤倍加人参附子；若烦热而大便自利，小便赤多，不可以赤为热。膝胫一下稍凉，乃病邪激，其气血俱虚。表热无以养中，故外热而内虚也，可急服姜附汤、养气丹，及灸气海并足三里穴。若至与四肢厥冷，或两足冷甚、头额虚汗，或时咳逆，脉数而促，其证尤危。唯有黄牙丹、伏火朱砂丹、三建汤，能敛心液，能壮真阳，可以更生也。

又有痖瘴，即热瘴之甚者。医书谓：血得寒则凝泣，得热则淖溢。故热瘴，面赤心热，舌破鼻衄，皆瘴热沸其血，涌上所致。故宜用挑草子法。甚则血上塞其心窍，故昏不能言或但噫噫作声，即痖瘴也。治之当散其血。近有明医，用麦门冬汤下黑神散，立见神效。南游之士，不可不知，亦不可不备此药也。”[32] 62~66

文中提到的“挑草子法”，是岭南民间的一种放血疗法。汪南容记载：“挑草子之法，广中是处有人能之。凡有瘴发一二日，捲其上下唇之里，以针刺其正中，用手捻去紫血；又，以楮叶擦舌出血；又，令病人并足而立，于两足后腕横缝中青脉刺之，血出如注，乃以青蒿水与服，应手而愈。若冷瘴与杂病决不可刺。”[32] 39

后世郑全望的《瘴疟指南》认识更加全面，强调说：“欲治斯病，医者自首至尾，不可妄用一药。只遵大法，温中镇下，正气相解，且攻且守，主病者无责速效，病者能慎疾，则治自愈，万不失一矣。若夫哑瘴，当归之天命，千百中可救一二，非人力之所能为也。”[64] 468 其治法在《岭南卫生方》基础上有新的发挥。

应该看到的是，当时对热瘴的治疗是有缺陷的。汪南容认为治热瘴“未可服药，只用挑草子一法”[32] 39，释继洪虽认为“亦不可不服药”，但也觉得“此证病深最难治”。究其原因，当时伤寒法盛行，用药偏于香燥，对寒凉药的运用还缺乏经验，后世何梦瑶就批评继洪治热瘴“凉药多不可用”之语云：“句未妥，凉药虽恐冰血，独不可加辛散之品乎？”[90] 到了民国时期，岭南医家就不再局限于“瘴”来论治疟疾，如大埔医家林天佑著《秋疟指南》，主要从暑湿的角度论治，强调“东南属巽位而近赤道，地势卑而多湿，斯民感受暑湿者从。故秋病风疟，亦必多兼暑湿而发越也”[91]，治疗上以清暑蠲湿为主，尤其于对“单热”的疟证，善于用大黄、黄苓、麦冬等“救阴逐暑饮”来救治，理论更加全面。

在现代，疟疾已经是一种病因清楚并且有特效药物的寄生虫病。古代论治瘴疟的经验，曾为现代研究抗疟药物的提供了资料，取得了发明青蒿素这样的重大成果。至于传统中医对疟疾的辨证方法，目前已经很少被应用了。不过古代有关瘴疟的论述对今天岭南医学的研究还有积极意义；古人对瘴疟有细致的观察，对影响发病的地域因素有深入的分析。这些经验可以类推到其他岭南病证上，具有普遍意义。

（三）矿物药和香药的运用

在瘴病的治疗上，《圣济总录》认为：“治法当先以磁石下收其阴，次以丹砂上正其阳，阴阳气正，中满自消，然后以槟榔解其余蕴。”[34] 738 书中推重用“磁石丸”、“丹砂丸”等来调整阴阳，再结合槟榔丸或木香槟榔丸之类行气。这里用矿物药治疗瘴病，主要是根据传统医学中交泰阴阳的认识而来的，李璆、释继洪等医家沿用此类方法治疗瘴疟，颇有成效。周去非曾解释说：“夫南方盛热，而服丹砂，非以热益热也。盖阳气不固，假热药以收拾之尔。”[59] 84

常用治瘴原则是香散行气，也广为后人采用。宋代用药偏于香燥，其主要推动者为《太平惠民和剂局方》。香药对流转气机、辟秽除恶有积极作用，恰好与瘴气的病机相对应。因此局方中的一系列名方很快成为治瘴常用方。如《太平惠民和剂局方·指南总论》中论治瘴疟，就用到不换金正气散、正气散、香苏散、建中散、草果饮、嘉禾散、来苏散以及至宝丹等，这些都成为后世治瘴基本方。

三、明清时期的瘴病证治的演变

明清时期，瘴病证治体现出两个特点：一是瘴疟的证治不断完善，将宋元时期的经验进一步发扬；二是瘴气外感证治形成体系。明代开始，较多医家认识到应该将瘴疟与普通的外感瘴病区别开来，并加强了对普通瘴病外感的研究，形成了对岭南普通瘴气外感的证治纲目。

（一）对瘴疟的论治

明代郑全望的《瘴疟指南》是关于“瘴疟”的集成之作，系统地继承和发展了宋元时期治瘴疟的经验。

《瘴疟指南》成书于明万历三十七年（公元1609年），作者郑全望，江西信州人。据郑氏《瘴疟指南·自序》记载，万历壬寅年（公元1602年），信州“秋天时热甚，入冬仍不寒，四时疫疠大作”，“其证似疟而寒热不闲”，以传统的治伤寒法、治内伤法甚到治疟法都没有效果。“间有染轻本固者，稍淹浃旬，终归不起；至一发不能言者，其死尤速；唯轻而不服药者，百起一二。”[64] 461~462 从所述的症状来看，符合疟疾爆发流行的表现，其寒热不规则，可能是恶性疟。此时，郑全望受《岭南卫生方》中李待制“瘴疟论”的启示，运用其法，“予始以一二，及十百，因沿乡曲面流疏远，随手应心，刻期色起矣”，对救治当时疫症发挥了很大作用。郑全望得效后，将治瘴疟之法向他人推广，却受到责难，认为南方“山深雨淫，积岚为瘴”，而信州从无“瘴气”，怎么会有瘴疟？郑全望本人以前也是认为该书专论岭南之病，并不甚在意，但此次实践使他有了新的认识，指出“诸疾之作，由天时也……人直疾病，山川不必同，而气至则行之矣。故吾信不必闽广，而气类之，此瘴疟之所由作也”[64] 461~462。他进而认为：“若曰北方无瘴疟，南方无伤寒则不可。盖天道无常，假令北方暑热过多，秋时暴热数日，北人感此气，亦多病瘴。广之东南，设有冬时大寒数日，南方素无寒，若感此气，亦多病伤寒。”[64]468 郑氏指出由于近年来信州一带气候反常，连年冬暖，导致疟疾爆发。这一解释是合理的，这也使瘴气的病机具备了超越具体地域界限的内涵。这种解释从今天来看亦有合理因素，因为恶性瘴疟区分布确实与气候有一定关系，而非疟区在气候反常过暖时，也有可能爆发疟疾。

《瘴疟指南》的证治内容是在《岭南卫生方》的基础上进一步完善的，郑全望指出：“若夫瘴疟唯炎方有之僻于一隅，况业医者鲜。惜李待制治瘴之圣，其书所传不广。”[64]462 书中对宋元的瘴疟之论作了系统整理，将瘴疟与伤寒、内伤、诸疟等一一进行鉴别。

治疗方面，《瘴疟指南·诸疟瘴疟辨》称：“瘴病外虽热而内实寒，……故小柴胡、柴苓解肌之类，其性俱大寒，服之则外热不降，而内寒更甚。……欲治斯病，医者自首至尾，不可妄用一药，只遵大法，温中镇下，正气相解，且攻且守，主病者无责速效，病者能慎疾，则治自愈，万不失一矣。若夫哑瘴，当归之天命，千百中可救一二。非人力之所能为也。”[64]468 其温中善用姜附之品，镇下多用黑锡丹、养正丹等，正气倡用平胃散、二陈汤之类。书中讨论了用升药、降药或常山、槟榔、黄芪、肉桂等药之误，并对瘴疟预防、瘴病调养和瘴后防护提出一系列方法。

《景岳全书》等其他明代医书论瘴疟则多以《岭南卫生方》的论述为主，新的发挥不多。王纶《明医杂著》更提倡：“岭南瘴疠为患诸症，详见《卫生》（指《岭南卫生方》）篇。凡宦游此地者，当备此书而常览之。”[92]75

（二）瘴气外感证治体系的形成

到了明代，随着医家对岭南地域气候特点的认识深入，对岭南外感治疗有了更多经验。一些医家对“瘴气”的论治，已经区分开瘴疟与瘴气外感，并集中讨论了外感的证治，形成了一定体系。

1. **王纶、薛己论治**

王纶，明代医学家，字汝言，慈溪（今属浙江）人。于弘治间曾任礼部郎中，正德间迁右副都御史巡抚湖广，到过岭南。他留心医药，著有《明医杂著》，又得名医薛己作注，更加详尽。

《明医杂著》中专门有“论岭南诸病”一篇，是对岭南疾病证治特点的专题论述，主要内容也是以“瘴气”为核心，重点在于论瘴气外感。

(1)论瘴气外感。王纶讨论了岭南“感山岚瘴雾之气”的外感疾病，指出其主要症状是“发寒热，胸膈饱闷，不思饮食，此毒气从鼻口入内也”[92]75，这显然与湿阻脾胃有关，提出“治当清上焦、解内毒、行气降痰，不宜发汗”的治则。薛己加注指出：“愚按岭南炎方濒海，地卑土薄，故阳气常泄，阴气常盛，四时放花，冬无霜雪，一岁之间，暑热过半，穷腊久晴，或至摇扇。人居其间，气多上壅，肤多汗出，腠理不密，盖阳不反本而然也。阳燠既泄，则使人本气不坚，阳不下降，常浮而上，气浮而不坚，则玄府开疏，汗液易泄，故内寒外热、上热下寒之症由生也。治当固阳气、实腠理为主。若多用表散之药，则阳气愈虚，风邪益盛，鲜有不误者矣。”[92]76 王纶立主方如下：

黄连（姜炒）、黄芩、木香、厚朴（姜制）、枳实（麸炒）、半夏（汤洗）、桔梗、柴胡、川芎、木通（各一钱）、生甘草（七分）、升麻、苍术（泔浸盐水炒，各一钱五分）。

此方兼用清热解毒，比宋元时期的治法一味香散有了进步。薛己补充其加减变化如下：“苟系外邪为患，则当解散之。外邪既解，而病仍作，肺气伤也，用补中益气汤。若头目不清，胃气不能上升也，加蔓荆子。若饮食少思，胃气虚也，用四君子汤。若食而难化，脾气虚也，用六君子加芍药、当归。若畏寒冷饮食，或作吞酸，脾气虚寒也，前药更加炮姜；不应，再加吴茱萸四分，黄连二分。余各当推而治之。”[92] 76~77

(2)论瘴感夹寒。王纶又重点讨论了岭南瘴病夹杂风寒时的论治。王纶指出此病与北方伤寒的证候与治法不同："若寒温失节，汗身脱衣巾，感冒风寒之气，气闭发热，头疼，此则伤寒类也。但岭南气温，易出汗，故多类疟，重则寒热不退，轻则为疟。南方气升，故岭南人得此病者，卒皆胸满，痰涎壅塞，饮食不进，与北方伤寒只伤表而里自和者不同。”这些症状表明不仅风寒轻于北方，而且多有湿阻脾胃的表现，“治当解表清热、降气行痰，此方用于寒凉时月，及虽在温暖时而感冒风寒者”[92] 77。方如下：

羌活、苍术（泔浸）、柴胡、黄芩、橘红、半夏（汤洗）、枳实、甘草（炙）、川芎（各一钱）。上姜，水煎，食前服，渣随服，取汗出止服。

加减之法：若内停饮食，外感风寒，用藿香正气散；若脾气虚弱，而寒热，作呕，用金不换散。

王纶对岭南外感诸病的证治，重视了受外因的多热多湿，并结合脾胃气虚的体质因素，分清标本缓急综合治疗，认识上更加全面。王纶的治法影响很大，为后世如《张氏医通》、《证治大还》、《古今图书集成》等所收录，并将以上两方分别命名为疏邪清上散与解肌清热饮。

2. 张继科的岚瘴证治纲目

张继科，生卒不详，于明代万历年间任职广西，在“两粤十有四稔”，兼以医术闻名。他总结在岭南的证治经验，专门作有“岚瘴解”一篇，述其“宜于瘴乡者”的医药经验。篇中尝试用伤寒六经辨证的方法来总结关于瘴气外感的治法，但具体方药则与伤寒有别。张继科特别指出：“北地苦寒，冬月天气凛凛，皮毛固密，取汗为难。仲景始用麻黄、桂枝，岭表瘴暖，不可拘方。”[47] 79

张继科的外感证治体系参见表6。

表6 张继科岭南六经辨治岚瘴体系

六经	证候	治法	备注
太阳经	脉浮，人迎紧盛。其证头痛表热，无汗恶寒，项背拘急，四肢困倦，或腰痛，或眼胀，卧床不能兴居	加减羌活冲和汤。羌活、独活、前胡、柴胡、川芎、藿梗，合平胃散。热服，微取汗从足起，得汗即减覆被，不可多出。或紫苏煎汤，置足边藉汗，有汗则解。若汗之早，自无传经之证	北地苦寒，冬月天气凛凛，皮毛固密，取汗为难。仲景始用麻黄、桂枝，岭表瘴暖，不可拘方
	如脉浮缓，有汗，发热，为伤风。阳气浮，故发热。风伤于表，当以风药治之；荣弱自汗，当以白芍敛之	香苏散加防风、柴胡、藿梗、苍术、厚朴，胸满加桔梗、枳壳，有痰加半夏，头痛加川芎。病已，不必尽剂。如无汗，不肯取汗，冲和汤三剂，自汗解。须知避风坐卧	
阳明经	脉尺寸俱长，证自太阳传来，分在经、在腑。表热恶寒，自汗，额痛目胀，鼻干不眠	加减葛根解肌汤：平胃散加柴胡、葛根、藿梗。胸满加桔梗；额痛加白芷；有痰加半夏、前胡；作渴加竹叶、石膏；有湿加苡仁、赤茯；太阳并，太阳之证未尽净也，加羌活、防风；少阳合，加黄芩、柴胡。如大汗不止，温粉扑，牡蛎糯粉等份，黄芪、白术减半，共为末	

续表

六经	证候	治法	备注
阳明经	如六七日，脉沉数有力，邪归阳明之腑，不恶寒，反怕热，便实，转矢气，潮热自汗，或手足濈然汗出，谵语作渴，揭去衣被，扬手掷足，小水短赤，舌刺黄胎	调胃承气汤下之。大黄、厚朴、枳实、甘草，中病即止。大承气汤、小承气汤、大柴胡汤可择用□	
	岭表瘴气，阳明感冒表证：发热自汗，额痛，鼻干，面绯	平胃散加葛根、白芷、藿香、桔梗	不可拘太阳一经传来
少阳经	脉弦数，尺寸俱弦。见证头痛，耳聋，口苦胁痛，作呕，寒热往来，作眩，心下悸，或烦，属半表半里	小柴胡和解。柴胡、黄芩、人参、甘草、半夏、生姜、大枣。呕多倍陈皮；眩多倍柴胡；胁痛加前胡、青皮；胸满加枳壳；口苦加竹茹；小便短赤加猪苓、山栀；兼太阳证，作战疟状，加羌活、独活；兼阳明证，额痛目胀，加葛根、川芎；四肢逆冷，加藿梗、煨姜大便实；心下满，头汗出，谵语，脉沉数有力，加大黄、枳实、厚朴下之，去半夏、人参、生姜、大枣	
	瘴乡四时似夏，一雨成秋，感冒少阳之证最多，柴胡加减之法恒用	如少阳寒热，转为疟证，无痰不成疟，瘴生湿，湿生痰故也。寒多倍半夏，加草果；热多倍酒芩，加花粉；有汗加藿梗、白芍；无汗加羌活、防术、苍术；头痛加川芎；痰盛加贝母；湿滞加茯苓、猪苓；治疟加青皮、知母；截疟加常山；邪并阳分，出汗太多，加黄芪、白术；血虚加当归	

续表

六经	证候	治法	备注
足太阴经	脉沉无力，本经受寒。腹痛吐利，四肢微冷，法当温之	理中汤。人参、白术、甘草、生姜，加藿梗、陈皮、茯苓	
	如四、五日，自阳经传之太阴，腹满自利，或不利，津不到咽，手足温，脉沉有力，舌上黄胎	调胃承气汤下之。亦有不用大黄，只用枳壳、厚朴、甘草，加炒黄芩、栀子、花粉和之。以脉多虚细，不任下，即用泻心汤之意也	
	如小水不利	四苓散加赤芍、山栀、陈皮、厚朴、甘草；太阴有湿有热，小水不利，必发黄疸，仍利之，加茵陈、木通	
	岁运并临，湿土太过，积有寒痰，初病手足逆冷，长幼相似	理中汤加柴胡、半夏、草果。瘴乡太阴下利之证多，藿香正气散加猪苓、泽泻，量加桂枝	
足少阴经	分寒与热。尺脉沉迟，足冷唇青，面垢，小水白，身如被杖，为肾虚直中之寒，即面有浮火，不甚光泽	宜温经散寒，回阳救急汤。肉桂、附子、人参、白术、茯苓、半夏、生姜、陈皮、甘草、五味子。小腹痛，加炒吴茱萸；无脉，加猪胆汁一匙；下利，加升麻、黄芪。若误汗之则动血，从上窍出，大忌	初觉四肢冷，腹内痛，一时服药不及，即于脐上拔火罐三、五次，罐稍大，先拔去寒气；次服参二钱、炒干姜三钱，便可回阳；次服理中汤，不可迟

续表

六经	证候	治法	备注
足少阴经	少阴有表热	麻黄附子细辛汤，验二、三日，无阴寒直中之变，脉虽迟，似略兼太阳，故微汗之则愈	此证极少，细为切脉，详勘表热。麻黄、附子不可轻试，以羌活、独活代麻黄，桂枝代附子可也，仍加参
	脉沉数有力，舌干口燥，谵语，便实，或下清水，腹内鞭痛，为阳经传来之热	承气汤急下之，以救肾水	
足厥阴经	脉沉数有力，为阳经传来之热，当下；脉沉迟无力，为本经直中之寒，当温。但寒邪多中少阴，鲜有中厥阴者，如消渴烦满，舌卷囊缩，大便实，手足乍冷乍温	急用六一顺气汤下之。芒硝、大黄、柴胡、黄芩、甘草、白芍、枳实、厚朴。或大承气汤、小承气汤择用	五岭四时气多不正，用药之法，本诸六经。第变证多端，其方不能尽述，或为加减，亦因时、因地之不同也
	如四肢厥逆，冷过肘膝，不渴，小腹绞痛，或呕吐涎沫	急用四逆汤加炒吴茱萸，或四逆合六君子加吴茱萸	

表6可见，六经分证中以三阳证更具岭南特色。至于三阴的变化则与内地相近，但也提出要注意“麻、附不可轻试”的问题。

另外张继科也注意到瘴病外感的内伤因素，他说：“外感由于内伤，如嗜酒多热，膈上有痰，表药中宜加枳、桔、陈、贝以豁之；中气虚，脾有湿，表药中量加苍、半、陈、茯以瘳之；地暖郁火，上焦生热，一遇感寒，热包寒内，作胀喘嗽，表药中加枳、桔，量加麻黄以通之；先天不足，遇劳即病，表药过峻，暗损不觉，一愈即服补中益气汤以扶之。若人平时不善珍摄，临诊偏多委顿，六欲七情，生荣生卫，各随经络调治，不在岚瘴之例也。”[47]85~86

3. 陈治论治瘴病

陈治，字三农，华亭（今上海）人。《冷庐医话》载：“五世之医，北齐有徐之才，元有危亦林，国朝有陈治。”[93]可见出身医学世家。主要著有《医学近编》、《伤寒近前集》、《伤寒近后集》等，合称为《证治大还》。沈恺曾序称陈治为“产于九峰三泖而流寓于庾岭珠江者”[11]9，其《医学近编》中专门有“两粤瘴疠论”等篇，强调瘴病复杂，“非亲履其地，未患其病，未治其所原，所可臆见而立论者也”[11]70，篇中所述多为其亲身治验。

陈治指出，岭南的瘴气外感，与环境关系密切，“当其长夏暑气之时，蛮烟毒雾，蕴结上蒸，令人喘急眩晕，胀闷痰升，窍闭不舒，四肢酸楚，或寒热间作，或自汗如雨，或腹痛神昏。苟不亟为调治，变端百出，有莫可言其名状者。”陈治指出此类外感表现不一，有表现为六经证者，也有不按六经证者，后者名之为“瘴气”。

治疗上，对呈六经证表现的外感，陈治说“余治之，皆用节庵法，按六经而解散，亦皆痊可”；对瘴气，“其不现六经证而瘴气之疾，有似霍乱胀闷头痛寒热者，用平胃九味羌活汤败毒正气诸方治之，随手而应矣”。具体的证治原则如下：

“初得山岚瘴气，气升胀闷，人多用槟榔降坠其气，偶尔无恙。感之轻者，亦即相安；感之重者，胸腹胀闷，头晕恶心，恶寒发热，其瘴气不消，而饮食停滞，须以正气散、平胃散、藿香、陈皮、苍术、厚朴、半夏、苏叶、槟榔，加所伤之物之药各种消导。如头疼恶风发热用九味汤，太阳经加羌活、川芎，阳明经加白芷、干葛，少阳经加柴胡。夏暑盛而热甚，口渴汗多，加石膏白虎汤。大便结发狂谵语，用大黄枳实承气汤，当考《伤寒近后集》条治。至于变症殊途，错综不一：近于湿热，从湿热治；近于温者，当从瘴疟治。尤为所重者，须先分内伤外感，孰急孰缓。内外已定，缓急已明，再审虚实，虚实既明，方可用补泻发表和解之法，以冀得心应手，不致误人也。”[11] 70~71

《证治大还》还列出了陈治所闻见的各种瘴病，其中的“寻常瘴”与“暑湿瘴”最为常见。

“寻常瘴。春夏之交，乍寒乍热，其气忽然蓊郁，忽然发泄，更衣不时，感冒不一。本地患者不知，医者无书可考。客寓者每曰此水土不服，亦不过发表消导而已。治之有不愈而变重者，则曰此亦委之于数而已。其证似风寒，头痛寒热，而又恶心胀闷、似痢非痢、似疟非疟者是也。宜与羌活汤、加减平胃散、藿香正气散、二陈汤而安。此证粤中无时无之，无人觉之。虚弱之体，感而即发；敦厚之人，感不骤发。积久而成，浑浑漠漠，脉证茫然。未尝不欲细心极虑，救人于患难中，惜不能考其致病之由尔。余今拈出此条，经俟后世高贤明理之士，补其治病求原一编，则两粤无患瘴之忧矣。

暑湿瘴。闽、粤皆有之。夏秋之时，久雨阴湿，忽然暑热，山岚之气，自下蒸上。人在气交之中，有一种胀闷不可当之势，此即瘴疠时也。人能知觉者，即以玉枢丹水磨服之，立解。平胃散加槟榔亦佳。时有制幕朱彦则、徐彭年，从制台巡边，带玉枢丹救活军士役人甚多，故仁者恒以济活。”[11] 71~72

陈治的几则医案，可以看到其治法的成功效验。如：

“制府王姓，感冒瘴气，寒热，胸膈饱闷，头疼眩晕，恶心，脉数而洪。用藿香正气散加厚朴、槟榔、羌活、防风、苏叶，一剂而寒热退，头不疼。减去羌、苏、防风，加草豆蔻、半夏、枳壳，恶心胀闷发热俱愈。”

“梧州方姓，脉弦而数，头疼身痛，恶心饱闷，发热。用羌、防、芎、苏、藿、朴、二陈、苍术、甘草、槟榔，二服而愈。因饱胀未全退，加草豆蔻、草果方愈（此头疼、恶心、饱服，所以异于感冒，乃瘴气也）。”[11] 73

从历史来看，“瘴气”从代表无名病因，范围逐渐缩窄至限定于指南方地理因素的综合影响；瘴病从“凡病皆谓之瘴”，缩小到确有地域特色的病种。这些都是对岭南疾病的研究中得到的成果，是对中医理论和临床有贡献之处。

对岭南疾病的证候分析与临床治疗，古代文献大多是在辨治“瘴气”的条目中进行讨论的。在厘清“瘴气”和瘴病内涵的基础上，再来分析岭南疾病和证候的特点就较为容易。古代治瘴用药，与岭南人体质病理紧密结合，也很有启发意义。例如指出外感不宜过汗，中虚慎用吐下，重视脾虚痰湿的证治等。不过，由于宋元时期的瘴病证治以瘴疟为重心，很多论点立足于疟病正气不足、阴阳乖乱的病理基础上，对岭南暑热、湿热的情况论述不多，因此在治疗用药上有偏于温燥的一面。明清医家中，以治疗瘴疟为主的，如郑全望等，继承并发展了宋元时期的思路和经验。但也有医家认识到岭南外感的治疗不应完全依照治瘴疟的思路，因而提出了更全面的治疗瘴感的方法。

参考文献

[1] 彭定求. 全唐诗 [M]. 北京：中华书局，1960.

[2] 顾野王，陈彭年. 宋本玉篇 [M]. 北京：中国书店，1983：221.

[3] 周祖谟. 广韵校本 [M]. 北京：中华书局，1960：427.

[4] 戴侗. 六书故 [M]. 刻本. 绵州：李鼎元，1784（清乾隆四十九年）：卷33页40.

[5] 张自烈. 正字通：午集·中 [M]. 续修四库全书：经部第235册. 上海：上海古籍出版社，1997：143.

[6] 刘安. 淮南子 [M]. 上海：上海古籍出版社，1990：42.

[7] 陈寿. 三国志 [M]. 北京：中华书局，1971：1410.

[8] 萧统. 文选 [M]. 上海：上海古籍出版社，1986.

[9] 魏收. 魏书 [M]. 北京：中华书局，1974：2093.

[10] 王子今. 汉晋时代的“瘴气之害” [J]. 中国历史地理论丛. 2006（3）：5-13.

[11] 陈治. 证治大还 [M]. 四库全书存目丛书：子部第49册. 济南：齐鲁书社，1995.

[12] 莫枚士. 研经言 [M]. 南京：江苏科学技术出版社，1984.

[13] 辞海编委会. 辞海 [M]. 上海：上海辞书出版社，1982：5056.

[14] 曹础基. 庄子浅注 [M]. 北京：中华书局，1982：323.

[15] 严北溟，严捷. 列子译注 [M]. 上海：上海古籍出版社，1986：4.

[16] 张载. 张载集 [M]. 北京：中华书局，1978：63.

[17] 苏辙. 栾城后集：栾城三集 [M]. 《四部丛刊》初编本. 上海：

商务印书馆，1929：522.
[18] 范成大．范石湖集［M］．上海：上海古籍出版社，1981：176.
[19] 屈大均．广东新语［M］．北京：中华书局，1985.
[20] 吕颂．再请入觐表［M］//李昉，宋白，徐铉，等．文苑英华．北京：中华书局，1966：3141.
[21] 王守仁．剿捕漳寇方略牌：王阳明全集：卷16［M］．上海：上海古籍出版社，1992：532.
[22] 朱同．云赋［M］//陈云龙．历代赋汇：卷6．南京：江苏古籍出版社，1987：25.
[23] 范端昂．粤中见闻［M］．广州：广东高等教育出版社，1988.
[24] 刘恂．岭表录异［M］．广州：广东人民出版社，1983：3.
[25] 闵叙．粤述［M］．四库全书存目丛书：史部第249册．济南：齐鲁书社，1996.
[26] 陸履中．恭城县志［M］．台北：成文出版社有限公司，1968：499-500.
[27] 任重，姜玉笙．三江县志［M］．台北：成文出版社有限公司，1975：90.
[28] 曾瓶山，杨兆岑．同正县志［M］．台北：成文出版社有限公司，1975：141.
[29] 张书余．医疗气象预报基础［M］．北京：气象出版社，1999：38.
[30] 陈延之．小品方［M］．北京：中国中医药出版社，1995：125.
[31] 严沛．桂海虞衡志校注［M］．南宁：广西人民出版社，1986.
[32] 释继洪．岭南卫生方［M］．北京：中医古籍出版社，1983.
[33] 俞震．古今医案按［M］．沈阳：辽宁科学技术出版社，1997.
[34] 赵佶．圣济总录［M］．北京：人民卫生出版社，1962.
[35] 蒋宝素．医略十三篇［M］//裘庆元．珍本医书集成：第2册．北京：中国中医药出版社，1999：194.
[36] 王充．论衡［M］．北京：中华书局，1954：223.
[37] 于智敏．中医药之毒［M］．北京：科学技术文献出版社，2007.
[38] 雷丰．时病论［M］．太原：山西科学技术出版社，1992：91.
[39] 王勋．慈航集三元普济方［M］．新安医籍：丛刊本．合肥：安徽科学技术出版社，1993：88.
[40] 魏征．隋书［M］．北京：中华书局，1973：1490.

[41] 宣世涛．永昌府志［M］．刻本．出版地不详，1785（乾隆五十年）：1–2．
[42] 吕颂．为张侍郎乞入觐表［M］//李昉，宋白，徐铉，等．文苑英华．北京：中华书局，1966：3141．
[43] 徐家干，吴一文．苗疆闻见录［M］．贵阳：贵州人民出版社，1997：161．
[44] 松筠．西招图略［M］．拉萨：西藏人民出版社，1982：10．
[45] 杜佑．通典［M］．北京：中华书局，1988：5171．
[46] 左鹏．汉唐时期的瘴与瘴意象［M］//荣新江．唐研究：第8卷．北京：北京大学出版社，2002：257–275．
[47] 张继科．三合集·卫生汇录［M］．海口：海南出版社．2002．
[48] 张景岳．景岳全书：张景岳医学全书［M］．北京：中国中医药出版社，1999．
[49] 巢元方．诸病源候论［M］．沈阳：辽宁科学技术出版社，1997．
[50] 王焘．外台秘要［M］．北京：人民卫生出版社，1955．
[51] 苏轼，沈括．苏沈良方［M］．北京：人民卫生出版社，1956：35–36．
[52] 章潢．图书编：卷49［M］．文渊阁四库全书：第970册．台北：商务印书馆，1986：160．
[53] 唐慎微．证类本草［M］．北京：华夏出版社，1993：142．
[54] 龚廷贤．万病回春［M］．天津：天津科学技术出版社，1993：104．
[55] 丹波元简．医賸［M］．北京：人民卫生出版社，1955．
[56] 许浚．东医宝鉴［M］．北京：中国中医药出版社，1995：476．
[57] 范晔．后汉书［M］．北京：中华书局，1965．
[58] 陆祚蕃．粤西偶记［M］．四库全书存目丛书：史部第128册．济南：齐鲁书社，1996：428．
[59] 周去非．岭外代答［M］．上海：上海远东出版社，1996．
[60] 徐春甫．古今医统大全［M］．合肥：安徽科学技术出版社，1995．
[61] 江涵暾．奉时旨要［M］．北京：中国中医药出版社，1993：67．
[62] 马蓉，陈抗，钟文，等．永乐大典方志辑佚［M］．北京：中华书局，2004：3088．
[63] 金礼蒙．医方类聚：第9册［M］．北京：人民卫生出版社，1982：401．

[64] 郑全望．瘴疟指南［M］．续修四库全书：子部 1003 册．上海：上海古籍出版社，1997.
[65] 冯汉镛．瘴气的文献研究［J］．中华医史杂志．1981，11（1）：44–47.
[66] 葛洪．葛洪肘后备急方．北京：商务印书馆，1955.
[67] 陈兰滋．上思州志［M］．刻本．出版地不详，1834 年（清道光 14 年）．第 6 卷 8
[68] 魏之琇．续名医类案［M］．北京：人民卫生出版社，1957：137.
[69] 张文．地域偏见和族群歧视：中国古代瘴气与瘴病的文化学解释［J］．民族研究，2005（3）：68–77.
[70] 邵博．邵氏闻见后录［M］// 车吉心．中华野史：宋朝卷．济南：泰山出版社，2000：1245.
[71] 邹浩．道乡集［M］．文渊阁四库全书：第 1121 册．台北：商务印书馆，1986：457.
[72] 邝露．赤雅［M］// 车吉心．中华野史：明朝卷．济南：泰山出版社，2000：4237.
[73] 冯汉镛．四川的瘴气及其防治［M］// 冯汉镛．巴蜀科技史研究．成都：四川大学出版社，1995.
[74] 牟重行，王彩萍．中国历史上的“瘴气”考释［J］．师大地理研究报告．2003（38）：13–30.
[75] 于赓哲：中国古代对高原（山）反应的认识及相关史事研究——以南北朝、隋唐为中心［J］．西藏研究．2005（1）：5–6.
[76] 冯翔．关于宋代至明代南方的瘴病及其历史的研究［J］．广西民族大学学报：自然科学版，2007：13（2）：28–34.
[77] 后晋修．思茅之疟疾及其流行之初步研究［J］．西南边疆．1938（总 3）：17–46.
[78] 姚永政，林樑城，刘经邦．瘴气病之研究［J］．中华医学杂志，1936，22（2）：98–104.
[79] 吴文华．滇省孟定瘴气之概况［J］．中华医学杂志，1941：27（8）：486.
[80] 左鹏．宋元时期的瘴疾与文化变迁［J］．中国社会科学．2004（1）：194.

[81] 梅莉，晏昌贵，龚胜生．明清时期中国瘴病分布与变迁［J］．中国历史地理论丛，1997（2）：33–44.
[82] 龚胜生．2000年来中国瘴病分布变迁的初步研究［J］．地理学报，1993，48（4）：304–315.
[83] 许洪．指南总论［M］// 陈承，裴宗元，陈师文．太平惠民和剂局方．北京：人民卫生出版社，1985.
[84] 孙思邈．千金要方［M］．北京：人民卫生出版社，1955：138.
[85] 王怀隐．太平圣惠方［M］．北京：人民卫生出版社，1958：1385.
[86] 吴谦．外科心法要诀［M］// 吴谦．医宗金鉴：第10册．北京：人民卫生出版社．1963.
[87] 王肯堂．王肯堂医学全书［M］．北京：中国中医药出版社，1999：1188.
[88] 许梿．洗冤录详义［M］．重刊本．武昌：湖北藩署，1877年（光绪三年）：第3卷21
[89] 鲍相璈．验方新编［M］．北京：科学技术文献出版社，1991：677.
[90] 何梦瑶．医碥［M］．上海：上海科技出版社，1982：88.
[91] 林天佑．秋疟指南［M］// 裘吉生．三三医书：第1集．北京：中国中医药出版社，2005：753.
[92] 王纶．明医杂著［M］．薛己，注．北京：人民卫生出版社，1995.
[93] 陆以湉．冷庐医话［M］．上海：上海卫生出版社，1958：2.

第五章

岭南医学的内涵与特色

岭南医学以地理区域命名，表明它研究的问题以地域为中心，即与地域的地理、气候与人文紧密相关。历代对岭南的医药学特点有过许多不同角度的讨论，在了解岭南医学发展脉络的基础上，本章拟通过整理古代文献，综合概括传统文化和传统医学对岭南医学的一些理论认识，供今日的岭南中医理论研究参考。

第一节　岭南的自然风土

按照本书第一章对地域医学有关风土概念的论述，第二章与第三章大致谈及了医药文化视野中的人文风土的情况。本章探讨岭南的自然风土对岭南医学理论的影响。医学作为一门应用科学，人文风土只是起到一定的影响作用，它的核心应该建立在对自然规律的客观认识基础上。

一、岭南的自然环境特点

岭南一词在历史上具有政治区域的含义。古代，“岭南”的概念主要包括今天的广东、广西、海南和香港、澳门五省区。

在自然科学上，人们又经常运用“华南”这一概念。对“华南”的范围，韩氏提出，以南岭和武夷山作为自然界线，可以将南、北分成两个比较完整的地域。南边属于珠江流域和沿南独流水系，北边属于长江流域。以此为界，华南包括广东、广西、海南、福建和香港、澳门等省区，同时可延伸到台湾，“这一地区其自然环境的完整性和社会活动的近似性都有独特之处”[1] 18~24。岭南既具有这种自然环境的独特性，又有因五岭阻隔而形成的文化发展特殊性，两者对岭南医学有着综合的影响。

(一) 岭南的地理环境与气候特点

岭南五省区无疑是地理科学中“华南”的主体地域。在地理上，这一地域纬度最高点为北纬 26°24′，最南点在北纬 3°58′，最东点在东经 117°20′，最西点在东经 104°28′。这里属于距赤道不远的低纬度地区，有较多的太阳辐射能，气候较温暖，且一年中昼夜长短变化不大。

太阳辐射能与纬度有关，主要由太阳高度角和可照时间（昼长时间）决定。北回归线穿过岭南，广东汕头、广州、封开都有北回归线塔。夏至日正午太阳高度角以北回归线最大（90°），然后分别向南北逐渐变小，此时岭南与中纬度地区获太阳辐射能差别不甚大；而在冬至日、春分日和秋分日，太阳高度角则自曾母暗沙起向北逐渐变低。可照时间在夏至日是随纬度的增高而变长，冬至日则随纬度增高而迅速减少，冬季时岭南低纬度地区有较长的可照时间。因此，岭南地区在冬季获太阳辐射能比我国其他地区明显居多。从全年来说，岭南是我国最暖热、能量最多的地方。

在气温方面，气温的年变化是随纬度的增高而降低的，处于全国纬度最低位置的岭南地区是全国温度最高的地区。调查表明，1 月平均气温、年平均气温随纬度增高而降低的规律最明显，而最热月平均气温与纬度的相关性较模糊[1] 7，因此岭南气温偏高的特点主要体现在冬半年。以广州为例，广州位于北回归线以南，属于热带地区，太阳照射强，在冬季太阳最低还有 45°以上，故辐射仍多，户可北向，即古书所谓“北向户”的地方，全年只有凉季而无冷季。在最热的气温方面，夏天广州的极端高温并不比内地高，最热只到 38.7℃，韶关可达 42℃，相比于武汉的 42.2℃、长沙 43℃、九江 41.7℃和重庆 44℃等均不算最高。而冬天的温暖则较明显，自古广州少有霜雪，古人有“粤人不知霜”之说。广州冬天回南天时，日间温度则可在 12~22℃之间，明显比北方温暖。所以古人说：“人言南中炎暑，非有甚也，但多时耳。”[2]

岭南气候的另一特点是海洋气候与大陆性气候交汇，带来丰富的降水。这一地区位于太平洋西岸，是东亚大陆与东南亚大陆结合处，是西太平洋（包括南海）台风活动最频繁的地区。它南面和东面是广阔的热带海洋，这里洋面水温较高，有利于台风积雨云的形成。另外，离赤道较近，获得一定量的地转偏向力，容易形成气旋性涡旋。夏半年，这里是热带辐合带经常活动的场所，很容易形成台风。而且岭南地区纬度低，一年之中台风来得早去得迟，活动季节长。台风登陆容易形成自然灾难，但在夏季给岭南带来较丰富的降水。通常每年7~9月以台风为主的后汛期降水量，可占年降水量的40%~50%，因而华南是我国的高湿地区，年平均相对湿度普遍在75%以上。这里日照虽足，但云量多，晴天日数是全国最少的区域，反之阴天日数为全国最多[3]。

现代医疗气象学表明，较高的温度与湿度对人体舒适度有明显影响。研究表明：当气温在15.5~26.5℃，静风时，不论相对湿度多大，人体均感觉舒适；当气温在27.1~32℃，静风，如果相对湿度超过70%，人体则感觉不适，有湿热感，如若有2~3级以上的风，人体仍感觉舒适；当气温在32.1~35℃，静风或微风时，如果相对湿度大于60%，人体就会感到闷热，小于60%则感到热；当气温在35.1℃以上，相对湿度大于60%，风速不论大小，人体均感闷热，38℃以上时为酷热，当相对湿度小于60%时为炎热[4]。岭南的高温和高湿度时间长，就容易引起人体的不适感觉，日久对健康有不利的影响。

岭南的气候，还对自然环境和物种带来重要影响。这里的动植物界不受严寒的筛选而成为种类繁多的杂居群体。尤其是冬季，植物不落叶，动物不披绒，人类的建筑也注重开敞通风、避雨纳凉。同时岭南年降水较多，本身珠江水系水量也很丰沛，更为这一地域动植物的繁衍提供了良好的条件。

在地形、地貌和资源方面，广东境内山丘盆谷交错，东江、西江和北江汇成珠江水系。土壤具备红壤系列的各个种类，广东全省维管束植物约 5 000 种，南部是广泛的热带性植被，北部有亚热带季风常绿阔叶林。广西的土壤类型较多，既有如黄壤、红壤等热带亚热带典型土壤，也有广泛的石灰性土壤分布。植物种类以热带、亚热带种为主，维管束植物为 6 600 多种，北部为常绿阔叶林——红壤地带，中部广大地区为南亚热带季风常绿阔叶林——赤红壤地带，南部是北热带季雨林——砖红壤地带。海南岛地形比较复杂，空间分布上具有台地阶地广布，山丘密集相连，平原少而分散的特点。全岛地势中高周地，从里到外形成三大环状地貌结构带，即中部山地带、内缘丘陵盆地带，沿海台地平原带。这里高温多雨，植物种类繁多，地表终年为常绿植被覆盖，全岛有 3 500 多种维管束植物。

（二）岭南物候与中原的比较

清人钮琇曾编《广东月令》论述岭南物候的特点。他指出：“天之节候，见于地之物产，故《月令》一篇，载自《礼经》，后人遂著于授时之历。余宦游所至，其风土大略相同，唯粤中则不特与朔方绝异，即较之江淮，亦甚悬殊。爰采屈翁山《新语》，参以耳目见闻，戏为《广东月令》乃知炎陬谲诡，固不止于再稻八蚕已也。”[5]

将《广东月令》与反映古代中原地区物候的《礼记·月令》进行比较，可以更直观地反映出岭南气候的特殊性（表 7）。

从物候的比较，至少可以看出岭南的两大特点：

其一是春夏淫雨，冬无冰雪。岭南在春夏之交，正值北方的冷气南下和海洋性温暖气团在此相接触，水汽凝结成

表 7 《礼记·月令》与《广东月令》中的物候对照

	《礼记·月令》	《广东月令》
正月	东风解冻，蛰虫始振，鱼上冰，獭祭鱼，鸿雁来	蜃气成楼，水仙来宾，荷钱浮于水，二麦黄，木叶微脱
二月	始雨水，桃始华，仓庚鸣，鹰化为鸠	蔗初芽，蕨拳输粉，鱼苗生，蚬降于雾，木绵吐英
三月	桐始华，田鼠化为鴽，虹始见，萍始生	杜若芳，石（虫矢力）扬葩，江鸥避风，孔雀之尾开金，槟榔包坼
四月	蝼蝈鸣，蚯螾出，王瓜生，苦菜秀	佛桑红绽，高榕荫日，仙掌立，鲨入山麓化为虎，树兰缀珠
五月	小暑至，螳螂生。䴗始鸣，反舌无声	荔支丹，菩提舒叶，椰含浆，群蚁朝其祖，钩割鸣年
六月	温风始至，蟋蟀居壁，鹰乃学习，腐草为萤	白雨足，西潦至，芭蕉子垂，苦瓜入馔，早禾乃登
七月	凉风至，白露降，寒蝉鸣	秧针重碧，龙眼熟，蝴蝶营茧，素馨结为灯，蕹田浮
八月	盲风至，鸿雁来，玄鸟归，群鸟养羞	飓母息影，茶徙蝇于树，纸鸢翻风，黄柑分指，河鲀乘潮而上
九月	鸿雁来宾，爵入大水为蛤。鞠有黄华	红薯登，白榄落，嘉鱼出于峡，南烛迎社，香门开
十月	水始冰，地始冻。雉入大水为蜃。虹藏不见	耕牛放闲，八蚕之功毕，岭梅芳，橘柚锡贡，银河夜见
十一月	冰益壮，地始坼。鹖旦不鸣，虎始交	桃李花，鹧鸪蔽叶，黄雀复为鱼，岩蜂聚粮，瑞香霏雪
十二月	雁北乡，鹊始巢。雉雊，鸡乳	蚊不绝吟，池塘竭，稚笋出，风兰贺春，旧雷有声

雨。这个冷暖气流相交接的锋面在岭南上空停留时，常可形成较大的雨区，雨天可长达十数天。而且夏季台风多发，也会不时带来降雨。所以六月时“白雨足，西潦至”，至八月才“飓母息影”。而冬天则没有北方的“水始冰”、“冰益壮”等现象，并且花果依然，“蚊不绝吟”。杨万里曾形容“粤犬吠雪非差事，粤人语冰夏虫似”（荔枝歌）[6] 129，苦恼于“腊前蚊子已能歌，挥来挥去奈尔何”（宿潮州海阳馆独夜不寐）[6] 125，就是形象写照。严格来说，岭南相当一部分地区没有真正意义上的冬天存在。

其二是物产丰富，四时常收。从正月至十二月，不同种类的花开不绝，而且花期较长，形成“四时常花”的景象。而农业耕作几乎贯穿全年，不仅是“再稻”、“八蚕”，冬季仍然有各种收成，除了《广东月令》中提到的橘柚、笋等，还有鱼塘、蔗和其他水果等。

二、传统理论对岭南风土的认识

中国传统的自然理论，比较注重定性描述。人们从日常观察的经验中，总结出自然气候最适宜人类生活的常态，以四时失宜、气候变序为异常。相对而言，不同地域在气候上与常态有一定的偏差。长江以南的广大南方，都有共同的特点，其中岭南又有其特别之处。

（一）南方地域的气候特点

按照传统理论，与西北地域相对的东南，其主要特点是气候炎热与地卑土湿。《黄帝内经》的有关论述已见于上一章。

岭南作为大江以南最南的地域，其阳热性质尤为明显，所谓“阳生于东，而盛于南，故东温而南热”[7]，其热甚于江浙一带，因此又有其风土特殊性。在古代，以《圣济总录》为例，曾从传统的观点出发对岭南的属性作过完整的论述：

“阳生于子盛于巳，阴生于午盛于亥，阳不极则阴不萌，阴不极则阳不芽，而广南位当巳午，则阴阳之气，蕴积于此可知矣。天不满西北，地不满东南，西北方阴也，土地高厚，东南方阳也，土地卑下。而广南方属东南，则土地之卑下可知矣，以其土地卑下，而阴阳二气之所蕴积，是以四围之山，崇高回环，百川之流，悉皆归赴，及秋草木不凋瘁。当冬蛰虫不伏藏，寒热之毒，蕴积不散，雾露之气，易以伤人，此正岐伯所谓南方其地下，水土弱，雾露之所聚者也。”[8] 737

清代章楠也通过比较阐明岭南独特的阴阳变化说：“盖阴阳变化，莫测其端，现象于日月水火。圣人观象知理，因日以定月，因月以定岁，因岁以测升降之气而分节序。……是以日月随转旋之气而行，寒热随升降之气而变。阴阳升降之极，则寒热若冰炭之殊。此一岁之寒热，因乾坤大气之升降也。昼夜有温凉，因日之偏正出没也。乾坤大气，若水之进退；日月流行，如澜之回环。源流本末非二体也。但升降之气有常，转旋之气多变。东南木火之方，则多热；西北金水之方，则多寒。中州以北，寒热有常者，得升降之气多也；梅岭以南，温凉靡定者，得转旋之气多也。”[9] 119~120

正如李璆《瘴疟论》形容，岭南的特点是“阴阳之气既偏而相薄”[10] 2，这种阴阳气偏的致病性就被总结成为一种“毒”，其实质是南方炎热和高湿环境的长期积聚作用。

（二）岭南风土影响健康的机理

结合历代的有关论述，岭南地理风土可以总结出几个明显影响体质与疾病的特点。

1. 四时不正，愆阳所积

岭南的气候与中原内地相比，具有四季不分明，气候变化快的特点。《南海志》形容说："二气相薄，间有不齐，风暮北而朝南，时春寒而秋热，于是有'急脱急着胜服药'之谣。此气候变态然耳。"[11] 2445《湟川图志》描述阳山气候也说："阳山僻在山间，朝则烟霏雾台，夕则瘴霾深翳。是以秋夏多温风郁气，冬春雨雪不时，乍寒乍暑，气候不齐，冒之则成疾焉。"[11] 2598 释继洪也指出："此中天气，夏多阴雨，昼虽熙然，夜则冷甚，居其间者，或至重裘；冬则风多转南，令人气昏，竟无霜雪，暄燠可知。居其间者，或至摇扇。秋乃热，春乃寒，所以与外方天气大不侔也。"[10] 22~23

中国古代文明主要形成于属于温带的黄河流域，一年寒来暑往，四季分明。这种恒定有序的自然规律，被认为是"天道"的体现。传统医学认为人体也与天地相适应，人的起居作息如能适应天地变化，随四时寒暑而调整，则不易产生疾病。如果自然气候脱离正常秩序，就容易致病。这在《礼记·月令》中就已经被认为是致病的原因，《礼记·月令》有这样的记载："孟春行秋令，则其民大疫……季春行夏令，则民多疾疫……仲夏行秋令，民殃于疫……季夏行春令，国多风咳……孟秋行夏令，民多疟疾……仲冬行春令，民多疥疠。"[12] 50~61 其思维的核心是，凡时令不正则易出疫疾。这也是后来中医五运六气学说的根源。

像岭南这样长年四时不正，属于天地之阴阳乖乱，必然导致生活于其中的人体也阴阳相乱，因此容易得病，所得疾病的病机也多有阴阳不调的特点。而在阴阳不调之中，又有一个显著的特点，即"愆阳所积"。

“愆阳”一词，本指冬季气候温和，有违节令，后亦指天气酷热。这两个意义都适合用于描述岭南气候，因为岭南之暖热为中国之最，尤其一年中温暖的时间长，在气候上几乎没有严格意义上的冬季。宋代《李侍制瘴疟论》说岭南“冬无霜雪，四时放花”，这种情况在岭南各个区域皆然。清初屈大均《广东新语》记载广东的情况说：“广州风候，大抵三冬多暖，至春初乃有数日极寒，冬间寒不过二三日复暖。暖者岭南之常，寒乃其变，所以者阳气常舒，南风常盛。火不结于地下而无冰，水不凝于空中而无雪，无冰无雪故暖。”[13] 13 至于海南，气候季节不明尤甚，地方志载“琼郡气候多炎热，四时多行夏令”[14] 80，“夏多而微有冬，春秋不复辨矣”[14] 82，苏轼更形容为“四时俱是夏，一雨便成秋”[14] 857。

因此屈大均概括岭南特点说：“岭南之地，愆阳所积，暑湿所居。”[13] 23“愆”和“积”两个字眼，很好地形容出岭南这种长期温热，缺乏气象学意义上的冬季的气候特点，为后世所采用。如《潮州府志》记当地气候就说：“愆阳所积，凝阴所伏，四时之气既螯，一日之候屡更。”[15]

2. 地卑土薄，地气开泄

岭南风土的特殊性之二是地卑土薄，地气开泄。地卑土薄，前面已多有论述，这种特性对于人体的影响，正如《南海志》说：“大抵自江以南，地率卑湿，循岭以下，海气尤蒸。春夏之交，易有郁阙（阏?）湫底之患焉。”[11] 2445

至于地气开泄，更有其特殊性。在传统的自然理论中，冬季封藏是自然界生长化收藏序列中重要的一环。由于岭南冬无严寒，则如《礼记·月令》所说：“孟冬行春令，则冻闭不密，地气上泄。”[12] 59 所以《元一统志》形容岭南风土的特点是“气候恒燠，参差不齐。冬寒不严，阳气乱泄。”[16]

地气开泄的表象是花木经年不凋。唐代韩愈有诗说："二年流窜出岭外，所见草木多异同。冬寒不严地恒泄，阳气发乱无全功。"（杏花）[17] 119 周去非还认为由于地气开泄，导致物产虽多而不如北方佳美，他说："九月梅花盛开，腊夜已食青梅，初春百卉荫密，枫槐榆柳，四时常青。草木虽大，易以蠹腐。五谷涩而不甘，六畜淡而无味，水泉腥而黯惨，蔬茹瘦而苦硬。人生其间，率皆半羸而不耐作苦，生齿不蕃，土旷人稀，皆风气使然也。"[18] 81 明代王士性《广志绎》也说："广中地土低薄，炎热上蒸，此乃阳气尽泄，故瓜茄咸经冬不凋，留之阅岁，从原干又开花结子，不必再种也。"[19] 100

对于人体来说，李璆指出："阳燠既泄，则使人本气不坚，阳不下降，常浮而上，故病者多上脘郁闷，胸中虚烦。"[10] 2~3《儋县志》也说："人多疾者，由于六气多淫，常违中和之气，闭藏少而宣泄多。"[14] 81 这是影响疾病发生的重要因素。

3. 岚雾蒸湿，蕴积为害

岭南风土的特殊性之三是多雾多雨，蒸湿为患。

岭南的夏天虽然炎热，但遇雨则凉，宋人杨万里曾描述过这种气候："人言岭南分外热……今年六月雨如秋"（秋夕雨余）[6] 111。冬季不冷，有时偏暖，而春日逢雨则阴寒连绵，杨万里形容是"腊前偷暖漏春晖"（近腊暄甚）[6] 114 和"南方气候北方殊，春里清寒腊里无"（二月一日雨寒）[6] 112。周去非《岭外代答》概括说："南人有言曰：'雨下便寒晴便热，不论春夏与秋冬。'此语尽南方之风气矣……钦阳雨则寒气淅淅袭人，晴则温气勃勃蒸人，阴湿晦冥，一日数变，得顷刻明快，又复阴合。冬月久晴，不离葛衣纨扇；夏

月苦雨，急须袭被重裘。大抵早温，昼热，晚凉，夜寒，一日而四时之气备。”[18] 81

潮湿与炎热相间相伴，形成独特的气候环境。李璆形容说：“晨夕雾昏，春夏淫雨。一岁之间，蒸湿过半，三伏之内，反不甚热，盛夏连雨，即复凄寒。饮食、衣服、药食之类，往往生醭。”[13] 2 用“蒸湿“二字来表达岭南湿热交结的情况，尤为确切。而且由于岭南多数地区山岚起伏，蒸湿之气不易散除，岚雾长期氤氲不散。所以《圣济总录》说：“寒热之毒，蕴积不散，雾露之气，易以伤人”[8] 742。岚雾蕴积被认为是瘴气形成的原因，这在上一章已经做过讨论，《儋县志》认为这是比寒热等气候诱因更主要的致病因素：“若夫瘴疠之气，则山泽为之，非气候之过也。”[14] 81 清代屈大均指出，“岭南之雾，近山州郡为多，自仲春至于秋季，无时无之”，为害最大；“近海州郡，地气稍舒，风潮之所荡涤，清淑之所扶舆”[13] 22，雾气能及时消散则为害较小。

愆阳所积、地气开泄和蒸湿多雾三者，可以说是岭南气候有别于江南等地的最大特征。古代曾有贬嘲岭南为南蛮之地的谚语说：“天蛮不下雪，地蛮不落叶，人蛮口吐血（指嚼槟榔）。”[20]一定程度上反映了人们对岭南气候和风俗的感受。在传统医学的认识中，这种独特的风土也必然带来对风土疾病的独特影响。

第二节　岭南的常见病因特点与病机特质

中医的病因和病机理论反映着对疾病的基本认识。病因分外感和内伤两类，外感以六淫邪气为主，内伤包括七情、饮食等。气候因素属于外界病因，主要体现为六淫在岭南环境下的不同偏重。另外，岭南体质的形成也与气候环境关系密切，其日久而成，是内在的病理基础，讨论岭南疾病应将外界病因与内在体质两方面结合起来。

一、外界致病因素

中医的病因，是从宏观的角度来总结的。中医所说的外因六淫之气，是对外界气候环境变动对人体影响的概括性认识。六淫是总称，但在不同地域里，六淫的表现会有不同的偏重。另外，岭南某些外界病因由于长期存在，影响累积，有学者提出“积邪”的概念。

（一）六淫之偏重

六淫风寒暑湿燥火，在岭南的特定环境中，风、寒与燥相对来说伤人较少或较轻，而暑、湿、火之邪出现的机会则较高。

1. 风

岭南风邪不如北方劲烈，而且不与寒邪相夹，伤人不甚。但因人们体质不固，腠理疏松，和暖之风亦足以伤人。屈大均《广东新语》并非医著，但对此有相当深刻的认识：“盖岭南阴少阳多，故四时之气，辟多于阖，一岁间温暑过半。以日在南，故风自南来者恒暖。嘘翕太阳之气与火俱舒，又多起于赤天之暑门，故恒暖。暖风所至，百螣蠕蠕，铁力木出水，地蒸液，墙壁湿润生咸，衣裳白醭，书册霉黓。而粤人疏理，元府常开，毛腠不掩，每因汗溢，即致外邪。盖汗为病之媒，风为汗之本，二者一中，寒疟相乘，其疾往往为风淫。大抵岭南春夏多南风，秋冬多北，反是则雨，故凡疾病多起于风。……琼周岁皆东风，夏秋必飓。琼苦飓风，崖则南风亦苦。盛夏时士庶出入，率以青布裹头。盖南风为厉，一侵阳明，则病不可起云。”[13] 9~10 因于风邪而感冒者，按常规治疗即可。

2. **暑与火**

《素问·热论》说：“凡病伤寒而成温者，先夏至日者为病温，后夏至日为病暑。”但岭南因长年炎热，打破了这种季节划分法，暑与火热区分不大，长年均有。《五杂俎》载：“闽广从五月至八月，凡百余日皆暑，而秋初尤烈。”[2]章杰《岭表十书》指出：“岭南每以暑毒为患者。盖一岁之间，暑月过半，使人难避而易犯。起居饮食稍失节度，则为暑毒所中。其冒暑在道途间，故土人暑月相戒勿出。”[10] 57 另外岭南患暑与通常暑病有明显季节性不同，蔡絛载：“峤南苦热，虽盛冬数数有挥扇时。吾仆入十月矣，偶感热病，呼医诊之，曰‘伏暑’。”[21] 74

岭南暑热多见，已不言而喻。而近代岭南医家陈任枚又曾提出一种“伏气”论，更加强调岭南温热证多见的特点。他认为：“伏气者，乃人身阳热之气，郁伏人身之内，而不得外泄者也。但伏气未外泄时，不觉有病，其郁伏尚浅，而无外邪触发者，仍可随春升之气，缓缓渐散于外，或不为病，即病亦不甚剧。其伏匿深沉，郁极而发，或为外邪激刺而发，或为饮食嗜欲逗引而发。其发也多致内外合邪，势成燎原，不可嚮尔，此所谓温病也……外感不限于温之一气，凡风寒暑湿燥五气，皆称外感，一有所感，皆足以触发内伏之阳热，而为温病。”[22] 4

3. **湿**

《素问·异法方宜论》说：“南方者……其地下，水土弱，雾露之所聚也。”前面关于“瘴气”性质的辨析中已经指出，“瘴气”的主要性质即为湿邪长期蕴积。湿阻中焦，多影响脾胃；湿性趋下，易积聚留滞。《医纲总枢》卷二“山海新港冷道热道诸般湿气”篇还就岭南及南洋等地的常见“湿气”进行分析，分为三类：一是山林旷野湿气，分阳湿、阴湿两类，“阳湿者，太阳光照山野，熏蒸沙土之热气，或腐草污木淤泥之臭气”，名为山岚瘴毒，感之多成霍乱等病。“阴湿者，早晓夜行山林，多有阴湿上腾”[23]，感之令人身重、痹软。二是江湖河海水面湿气，易感居舟远渡之人，聚水成为肿胀。三是新开港埠，人气少而湿气盛，成为寒毒，最能凝滞气血，多成腹胀脚肿之症。这些都反映出南方湿邪的广泛致病性。

湿可与寒、热相结合，在岭南以湿热相合多见。湿热之证多见是大江以南地域的普遍情况，温病医家已经做过诸多论述。如叶天士《临证指南医案》指出“大江以南，地卑气薄，湿胜热蒸”[24]，陈平伯认为“东南地卑水湿，湿热之伤人独甚”[25]等。岭南湿热之症尤多，刘赤选曾从环境影响谈及此点：“东南濒海之区，土地低洼，雨露时降，一至春夏二令，赤帝司权，热力蒸动水湿，其潮气上腾，则空气中常含多量之水蒸气，人在其间，吸人为病，即成湿热、湿温，又曰暑湿，此即外感温热兼湿之谓也。”[22] 23 朱沛文《华洋脏象约纂》卷首附录之“南方宜治微针说”也指出岭南痹证也多与湿热有关：“南方者，阳气之所盛处也，其地水土卑弱，雾露所聚，而为病，斯湿热凝于经；其民味嗜酸收，食偏腌腐，而为病，斯湿热之凝于络。故病多挛痹。”[26]

此外，各种皮肤疮、癞、疥、癣等肌肤湿浊病症在岭南也很常见。

（二）伏邪与积邪

除了六淫有所偏重外，病邪的作用形式也是影响疾病机理的要素。岭南的特点，是有些病邪非其时而出现，按照传统理论被称之为“伏邪”；或是某些病邪性气候因素长期存在，影响叠加累积，又被有的学者称为“积邪”。

1. 伏邪

传统伏邪的理论源自《黄帝内经》“冬伤于寒，春必病温”之说，将温病的原因归于冬季受寒。岭南多温病与温疫，有的医家认为与伏邪有关。《岭表十书》说：“岭外虽以多暑为患，而四时亦有伤寒温疫之疾，其类不一……间有一岁盛寒，近类中州，而土俗素无蚕绩，冬不夹纩，未尝塞向墐户，忽遭岁寒，则次年温疫必兴。医者之治温疫，当以本法治之，而随风土气候与夫人之强羸，少出入焉可也。”[10] 59 清代蒋宝素《医略十三篇》中对此注曰：“此即伏邪，当详伏邪门治法治之。”[27] 193

温病学派兴起后，对伏邪的认识已经不同。吴又可指出：“凡邪所客，有行邪，有伏邪，故治有难有易，取效有迟有速……先伏而后行者，所谓温疫之邪，伏于膜原，如鸟栖巢，如兽藏穴。”[28]以邪气潜伏不即发为伏邪，而且温病医家认为“四时皆有伏气，非冬寒夏暑为然”[29]，拓展了伏邪理论。岭南长期炎热的气候影响人体，可以认为有伏热潜于体内。如《重订广温热论》引朱心农之论说：“东南方天气多热，地气多湿，最多湿温、湿热之症，正伤寒症极少，即云冬月多正伤寒症，亦不尽然。历症以来，恒见大江以南，每逢冬令太温，一遇感冒，表分虽有外寒，内则竟多伏火，悉以伏火治之，丝毫不爽。”[30]伏火或伏邪之说得到岭南温病医家推崇，近代岭南医家陈任枚论温病即宗此说。

2. **积邪**

湿、火之邪在南方都属多见，而岭南的特殊性在于“愆阳所积”和“蒸湿”，意味着湿和火两种病邪的作用具有长期性和累积性。对于岭南的积邪为病，古人曾有论述。如宋代《圣济总录》称瘴气为“寒热之毒，蕴积不散”[8]737所致；清代陈治说：“此证（瘴气）粤中无时无之，无人觉之。虚弱之体，感而即发；敦厚之人，感不骤发，积久而成。”[31]71在此基础上，今人陈锦荣根据广东潮汕民间的说法，总结出岭南“积火”和“积湿”两种病因特点。对所谓“积”，陈氏指出：“有一些外邪，初袭人体，不足为病，凑合而积，可以成病。”[32]这种累积还包含着转化，各种病邪在体内累积都易于化成“积火”，所以岭南的积火外感型感冒很常见。

伏邪或积邪患病，在证候上与病邪本身的致病性质是一致的，注意到这些独特的感邪形式，有助于提高辨证论治的全面性，对预防性治疗也有积极意义。

（三）蛇虫、毒与“蛊”

岭南物种丰富，历史上又开化较晚，种种传说令岭南在中原人士心目中蒙上了神秘色彩。历代关于岭南疾病的记述有许多不无夸张的说法。但如果穿越文化的迷雾，纯粹从自然的角度来看，有些致病因素也确实是存在的。

1. **蛇虫**

南方动物种类繁多，蛇虫咬伤相当常见。《岭南卫生方》专门提到在岭南应防备蛇虫说：“五岭之南，不唯烟雾蒸湿，亦多毒蛇猛兽。故前贤有诗云：‘雾锁琼崖路，烟笼柳象州，巴蛇成队走，山象着群游。’又编类集及《岭外代答》、本草诸书备言广郡多蛇虺蜈蚣……尤当谨者，夜起不可仓卒及不可无灯，又不可不穿鞋袜。尝闻有人中夜中椙，而蜈蚣棲其鞋上，足一触之，连咬数口……又闻有夜急登厕者，遇蛇伤其肛门。”[10] 131~132《铁围山丛谈》也记载：“峤岭多蜈蚣，动长二三尺，螫人求死不得。”[21] 104

古书中还提到一些可伤人致病的奇特虫类，如射工、沙虱等，可能与热带恙虫病有关。晋代葛洪《肘后备急方》记载：“山间多有沙虱，甚细，略不可见，人入水浴，及以水澡浴，此虫在水中著人身，及阴天雨行草中亦著人，便钻入皮里。”[33] 138“江南有射工毒虫，一名短狐，一名蜮。常在山间水中，人行及水浴。此虫口中横骨角弩，唧以射人形影则病。”[33] 139

传说中的“含沙射影”之虫，成为中原人士畏惧岭南的因素之一。六朝时鲍明远《苦热行》就说：“含沙射流影，吹蛊病行晖。”[34]唐代被贬流岭南的诗人中，刘禹锡有诗“夜渡千仞豁，含沙不能射”（莫瑶歌），柳宗元诗“射工巧伺游人影”（岭南江行）等。现代医家多认为这些传说与恙虫病有关[35]。恙虫病流行于广东、福建、台湾等地，由“立克次体”引起发病，主要症状有发热、皮疹等。

2. 毒药

岭南有许多有毒的动植物，当地民族善用毒汁敷箭以狩猎，或用毒药对抗外敌。古代中原王朝与岭南交往，可能吃这种毒箭、毒药的苦头不小，因而留下了不少记载。如晋代张华《博物志》卷二记载：“交州夷名曰俚子，俚子弓长数尺，箭长尺余，以焦铜为镝，涂毒药于镝锋，中人即死。”[36]

晋唐以来有关岭南毒药的记载已经成为医书中的专有条目，如《肘后备急方》专门列出解俚人药毒和解俚人箭毒专篇，指出：“凡箭毒有三种，交广夷俚用焦铜作镞……岭南俚人毒药，皆因食得之，多不即觉，渐不能食，或更心中渐胀，并背急闷，先寒似瘴。”[33]141 隋代巢元方《诸病源候论》记载了岭南俚人使用的五种毒药：不强药、蓝药、焦铜药、金药、菌药。后世如《南方草木状》、《新修本草》、《本草拾遗》、《本草图经》、《太平圣惠方》、《本草纲目》、《景岳全书》《本草纲目拾遗》、《岭表录异》、《桂海虞衡志》、《岭外代答》等大量医书或笔记都有关于治疗交广俚人箭毒或药毒的专门内容。

另外，像环境毒素等也要注意防避。明代朱元璋下诏曾对征讨广西龙州的将领说："近闻奉议两江溪峒等处，林木阴翳，蛇虺遗毒，草莽中雨过流毒，溪涧饮之令人死。师入其地行营驻扎，勿饮山溪水泉，恐余毒伤人。"[37]这种"毒"主要指水源不洁。

3. **"蛊"**

古代关于"蛊"的论述带有很多的巫术色彩，但有些生物或环境性病因也被混杂在所谓的"蛊"毒之中，这是我们要注意甄别的。释继洪说："凡蛊毒有数种，曰蛇毒、蜥蜴毒、虾蟆毒、蜣螂毒、草毒，皆是变乱元气也。有人固造作之者，即谓之蛊。"[10]135 清代缪福照为重订《治蛊新方》一书作序时也说："盖南方地气卑下，湿气熏蒸，秉其气者，毒每倍于他方，加以猺苗杂处，俗尚巫鬼，凡诸幻术，皆非意计所及。"[38]3226 说明古人往往将一些自然界的毒害或中医病理上的"毒邪"赋予了人为的神秘因素，而称之为蛊。

也有的环境不洁带来的疾病被称为蛊。例如《广东新语》所说的"水蛊"："粤西有三江，而左江之水尤毒，其源自交趾而来，皆蚺蛇、孔雀之粪所渍，夏间尤忌之。流至端州始平淡，然五六月西水涨溢，往往令人腹疾。又恩平水中多蚯蚓屯结，每水一升，可得蚯蚓数十许，色黄浊，饮之立蛊。又罗旁之水，多有柯木叶、木犀花叶浸其中，饮之亦辄胀满以死。是皆水之蛊，不因人力者也。”[13] 600~601 这是水源污染所导致的。

医学上所描述的“蛊”，常可与“臌”相通，指以腹部胀大为主要症状的疾病。其中可能包括了南方常见的血吸虫、姜片虫等寄生虫疾病。

二、内在的病理体质

地域的气候环境因素是通过什么途径影响人体的？一方之地气候相同，为什么有病有不病？其关键在于体质。故体质因素是地域医学的重要基础。

体质是先天禀赋、后天调养及自然和社会环境综合影响的结果，长期居住地的地理和生活习俗是其中重要的因素。岭南特有的气候风土，塑造了当地人群特定的生理病理性质特点。

历代医家对岭南的特有体质曾有许多论述。六朝时陈延之就说过：“江东、岭南晚寒寒轻，令人阳气不伏，肾气弱，且冬月暖，熏于肌肤，腠理开疏而受邪湿，至春解阳气外泄，阴气倍盛于内，邪湿乘之，故多患上气、四支（肢）痿弱及温疟、发黄，多诸毒螫也。”[39] 22 宋元时期，医家对瘴疟研究较为集中，对瘴疟患者的体质特点与岭南环境的关系也作过多方探讨。李璆《瘴疟论》指出：“岭南既号炎方，而又濒海，地卑而土薄。炎方土薄，故阳燠之气常泄；濒海地卑，故阴湿之气常盛，而二者相薄，此寒热之疾所由以作也。”[10] 1 这里虽然是谈瘴疟的发生，但揭示了岭南人群的体质基础。

总体上，岭南地域既多阳热，亦盛阴湿，同时四时不正，寒暑易紊，故令阳浮于上，阴降于下；地气开泄，人体在炎热潮湿环境中能量消耗大，久之多元气不固。对此前人多有论述，如李璆指出岭南长期炎热，“人居其地，气多上壅，肤多汗出，腠理不密，盖阳不反本而然”[10] 2；王棐《指迷方·瘴疟论》也说：“居南之人，往往多汗，上盈下空。”“人生其间，元气不固。”[10] 14~15 张致远则认为：“岭南地偏而土薄，无寒暑正气。阳常泄故冬多暖；阴常盛故春多寒。阳外而阴内，阳浮而阴闭，故人得病，多内寒而外热，下寒而上热。”[10] 10 明代《瘴疟指南》指出：“南方之地，寒暑不时。春夏淫雨则多寒，晨夕雾昏，地下湿蒸，故阴湿之气常盛；秋冬久晴则多热，草木不凋而放花，故阳燠之气恒泄。昼燠，夜寒，晴霁热，阴雨寒。人居其中，因寒湿之气盛，故下体重湿，生痰又多……热多上壅，肤多出汗，至腠理不密。阳外而阴内，阳浮而阴闭。”[40] 465 这些虽都是针对瘴疟而论，但对其他疾病也不无共通之处。因此可以认为，岭南病理体质的最大特点是：阳浮阴闭，元气不固。

阳浮阴闭、元气不固的具体表现，又可结合人体上、中、下三部来分述。

其一，上焦多浮热。如李璆说：“阳燠既泄，则使人本气不坚，阳不下降，常浮而上，故病者多上脘郁闷，胸中虚烦。”[10] 2 释继洪也说：“炎方受病，气专炎上。”[10] 49 岭南人所谓“热气”多有这类症状。另外要注意的是，阳热多汗不但伤气，而且耗液伤阴，浮热也有阴虚不能维系阳气的因素。像咽痛、喉痹就从阴虚火旺论治。如按现代中医体质分类，岭南人以气阴不足的病理体质较多见。

其二，中虚多蕴湿。元气不固的主要表现为中焦脾气虚弱，因为阳气开泄，久之必致气虚。气虚脾运不畅，又易痰湿内生。明代郑全望说："发瘴之地，其地多山，其土卑薄。方其晴明，天气热蒸，地下生水；及其阴雨，地下多湿。人生其间，常履于湿土之上。经曰谷气通于脾，湿伤脾内，故脾胃之虚，多由阳气浮于上，阴湿之气伤于下而然。非若内伤之主于饮食劳倦也。"[40] 478 在现代体质分类中，岭南人也多见气虚痰湿质。多湿还与岭南多暑症相关，正如喻嘉言《医门法律》所说："体中多湿之人，最易中暑，两相感召故也。外暑蒸动内湿，两气交通，因而中暑。所以肥人湿多，夏月百计避暑，反为暑所中者，不能避身之湿，即不能避天之暑也。"[41]

其三，下元多寒湿。释继洪指出："凡阳气常泄得疾者，虽身热而亦多内寒。"[10] 92 李待诏《瘴疟论》说："阴湿之气常盛……人居其间，类多中湿，肢体重倦，又多脚气之疾，盖阴常偏盛而然……阴湿既盛，则使人下体多冷，阴不上腾，常沉而下，故病者多腰膝重痛，脚足寒厥。"[10] 2~3《瘴疟指南》指出："南方之地……人居其中，因寒湿之气盛，故下体重湿，生痰又多。"[40] 465 寒湿痹痛也是岭南人常见痼疾。

图示如下：

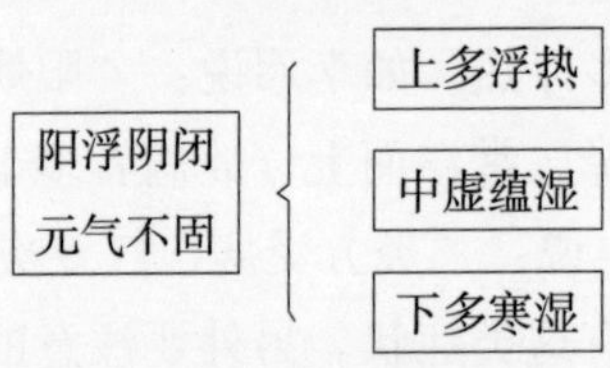

图 2 岭南体质病机图

岭南体质对病机的影响，《瘴疟指南》曾有精辟的概括："若夫发瘴之地，秋冬多热，则人身阴阳之气，上者自上，下者自下，而成水火之未济，天地不交之否。故一触外邪，五脏俱病。其病多上热下寒，外热内寒。何也？天气通于肺，天气热，故肺热极，所以大渴引饮、小便频数或遗尿、气逆、胸中痞闷，或衄血；心在上焦火位，天气热，故心热极，所以心烦闷乱、狂言谵语、神识昏沉、瞀不知人，或吐血、饮冷、舌黑、面红、口唇生疮；脾为中州坤土，天气热，则地中阳气恒浮而不降，地下无阳则寒，故脾土虚，所以鼻尖凉、多痰、肌肉削、不能食、面黄、四肢无力，或呕、或泄、中焦虚、痞气倦怠；肝肾居下焦，地之分，天气热，阳气不降，地下无阳，故肝肾虚寒，所以腰重脚弱、筋骨痛、腿足寒厥，或吐蛔、或吐沫……而治瘴之法，当知升降浮沉则顺之，寒热温凉而逆之之理。必使心肺之阳，降于下焦，俾下元温暖，下元者人身之根本也，温暖则根本固，根本固则邪热退，诸病息矣。”[40] 468 所论虽针对瘴疟，但确实揭示了一定的规律。

岭南人体质这种寒热错杂的情况，在实际中表现各有不同。有的以上热多见，稍服热药则口疮咽痛；有的则属脾胃中虚；有的属下焦虚寒。不同年龄阶段的体质也可能不同。民国时期岭南医家张公让指出：“体质之偏热偏寒问题，医者最宜慎察……人之体质有变化，年轻时与年老时不同……以大象观之，北人之体质较热，南人之体质较寒。”“《内经》曰：热盛则寒复，寒盛则热复。北地严寒，其人体质多热，大黄一两、石膏二三两不以为异；南方炎热，其人体质多寒，南洋土人日以胡椒、辣椒佐膳，广州人用附子、细辛、干姜动以两计……然亦非一概如此，此言其大略耳。”[42]

病理体质是由地方风土长期影响而成，岭外人士久居岭南者同样不能避免。只是体质的塑造需要一个过程，如果外地人来岭南时间短暂，得病的主要因素可能是气候、饮食和劳累等，宋代章杰曾说：“自北初至，则云不习水土而病，既还则又谓之回头瘴。大率得之道路冒犯暑气，与夫饮食居处失度也。”[10] 57~58 但居留时间长者，受环境影响体质就会逐渐同化。周去非指出：“北人至其地……腑脏日与恶劣水土接，毒气浸淫，终当有疾，但有浅深耳，久则与之俱化。”[18] 81 章氏与周氏所论虽然针对瘴病，但其病理基础对岭南其他疾病来说也是一样的。

第三节　岭南疾病证治特色的形成

在认识岭南特定病因与体质病理的基础上，再从历代岭南医家的证治中归纳临床特点就有针对性了。在历代的经验中，有的医家谈及了岭南的总体特点，也有医家对具体疾病的治疗具有特色，这些都值得系统归纳。本节拟从内伤杂病与外感病证两个方面，结合证治的发展，对岭南医学临证特色的形成作初步的说明。

一、杂病证治

岭南医学遵循中医的基本原则，因此对一般杂病的治疗与其他地域并无不同，只是辨证时特别注意地域特点和体质因素的影响。历代医家对这些影响的认识，有很多值得深入研究。

(一) 从瘴病中分化出的杂病证治

岭南瘴病的证治很能体现地方特色。由于岭南经历了一个“凡病皆谓之瘴”的阶段，有些各种杂病可能也被盲目地归入到瘴病的类别中。宋代章杰已经指出：“岭外能致疾者非一端，昧者遂皆以为瘴，不可不辨。”[10] 62 随着医学认识的提高，明代不少医家都提出了要区分杂病与瘴病的不同。

明代张继科提出杂病中有“五似”，应认真鉴别。他说：“表热恶寒，详加参酌，如痰饮、伤食、虚烦、脚气、生毒，皆与感冒相似。但痰饮脉必滑，项背不拘急，头虽微痛，本于太阴，痛有歇时，且不在三阳之位；伤食，有恶食嗳气之辨，气口脉紧盛，人迎脉和平；虚烦，脉无力虚细，鼻气清，口中和，手心热，手背不热，面不戴阳，头不痛楚；脚气，足膝不能移动，或肿，气或冲上为异；生毒，疼有专处，或红为别。俱未可发汗也。”[43] 86

明万历年间广东布政司右布政使邹善刊刻《岭南卫生方》时，也特别命医生娄安道附论“八证标类”于书后，“八论者，虑人惑于病证之似也，使知有所辨”[10] 9。娄安道指出：“诸证皆有发热，不可悉归于瘴也。故敢搜辑八证，标其类之尤者，以便于分析，使可便召名医之专门者调治。况北人初至百粤，及于遐荒绝域之地。其业医者，既鲜且缪。一时未谙，概以瘴论，反归咎于是书也。”[10] 151 其八证分别是痰证、食积、虚烦、脚气、疮毒、瘀血、劳发、痘疹，娄安道特别强调：“已（以）上八证非伤寒，亦非瘴气，各有专科门类，识者鉴之。”[10] 158

（二）对岭南杂病证治体系的探索

岭南杂病不同于瘴，但在受地域因素的影响方面又有与瘴相同之处。把这些提炼出来，纳入杂病证治之中，就形成了岭南的杂病证治特色。在这方面，明代的张继科《三合集》、王纶的《明医杂著》和清代陈治的《证治大还》等，都有丰富的论述。清代岭南医家如何梦瑶、潘兰坪等人著作也都自成体系。可以说，明清时期岭南医学已经破除了瘴气的神秘色彩，能够运用中医理论体系结合地域特点有效地辨证治疗各种杂病。

兹以明代张继科为例，他以六气为纲，结合岭南“岚瘴”的特点，形成了一个杂病证治体系，如表8所示。

表8　张继科岭南六气辨证体系

<table>
<tr><th>六气</th><th>分证</th><th>证　治</th><th>备　注</th></tr>
<tr><td rowspan="3">风</td><td>外风</td><td>少阳风疟，小柴胡汤加青皮、防风；鼻塞声重，发热，香苏散加桔梗、枳实、防风；不热为寻常伤风，参苏饮去人参；头痛，痰咳，表热，芎苏散加桑皮、杏仁；伤食，鼻塞作闷，平胃散加防风、桔梗</td><td></td></tr>
<tr><td>内风</td><td>气血两亏，风痰内生，麻木偏废，痰壅火炎，风从空处发，为中风之证。分在腑、在脏，中脏不治。中腑者语謇痰盛，乌药顺气散去麻黄、干姜，加天麻、胆南星、半夏、贝母、竹沥、姜汁。如用二陈汤，痰盛加胆南星、贝母，风盛加防风、桑寄生、秦艽、天麻；口眼歪斜，加白附子尖、僵蚕；有热加酒芩；表热加柴胡、防风；小便不解，加木通、山栀；大便实，加枳壳、玄明粉、当归；膈间作胀，加桔梗、桑皮；气虚加人参；血弱加当归、白芍</td><td></td></tr>
<tr><td>热极生风</td><td>少阳，风木之经，胆热生风，口苦头眩，小柴胡汤加蝉蜕、蔓荆子；积热，头面浮肿，凉膈散加荆芥、桔梗、玄胡、赤芍、牛蒡子</td><td></td></tr>
<tr><td>寒</td><td>外寒</td><td>天气乍寒，中气本虚，伤于上焦则吐，天香散加炒干姜、人参；伤于下焦则泻，四苓散加藿梗、紫苏、苍术、厚朴；伤于中焦，吐泻交作，或腹痛，平胃散加藿梗、柴胡、半夏、猪苓、泽泻、青皮、肉桂；肾气久虚，寒邪直中少阴，厥逆过肘膝，理中汤加肉桂、附子；或寒扑下部，痛引睾丸，表热怯寒，升阳除湿汤去黄芪，加青皮、乌药；胁下痛，或胃脘作痛，三因七气汤加柴胡、青皮、砂仁</td><td></td></tr>
</table>

岭南医学与文化

岭南中医药文库

续表

六气	分证	证　治	备　注
寒	内寒	命门火衰，四末常冷，小水白色，胃口恶食，八味地黄丸去泽泻，加白术、人参；中焦不旺，转运稍迟，内积冷痰，口吐寒沫，四肢厥逆，六君子汤加丁香	
	食物之寒	饭过，偶食冷物，遏抑元阳，或冷水浴手，致清阳不升，停食难化，闷绝作痛，平胃散加升麻、柴胡、羌活、防风、香砂、草果。或升阳除湿汤	
暑	动而得之为阳	伤暑，脉虚身热，冷汗烦渴，恶热发燥，作喘，或昏不知人，以蒜纳鼻中通窍，仍热布运脐，五物香薷饮加川黄连。吐泻，五苓散加香薷；气虚，东垣清暑益气汤；霍乱，六和汤；小便赤，益元散	暑月又不当用暖药，仍审脉之迟数，分有力、无力，以投温凉，为至当也
	静而得之为阴	大厦河亭，风煽冷食，瓜果杂茹，暑汗不出，表热头痛，四肢困倦，呕恶怯风，平胃散加香薷、藿梗、半夏、羌活、防风、鲜姜；腹痛下利，小水短赤，苍苓汤加木通、木香、肉桂	
湿	瘴湿	雨过日照，岚气熏染，表热体重，四肢作痛，自汗则解，不自汗，当以风药胜之，平胃散加防已、防风、羌活、藿香。此治瘴湿也	总之，湿在上焦，风药胜之，荆芥、防风、羌活、桑寄生是也；下焦，淡药渗之，猪苓、泽泻、木通、赤苓、白茯是也；中焦，温药燥之，苍术、白术、厚朴、半夏是也
	露湿	冒露冲寒，恶心恶食，嗜卧有痰，二陈汤加藿梗、木通，此伤露湿也	
	湿热	脾胃屡伤，湿自内生，注下为肿，色赤作痛，升阳除湿汤去藁本、蔓荆、甘草，加桑寄生、薏苡仁、炒山栀，谓之湿热	
	湿痹	久居湿地，冷气暗侵，一臂不举，或两足硬块，平胃散加羌活、防风、薏苡仁、萆薢、半夏、五加皮，谓之湿痹	
	湿痰	一处浮肿，不红不痛，似毒非毒，大半夏汤加秦艽、防风，以治湿痰	

续表

<table>
<tr><th>六气</th><th>分证</th><th>证治</th><th>备注</th></tr>
<tr><td rowspan="4">湿</td><td>湿肿</td><td>肝气易怒，小便短赤，腹与四肢渐肿，按之成窝，稍冷，五皮散加薏苡仁、桑寄生、防己、苍术，以治湿肿</td><td rowspan="3">总之，湿在上焦，风药胜之，荆芥、防风、羌活、桑寄生是也；下焦，淡药渗之，猪苓、泽泻、木通、赤苓、白茯是也；中焦，温药燥之，苍术、白术、厚朴、半夏是也</td></tr>
<tr><td>湿泻</td><td>水火不分，泻泄频并，为湿泻。苍苓汤加木通，利之</td></tr>
<tr><td>湿滞</td><td>肾虚生热，小水涩短，为湿滞。四苓散加蜀葵子、薏苡仁、生地、知母、淡竹叶治之</td></tr>
<tr><td>外感于湿与风</td><td>一身尽痛，羌活胜湿汤加苍术；百节尽痛，风湿深也，不换金正气散加羌活、独活、荆介、防风、桑寄生、防已</td><td></td></tr>
<tr><td rowspan="2">燥</td><td>气为燥</td><td>百粤交秋后，雨泽愆期，扁鹊谓“阳淫热疾”，此气为燥也。作渴生烦，二母丸，料加生地、赤芍、白芍、桔梗、花粉润之；病目，消风养血汤去麻黄、石决明、桃仁，加桔梗、柴胡、贝母；喉痹，凉膈散加玄胡、桔梗、蝉蜕、防风、赤芍、牛蒡子；风热赤肿，防风通圣散去白术、麻黄、当归、芒硝，加玄参、桔梗、赤芍、蝉蜕，或三黄丸</td><td></td></tr>
<tr><td>涸生燥</td><td>左尺赋弱，加之嗜好，水涸生燥。五心生热，相火炎上，引水自救，六味地黄丸加知母、黄柏；各经血少，醇酒厚味，五火并炽，消渴转生，眩晕时作，皮肤皴揭，筋肉掣动，喜食生冷，二地、二冬、二母膏，或琼玉膏</td><td></td></tr>
</table>

续表

六气	分证	证　　治	备　注
火	实火	暖多寒少，阳为有余；一水五火，阴恒不足。如天晴不雨，感亢生疾，口干舌干，表热里热，唇红面绯，黄连解毒汤加柴胡、玄胡、甘草、桔梗、荆芥、防风；气急息粗，作胀生喘，泻白散加知母、贝母、枳实、桔梗；小便不利，导赤散加赤芍、滑石、栀子；口苦胁痛，或呕，小柴胡汤去半夏，加青皮、小芎、竹茹；大便结燥，润肠丸；膈内痰结，火举耳响，生眩作痛，内热，礞石滚痰丸；火郁不散，凉药不可遽用，升阳散火汤加桔梗、枳壳	实火宜泄，黄芩、黄连、栀子、黄柏，苦能降下；虚火宜补，人参、白术、黄芪、甘草，温除大热。损不足而益有余，用药之大戒也
	虚火	五脏血虚生火，四物汤加阿胶、知母；肾水不能既济，相火不时升举，六味地黄丸	

这一体系在六气病机的基础上，注意结合岭南环境，提出了岭南症治的原则。当然张继科也指出：“方今人之情识无涯，证之变现多歧，六气足以尽瘴厉之变，而不能尽人之变。”[43] 89 临床疾病与人的情志、起居、饮食等因素关系复杂，要全面综合地辨证，地域或气候因素仅是其一端而已。

（三）杂病治疗中的温补之争

张继科论“火”时指出“暖多寒少，阳为有余；一水五火，阴恒不足”，体现了岭南火热证居多的特点。但明代温补之风盛行，以张景岳为代表的温补理论也影响及岭南。温补之法固然有重要的临床价值，如滥用成风则有失偏颇。而且岭南气候炎热，热证较多，对温补用药把握不当容易失误。《医碥·赵林临序》批评当时医家“不问何证，概从温补”，“庸医不知温补之能杀人也，以为平稳而用之；黠医知温补之能杀人而人不怨，以为可以藏拙而用之，于是景岳书、徒遍天下”。[44] 8

清代岭南医家上承金元刘河间、朱丹溪的学术，对此纠偏救敝，在火热与郁热的治疗上形成特色。如何梦瑶在《医碥·凡例》为刘、朱辩论说：“河间言暑火，乃与仲景论风寒对讲；丹溪言阴虚，乃与东垣论阳虚对讲。皆以补前人所未备，非偏执也。后人动议刘、朱偏用寒凉，矫以温补，立论过当，遂开酷烈之门。今日桂、附之毒，等于刀锯，梦瑶目睹时弊，不得不救正其失。”[44]凡例他提出“凡病多火”的观点，指出“凡病非寒则热，非实则虚。第五志过动，既能生火，外感之邪，悉皆化火，是寒热虚实，无不有火。然则病多属火，河间、丹溪之言，岂不信哉？而张景岳辈不达其旨，竭力诋諆，并滞下、消渴、吞酸、虫疳等证，明明属热者，亦概目之为非火，且反谓之为寒，真菽、麦不辨者矣。或云上世人所禀厚实，可任寒凉，晚近人所禀薄弱，止宜温补，谬也。丹溪去景岳不过二百余年，如果禀赋强弱相悬如是，将数千百年之后，人皆变为阴鬼乎？”[44] 111~112

何梦瑶又批评张景岳的“井水内寒”观点说：“丹溪谓夏月炎暑盛行，人身内外皆热，其说甚的。乃张景岳谓夏月伏阴，人身外热内寒；冬月伏阳，人身外寒内热，以夏至阴生，地上热而井水寒，冬至阳生，地上寒而井水温为证。其说似是而非，乃知有天时而不知有地理者也。人身之气，与天地通，固从天时而变，亦随地势而移，既有东西南北之殊，岂无上下高深之别？人之身，固在地上也，非在地中也。设夏时而身处井中，则不特内寒，即外亦寒矣，尚得如其说谓外热内寒耶？然则置身地上，不特外热，即内亦热，自可反观而见矣。试观浮瓜沉李，咽水饮冰，未尝畏冷，其情可见，冬月能如是乎？”[44]凡例他指出“阳外泄之内非冷，阳内藏之中非热”[44]20~21，不可以之作为用温热药的依据。

清中期韩凤修为《医门棒喝》作序时也说：“余不精医理，宦游岭南八九载。每见医者，辄以粤地潮湿，不辨何证，率用二术、桂、附等治之，其害甚烈，心滋戚焉。”[9]6何梦瑶对岭南用药偏于温燥之风的纠正，具有积极意义。

二、温病与伤寒在岭南的发展

伤寒与温病是中医外感的两大学派，它们在岭南都有较大的发展。不过，它们在岭南也都要按照“因地制宜”的法则，适应地理气候环境的特点。

（一）温病学派对岭南的影响

明清温病学派形成之后，对医学界辨证用药产生了很大的冲击。岭南气候炎热潮湿，较温病学说诞生地江浙一带有过之而无不及，岭南医家自然易于接受温病理论。

清代医家潘兰坪曾著《评琴书屋医略》与《叶案括要》，大力宣传叶天士之治法。清及近代岭南名医宗温病者不少，如钟少桃、杨鹤龄、陈任枚、刘赤选、郭梅峰等均受温病影响甚深。其中陈任枚与刘赤选合著的《温病学讲义》更盛称：“大抵学术之变迁沿革，必随自然之趋势，以适应环境所需要，乃足以创造学术，而卓然自成一家，医学何独不然？明清以迄今，研究温病学者日多，其方法亦日以精密，则此五百余年中，为温病最盛之时代，断然而无疑也。”[22]1

同为温病，岭南与江南又有所不同。清人蒋希曾说：

"长江以北，多伤寒而少温热；长江以南，多温热而少伤寒。粤东地势更低，天时炎热，湿浊熏蒸，人在气交中，最易受温受暑。"[45] 9~10 "江南多瘴疠，故有温症；粤东更暖，温症更多也。"[45] 17 清末岭南黄炽华曾提出应建立与江南不同的温病理论，其《医学刍言》说："吾粤今日之地位，更非不学无术及食古不化之徒所能与于斯道也……苟非深契刘朱之渊源，安能洞悉叶吴之方法？其他时贤如王勋臣、杨粟山、王梦隐辈，凡所编订诸方，审证而施类多获效。要皆卓卓可传。盖其于东南温热诸证治，启发良非浅。匙学者神明乎规矩，因之固可，损之益之亦无不可。"[46]在这方面近代岭南医家进行过一些探索，如杨鹤龄指出："粤有之与江浙，气候地土又复不同。""用药之法，不无差异。"[47]香港医家卢觉愚《觉庐医案新解》中载其弟卢觉非的观点，认为岭南用药应较江浙为重说："夫江南风俗，土薄气轻，天土轻扬凉解，原用得着。若五岭以南，水土润湿，况当长夏，湿气用事之际，人中其毒，而成湿温，势盛病深，叶派轻骑，用不着矣。"[48]

陈任枚、刘赤选、钟少桃等温病名家的著作，其中间有论及岭南特点。而近代广州医家林树红的《医方歌诀》，则是一本专门针对岭南温病的选方集。林树红在自序中说："因时制宜为医家之妙……岭南内地人烟稠密，风气常带温暖，比北省严寒大相径庭。故用北人之方治南人之病，多有不合。予用是向群书中采辑医方一百首，分类选歌。间有采入一二古方，亦皆安合时宜堪为南人所用。"[49] 1 他所选的方剂，以雷少逸《时病论》为主，兼采吴鞠通、王孟英、刘河间、沈金鳌等人处方，温病特色鲜明。不妨以此为例，反映温病学术在岭南的应用情况，见表9。

表9 林树红的岭南温病辨证选方体系

分类	选方	来源
风症诸方	微辛轻解法、桑菊饮、顺气搜风法、活血祛风法、宣窍导痰法、神仙解语丹、却热息风法	雷少逸、吴鞠通、沈金鳌
寒症诸方	辛温解表法、辛散太阳法、甘热祛寒法、挽正回阳法	雷少逸
暑症诸方	加味白虎汤、祛暑解毒法、清暑开痰法、清离定巽法、三石汤、桂苓甘露饮、金水相生法、清暑益气汤	王孟英、雷少逸、吴鞠通、刘河间
湿症诸方	三仁汤、宣疏表湿法、增损胃苓法、加味肾著汤	吴鞠通、雷少逸、宋侠
燥症诸方	苦湿平燥法、温润辛金法、桑杏汤、松柏通幽法、清宣温化法	雷少逸、吴鞠通
火症诸方	银翘散、辛凉解表法、葱豉栀芩汤、凉解里热法、清凉透邪法、升麻清胃汤、清凉荡热法、抽薪饮、青蒿鳖甲汤、羚羊角汤、清宫汤、祛热宣窍法、竹叶汤	吴鞠通、王孟英、雷少逸、秦皇士、张景岳、沈金鳌、费伯雄
和解诸方	黄芩定乱汤、燃照汤、连朴饮、昌阳泻心汤、蚕矢汤、连理汤、四正散、霍乱仙方	王孟英、费晋卿
杂病诸方	达原饮、菩提救苦汤、芳香化浊法、治疫清凉散、解毒活血汤、升降散、天台乌药散、五虎汤、鼠矢汤、活血解毒汤、宣透膜原法、新加平胃散、调痢汤、治痢散、蠲饮六神汤、蠲痹汤	吴又可、温载之、程钟龄、王孟英、杨玉衡、张景岳、胡瑞蓂、雷松存、吴楚、陈珍阁、金尚晦
泻实诸方	新加黄龙汤、润下救津法、和解兼攻法、滋血润肠丸、决流汤	吴鞠通、雷少逸、沈金鳌
补虚诸方	木瓜汤、草灵丹、保阴煎、双甲搜邪法、爱莲汤、安肾汤、珍珠母丸	傅青主、王孟英、汪缵功、杨玉衡、许叔微
妇科诸方	略	
幼科诸方	略	

林树红的选择以时方为主，基本上唯温病是瞻，其和解、杂病选方也是针对霍乱和痢等疫证居多。选方后均有林氏的述评，如论加味白虎汤说："用白虎汤治暑，必将粳米易转薏米，养胃渗湿为是。以暑多兼湿也。若无湿则是干热，用些滋腻亦不妨，但不可如吴氏大小定风珠之过腻矣。"[49] 15 这都是为适应岭南特点的变化。

（二）伤寒学术的兴起及寒温之争

医学史上本是先有伤寒，然后温病脱胎而出，但在岭南则反其道而行之。在清中前期温病学术盛行之后，至晚清和民国才出现回归伤寒的逆向发展。在清代中前期，主要是一些客居岭南的医家如陈治、章楠等提倡伤寒学术。到清末岭南开始涌现了一批有影响的伤寒医家，如晚清时有陈伯坛、黎庇留、谭彤晖、易巨逊等所谓的"四大金刚"；民国时又有谭次仲著《伤寒评志》，伍律宁著《伤寒论之研究》，赵雄驹著《伤寒论旁训》，陈庆保著《伤寒类编》等。岭南伤寒医家形成了一个群体。

伤寒学术在岭南的兴起有其重要价值。一方面，伤寒是中医学术的精华，习中医者不能不研究伤寒。岭南在清中期以前尚无伤寒名家，晚清至民国开始涌现出一批有影响的伤寒医家群体，可以说标志着岭南医学的学术水平进步到了更高的层次。另一方面，伤寒学术具有广泛的适应性，它表面上虽以论"寒"为主，实际上包括多种病证。岭南外感伤于寒邪者不常见，但病邪入里之后的演变，与温病等病种的某些阶段不无共通之处。邪伤正气后的里证与虚寒证候，也是伤寒的治疗所长。

伤寒学术在岭南也需要适应地理气候的特点。清初客居岭南的陈治较推崇陶节庵的伤寒治法，他在《伤寒近前集》

序言中说："书有成规，地有异宜。辞贵切而不浮，理贵确而有当。燕赵鲁卫之邦，近西北者，土敦而风烈，人多刚竞，宜宗仲景法以治之，则得心而应手；吴楚闽粤之方，近东南者，土润风和，人多柔弱，宜宗节庵法以治之，则病瘳而易起。"[31]643 同样曾居于岭南的《医门棒喝》作者章楠，既重视伤寒也认识到伤寒治法的局限性，他反对凡外感即照搬伤寒治法，指出："夫伤寒之病，霜降后至春分前则有之。余时纵有暴寒，其气轻浅，不须用麻黄等汤，即不可名伤寒，不过感冒而已。若大江以南，更少正伤寒证，寒邪既轻，旋随时气变成温热。是故四时中病外感者，风温湿热，十居七八，而正伤寒，罕见二三也。可笑世俗，无论方土，不拘春夏，但见发热头痛，即名伤寒。徒执《难经》伤寒有五之一语，因名昧实。六气不分，阴阳不辨，以药试病，淆误已多。"[9]86~87

另外，章楠特别强调岭南多伏暑之证，与伤寒的治法不同。《医门棒喝》卷一"伤寒传经论·附论伏暑"中指出："唯大江以南，气候多温，岭南尤甚，故秋末冬时，犹多伏暑之病。良以邪蓄膜原，为人身空隙之处，非得寒气外束，其邪与气血浮沉，腑气转动，食便如常而病不发，此皆余之所经历者。是故伤寒之病，断无夹暑之理。而冬寒之时，却有伏暑之邪。学者又不可不知。其治法与伤寒迥异，断不可牵混而误治者。"伏暑为湿热胶结，但治法又不同一般温病，"若见其内热或甚，而遽投寒凉，则阳气不振，内邪不能透达，外邪反从内侵。变证多端，甚难救治。为因暑湿胶黏，开其湿滞，其火透达，如不知此，而过用凉药，则火伏湿闭，即所谓阳病变阴，必至危殆。若此者，余尝用姜、附、草果、茅、术、厚朴之类，中气弱者，加参以升阳开浊，使正气得振，热邪透发，再用白虎等法清之而愈。虽当夏令，亦可审证而施，无不获效，乃救前药之误，为权宜之活法。然非明辨脉证的确，则亦未可浪施也。”[9]50~51

伤寒与温病都是具有重要学术价值的理论，不能互相取代，但由于学术观点的不同，医家们难免有不同的偏向。有的伤寒医家过于强调伤寒体系的完善，反对温病自立一门。如易巨逊虽然明了“夫伤寒与温病，相似而实不同，误治多死”，但仍批评吴鞠通的著作说：“《温病条辨》，陋书也；银翘散，陋方也。群言淆乱衷诸圣，吾且与子取法乎上。”易巨逊列举麻杏石甘汤、白虎加人参汤、茱（猪）苓汤、枝（栀）子豉汤和黄连阿胶汤等作例证，认为“仲师所立各方，俱可治温病，但热宜宜忌矣”[50]。陈伯坛还认为暑热等病应从属于伤寒，他说：“暑病者暍也，暍字即暑字之替换字，亦即热字之替换字……苟非太阳伤寒，又无从中热。彼日出而作，日入而息，勤劳于酷日之中者，举目皆是，何尝人人中热乎？胡为高堂广厦之地，晦冥风雨之天，中热者又比比乎？盖藏过暍气于寒气之内，太阳受之而不觉也。”陈伯坛批评“夫中暑与伤寒，不知者视如天渊之别，往往持地非北地时非冬令之臆说，以惑众听”，主张“仲圣是我临床之神物，无论热可也，寒可也”[51]408。黎庇留更斥“庸妄之吴鞠通有《温病条辨》之作”，批评“世人不读仲景书，先以《温病条辨》等灌注脑筋，反谓仲景只论伤寒，不论温热”[52]。这些观点实有过偏之处。

伤寒学与温病学在岭南均有广泛的应用价值，而且伤寒与温病之间也不是楚河汉界。疾病性质是会转变的，清代岭南医家陈珍阁《医纲总枢》中曾专门列出“伤寒变实热”和“伤暑变虚寒”的变化，这在临床中其实不难见到。因此临床上不应墨守某派，当以辨证为基础。易巨逊《集思医案》曾说："喜凉恶温，吾粤积习。间有明理之士，知其为名医而信之，而其中强不知以为知之亲友，素称果子药之先生，不目之为板，即目之为偏。偏、板二字，中于心胸。病轻易愈者，犹可笃信不疑；病重难愈者，势必转而之他矣。后医遂反前医之案，或病机将愈，则以搔不着痒之药居功；或败于垂成，仍诿于从前之误。此名医所以得谤，俗医所以得名也。"[50]其实岂止不能偏、板于"喜凉恶温"，同样也不能过于"喜温恶凉"，其理易明。

三、岭南医药特点及其运用

岭南用药与北方不同。早在南朝陈延之的《小品方》中已经提到："凡用诸方，欲随土地所宜者。俱是治一冷病，共方用温药分两多者，宜江西、江北；用温药分两少者，宜江东，岭南也。所以方有同说而异药者，皆此之类也。"[39]22~23但用量的不同还仅仅是表面现象，历代医家认为，岭南的辨证与用药都有独特之处。

（一）证治用药特色

岭南的证治与用药特点，是在一般的辨病与辨证的基础上，再结合岭南人体质和证候偏向决定用药规律。通常要注意的有如下几点。

1. 重视体质，慎辨寒热

传统医学认为，人体得病由于"两虚相得，乃客其形"，是内外因素综合影响的结果。也就是说，人的体质，包括身体与心理状况，决定着对外界因素反应的强弱，是致病与否的一个重要因素。《灵枢·寿夭刚柔》说："余闻人之生也，有刚有柔，有弱有强，有短有长，有阴有阳。"这种体质之刚柔强弱，对发病有一定影响。所以《灵枢·论勇》说：“有人于此，并行而立，其年之长少等也，衣之厚薄均也，卒然遇烈风暴雨，或病，或不病，或皆病，或皆不病。”体质强弱不但在感邪时有病与不病之区别，也会影响病者的具体证候。

在岭南，虽然人们不能完全避免外界环境的影响，但是否患病，患病轻重与体质有很大关系。岭南的体质病理中，有的病人偏于阳浮为主，有的偏于阴冷，不同的偏向影响不同。

体质对疾病的影响有两方面。

其一是影响外邪的从化。不同体质对不同外邪的易感性不同，即使感受同一外邪，其症候也会随体质状况而不同的。清代医家章楠说：“邪之阴阳，随人身之阴阳而变。”[9]17“若人身中，阴旺则多寒，能受热药；阳旺则多火，能受凉药。阳虚则易生湿，阴虚则易变燥，又自不同。故六气流行与为病，固当区别，而人之禀质各殊，其变化莫可穷尽矣。”[9]25《医宗金鉴》谈到“从化”的不同情况时说：“六气之邪，感人虽同，人受之而生病各异者，何也？盖以人之形有厚薄，气有盛衰，脏有寒热，所受之邪，每从其人之脏气而化，故生病各异也。是以或从虚化，或从实化，或从寒化，或从热化……物盛从化，理固然也。”[53]古代医家在讨论瘴病时，已经反复探讨过岭南环境对外邪从化的影响，如《指南总论》指出：“凡瘴疟病，虽是时行之疾，然老少虚实，受病有浅深，大率不同。”[54]448 明代张景岳说：“然阳气外浮之乡，必内多真寒而外多假热；阴气不固之人，虽外有邪证而内必多虚。此则岭南瘴疫之大概也。”[55]清代陈治说：“其阳虚火衰者，一时受瘴，因轻而不觉，瘴证变为本病，必虚寒而腹胀满，大便泄泻，恶寒手足冷者是也；阴虚火旺者，瘴轻而不觉，瘴后现为本病，必头晕、口渴、发热，腹胀、恶心、便赤者是也。再审五脏六腑，各有素常偏患衰弱壮实之分，皆当以此类推，并须消息其夏秋劳逸行役，阴晴暑湿起居所履。庶几有得。”[31] 76 这些都反映出岭南疾病的体质从化关系。

其二是影响疾病的辨证。清代岭南医家刘渊谈到暑热的辨证时，强调要分体质论治，他指出：“如素禀阳脏，平日喜凉饮凉者，此时烦热燥渴，治宜柴胡饮之类主之；如素禀阴脏，平日怯寒喜暖，好热饮者，此时微热恶寒，治宜麻桂、香苏饮之类主之……若平脏之人，既非火邪，亦非阴脏，则用九味柴胡饮、香苏饮之类。”[56]关于体质对治疗的影响，章楠曾举一例说：“余在粤时，有一体盛肌松之人，春令患风温，身热头痛、咳嗽喉疼。屡用辛凉疏解，咳嗽喉疼差愈，而身热不退，其邪反郁。肢体隐隐如疹状，烦扰不安。观舌，边黄中白而皆滑，始悟其中寒外热，而有湿痰，故辛凉不能解热也。乃用二陈汤加附子一剂，其身大热，满舌皆黄，再用辛凉，加藿朴数剂随愈。”[9] 99 此例证属风热，而病人为“寒底”之人，故治疗上章楠先以温化痰湿，再加辛凉治愈。这虽然未必就是定则，但对如何结合体质进行辨证提供了有益的思路。

实际上，对阴阳或寒热体质的区分，已成为岭南人的一种习惯，当地人就医往会告诉医生自己属于“热底”（阳热体质）还是“寒底”（阴寒体质）。不同体质不但影响治疗，在生活中饮食也要注意宜忌。清代岭南医家梁玉瑜强调食疗当根据体质施用，如乌骨鸡“甘温补阳，治阳火不足，气血虚寒……血气虚寒者尝则救补，实热者尝则损毒”，乌骨鸭则“滋阴补肾，长肌延年……脏腑实热者尝则救补，虚寒者尝则损毒”；蟹“热人食则宜，寒人食则无益”，虾则“寒人食宜，热人食不宜”等[57] 92~96。何克谏对此论述亦多，如说冬瓜“阳脏人食之肥，阴脏人食之瘦”[58] 21 等。

另外值得注意的是，人的体质寒热是会变化的，医生临床必须以辨证为依据。清代医家梁玉瑜指出：“阴阳往复，否极泰来，人身脏腑血气，久之亦有变更。善卫生者，切勿以素寒、素热、素虚、素实之私见存于胸中，宜就候脉辨舌验症之时，所见寒热寒实分别医治，不必论其脏腑之素。余一生脏腑之变，已经四次，此阅历之境，学医者毋执滞鲜通也。”[57] 122 近代岭南医家张公让、谭次仲等对此也深有体会，他们或亲身体验，或在临床中治疗过这类案例，例如有的病人年轻时不能服热药，年老时服热药则无事，因此他们都强调在临床中要具体分析[42]。

2. 顾护脾胃，忌汗、吐、下

宋元时期对岭南瘴疟的病理分析中，对元气不固的特点尤为重视。用药强调固护正气，尤其注重对脾胃的调养，并认为伤寒之汗吐下之法均应慎用。这些原则，后世医家有不同程度的继承和发展。

(1)顾护脾胃。在早期对瘴病的治疗中，就认识到应该注意保护脾胃。宋代《和剂局方》中的名方如藿香正气散、不换金正气散、平胃散等在当时被认为是预防和治瘴之要方，这一类药以芳香解秽为主，正好针对瘴气的湿浊“恶气”，实际上起到化湿健脾的作用。

在瘴疟病机中，脾虚痰湿是重要的一环。医家们论述患瘴疟之由，多以脾虚为体质基础。明代薛己增注王纶关于岭南瘴气的治疗方法时，就特别重视治疗脾胃。薛己指出在瘴气外邪已解之后，当以补益脾土为治本之法：“盖岭南之地，湿热熏蒸，腠理不闭，津液妄泄，阳气内虚，法当调补肺气为主。盖肺主气而司腠理，肺气虚则腠理不密，故津液妄泄，多患前症。若外邪既去，当补脾土以生肺金。”对瘴疟的治疗也要重视从脾胃入手：“大凡病久气虚而血弱者，必发热，须用四君之类调补脾胃，脾胃一健，气血自生。……疟久不愈，属中气虚不能滋养诸脏，但调补脾胃，诸病自退。”[59] 77~78《瘴疟指南》对此也有详细论述，郑全望说：“瘴病因于脾胃虚寒。外感乖戾之气而成……发瘴之地，其地多山，其土卑薄。方其晴明，天气热蒸，地下生水；及其阴雨，地下多湿。人生其间，常履于湿土之上。经曰：谷气通于脾，湿伤脾内，故脾胃之虚，多由阳气浮于上，阴湿之气伤于下而然。”[40] 478“寒湿之气盛，故下体重湿，生痰又多。痰因秋冬热故，热多上壅，肤多出汗，至腠理不密。阳外而阴内，阳浮而阴闭。于斯时也，若饮食失度，起居不时，及食生冷食炙煿，则痰与食相并积于胃，而寒热之病作矣。或不避暑，奔走于日中；或避暑而坐卧当风，闭其汗孔，使汗不出，此病亦因之而作。或因其晨多雾而寒，饮酒以御之，少焉日出而热，则酒与痰相并滞于膈上，此病亦因之而作。或晨寒而少衣，或夜冷而薄衾，则寒与痰相并，亦作寒热。或因晨寒多衣，行至日中未解，则暑与痰相并，亦作寒热。要之此病之本，本于天气热元阳恒泄，在人之阳气，自不降而内又多痰，再不能调摄，感于不正之气，宜其病有上热下寒之症。所谓无痰不成疟者是也。”[40] 465~466

清代岭南温病医家重视湿温，同时也注重顾护脾胃，如陈任枚、刘赤选的《温病学讲义》说：“湿与温合，酝酿而成秽浊，内阻脾气输运。”“若一经兼湿，即连带发生脾证。”“湿热重证，必伤脾胃。”[22] 23 这与岭南人体质多偏于中虚蕴湿有关。

(2)忌汗、吐、下。古代医家强调岭南瘴病必须与伤寒区分开来，治法不能袭用。如张致远指出岭南疾病如“率用北方伤风、伤寒法，或汗或下，兼求效太速，十失五六”[10] 10；王棐说：“居南方之人，往往多汗，上盈下虚，用药者不可汗、不可吐，亦不可下。”[10] 14 继洪也说：“遇有上热下寒之疾，不能升降既济之，而反用药实实虚虚，则水火解散而人身坏矣。”他提出岭南瘴病应忌汗说：“今深广无霜雪，皆如麻黄之地，阳气常泄，既此可知。人居其间，不劳麻黄而自汗，有病则不宜轻用麻黄。此理甚明。前辈诗云：四时常是夏，一雨便成秋。读此一联，不唯可见岭南天气，亦可触类以知乎人之病也。病者多热，才一经汗，便翻然为冷，是岂宜轻汗耶？如五积散、破关散、金沸草散、九宝饮、小续命汤，虽用麻黄，各有主对，尤可服之，亦不宜过。若正麻黄汤、青龙汤，则岭南不当遽用也。今人例用麻黄为发散之药，殊不知其力只能驱我之内阳，以劫外寒也。……张仲景治足太阳经伤寒用麻黄，以太阳经属膀胱，非汗不解。及用治足少阴经伤寒，盖少阴属肾，治法当自膀胱经去。皆所当用也。除此二脏腑之病，方书已自少用。况今深广不寒之地，瘴气交重。瘴病岂因感寒邪？不因感寒，不必用麻黄，又何不可？”[10] 50~52 同样，下法纵用亦宜缓：“若夫大便不通，切不宜峻用利药。”[10] 46

明代郑全望也认为瘴病当忌汗、吐、下。他指出：“外伤寒邪之症与瘴疟，俱有寒热。医者尽以瘴疟作伤寒，率用汗吐下之法治之，其枉死者不可胜计。”“瘴最忌者，汗、吐、下及小柴胡汤、柴苓汤、解肌汤。其故何也？盖瘴因阳气外泄而然，发汗之药多驱内阳外泄，是重虚其内，所以多死；瘴因阳气不降于下焦，吐则阳气愈上升，下元无阳气，是无根也，故死；瘴疾是下真寒而上假热，下药太寒，一下咽则中寒大作，阳气随之即脱，所以死极速。”[40] 466~468

除瘴病之外，后世医家认为在岭南治外感也要慎用汗、下之法。清代张璐《张氏医通》卷二认为："西北二方，患真中风伤寒者最多，患冬温者绝少，间有伤于火炕者，亦有伤于火而复伤于寒者，可与越婢汤、桂枝二越婢一汤，以其地厚质实，可胜攻伐，非若东南之禀气孱弱也。至如大岭以南，阳气常泄之地，但有瘴疠之毒，绝无伤寒之患。即使客游他处，感冒风寒，仅可藿香正气之类，若麻黄、青龙，绝不可犯，误用而发动身中素蕴瘴湿，则壮热不止，每致殒命，不可不慎。”[60]郭元峰也说："麻黄汤、桂枝汤、大青龙汤……西北方风烈寒凝，或堪用此猛剂，而东南炎方，未免诛伐太过。”[61]

岭南人"素蕴瘴湿"，瘴气的本质也是湿邪，又多夹热，故岭南医家认为瘴病忌汗、吐、下，这与吴鞠通《温病条辨》论湿温病治疗有三禁即"禁汗、禁下、禁润"是一致的。当然，这是一般的倾向，如果疾病中有当汗、当吐、当下者，自应依证施用。而且所谓忌汗也主要是指麻黄、桂枝之类，治疗风热的辛凉轻解等不在其例。

3. 阴阳错杂，寒温各宜

一般印象中岭南为阳热之地，故疾病多以温热为主，用药自应重用寒凉。实际上，古代医家对岭南疾病的认识早已超越了这种简单的逻辑。在岭南用药，寒温各有所宜。

中医的阴阳理论，注重其互根互用、相互转化的特性，运用于人体，又有内外表里的不同。《素问·五常政大论》

早就提出“西北之气散而寒之，东南之气收而温之”，同时也指出有“假者反之”的不同情况。高士宗解释说：“西北之人，外虽寒闭，内则有余而热；东南之人，外虽温开，内则不足而寒。故曰西北气寒气凉，复当治以寒凉……东南气温气热，复当治以温热，强其内守。……如西北之人，外寒凉而内不热，亦当治以温热；东南之人，外温热而内不寒，亦当治以寒凉。故曰假者反之。”[62]说明寒温的应用与地域寒热并不是简单的对应关系。

这种复杂关系，在岭南病症中有深刻体现。如古代论治岭南瘴病，早期曾简单地以地暖（《诸病源候论》）、温毒（《外台秘要》）等为病因，在治疗用药方面强调“时用热药，亦减其锱铢”（《诸病源候论》，或用“大止热毒”（《外台秘要》）之药。到了宋元时期由于深入洞察了瘴病的阴阳机变，在认识上形成了新突破。宋元医家认为，岭南过热，导致阳气外泄，久则正虚，外热内寒；或阳浮于上，正虚于下，上热下寒。因此岭南病症不是简单的寒热问题，而是与其气候不正一样，存在阴阳寒热错杂的情况。宋代李璆说：“余观岭南瘴疾证候，虽或不一，大抵阴阳各不升降，上热下寒者十盖八九。”[10]3 继洪也说：“（阴阳）二气相抟，则寒暄不常，寒暄不常，则寒热之证也。”[10]26

治疗方面，寒药用于热证，易于理解。通常认为岭南为阳热之地，附子等药物似不适用。但是宋元医家从体质病理着眼，指出久居岭南之人体质常常不坚，多见元气不固，上盛下虚，在瘴疟重证时，往往要使用姜、附类药物发挥关键作用。如李璆提出用“温中固下，升降阴阳正气药”，对重证善用生姜附子汤冷服治疗，“疗十余人皆安，更无一失”[10]5。释继洪赞同李璆之法，认为对“阳浮阴闭而上热下寒”者，

“须用生姜附子汤、附子汤冷汤、沈附汤、冷香汤、自制养正丹、来复丹，且攻且守者也”[10]29；对上焦多渴但下元虚寒者，“当服丹砂附子及灸丹田气海足三里等穴，暖其下元，便阴阳交泰，而病自和解也”[10]50。清代蒋宝素评述此类应当都是阴盛格阳之证，指出：“沈存中、李待诏每用附子奏捷，盖岭南阳气外越，证多阴盛格阳，扶阳抑阴近理。”[27]194 徐大椿也说：“西北地寒，当用温热之药，然或有邪蕴于中，而内反热，则用辛寒为宜；东南地温，当用清凉之品，然或有气邪随散，则易于亡阳，又当用辛温为宜。至交广之地，则汗出无度，亡阳尤易，附、桂为常用之品。”[63]

由此可见，岭南病证用干姜、附子的主要目的是枢转阴阳，并非温补助热。因此，其用法特别重要。其一，当辨寒热真假，如李璆指出：“病人烦躁，但问其能饮水否，若反畏冷不能饮者，皆上有虚热，非真热也。皆宜服生姜附子汤。”[10]5 其二，当善于热因寒用。李璆说：“盖附子得生姜则能发散，以热攻热，又导虚热向下焦除宿冷，又能固接元气。若胸中烦闷，且放冷服之，热服则药力之发也速，欲导热气向下，自当取其发缓也。”[10]5 释继洪也说：“热药须得法以用之。如附子汤冷服者是也。然此非工巧以处之则不可。”[10]63“虽主以温剂，复以凉药为佐使，更令冷服，乃热因寒用也。”[10]48 其三，用药要地道。释继洪特别针对沉香和附子指出：“此药既主上热下寒，须真个沉水香方可……如咀嚼而味香甜者，乃性平；辛辣者性热，用者当拣择以对证。”“若是阴毒及冷瘴，但欲一时壮阳气可也；若虚热而藉以降气敛阳，倘非道地附子，宁不僭燥？非徒无益也。”[10]77~78

后世岭南医家也有不少善于应用辛热药的。如近代新会陈伯坛用药分量奇重，附子、干姜等药每味动辄数两，或多至十二两者；顺德黎庇留善用真武汤，喜用附子，每获良效；广州谭孟勤善用细辛，治冬瘟“每用至三四两以上为主药”，自谓“自岐黄以至今日，用细辛之多，亦可谓孤调独弹矣”[64]，他甚至用胡椒八两、川椒八两、细辛八两为主药配成“家庭太平药剂”，声称“无论其人身体寒热虚实，皆可服用，寒者自愈，即热者食之，亦能泻热”[66] 2114~2115。这些医家用药，以伤寒为根基，上承宋元心法，能够悟透阴阳变化的道理，而不是简单地以气候寒热论人身寒热，有值得学习之处。当然，辛热药的应用必须把握其适应证及用法。宋代《太平惠民和剂局方·指南总论》谈及瘴病治疗用来复丹、姜附汤时特别强调：“此证发药，须用仔细询问的实，不可轻用，误人性命。切记不可轻发热药。”[54] 449 清代俞震说：“瘴气，山岚郁毒之气也，何以可以温补？……而参、姜、桂、附，靡不应手。奇矣！自非熟悉其风土病情者，岂敢轻试乎！”[66]近代张公让在研究谭孟勤的处方后曾认为久病虚弱或老年人多可用，急性热病则万万不可用；陆士谔也认为谭孟勤之方属“江湖劫剂，不可为训，烦寄语诸亲友，幸毋以劫剂自戕也”[65] 2115。这些都是重要的告诫。

（二）地域特色的常与变

岭南证治，有其特色，忽视地域因素每每影响疗效，前面论述已详。清代医家杨鹤龄说：“鉴于古今时代之不同，南北气候之互异，用药法度，确属有殊，则不能已于言也。古人寡欲而禀赋强，今人多欲而禀赋弱，此时代之不同也；北地高亢，南方卑湿，此地理之不同，气候之互异也。此二端者，影响人身体质至巨，徒执古代北人治病之法，以疗今南人之疾，食古不化，不稍变通，其有未尽适合者，理固宜然。”[47]

不过，不同地域虽有其病因病机偏重，注重地域因素能使医生提高辨证效率，但大多数疾病的内在机理与治法还是基本一致的。正如王纶所说：“北方多寒，南方多热，江湖多湿，岭南多瘴，谓其得此气多，故多生此病。非谓北方无热，南方无寒也。至于治寒以热，治热以寒，则五方皆同，岂有南北之异耶？”[59] 101 清代章楠也指出：“五方风土生民，气质各有不同，此常理也。能知其常，自通其变。如南方之人，亦有北方之病，东方之人，亦有西方禀质，则其千变万化，固不可执一端而论者。圣人察其病之所由，循其气化之理，随宜而治，故同一病而治法各异，皆能使之愈者，以得其病情之所宜，而知常变之理，为治之大体也。”[67]在医学中既要掌握基本原则，也要能够灵活变通。

第四节　岭南生活与养生防病

岭南风土地气开泄，给人群体质带来元气不固的影响，从而更易于感触瘴气等外邪，因此在岭南生活应当格外留神。正如明代卢翊为杨珣《丹溪心法类集》作序所说：“广右百粤之区……山高林翳，天炎地荒，瘴雾蛮烟，吞吐上下，虽土生黠伟之人，一日弗戒，触之而毙者有矣。”[38] 2509~2510 年希尧为《辨证录》作序也说：“粤东……天燥地湿之乡，而人之生于其中者，苟不自谨，立即致病。”[68]可见养生防护之重要。

随着医药知识在岭南生活的普及，岭南形成了许多有益于养生防病的习俗，均值得研究和总结。本节试择要论之。

一、岭南起居与饮食调摄

宋代王棐说：“身居覆载之间，日食动植之物……南人生长其间，与水土之气相谙。外人之入南者必一病，但有轻重之异……但备之以将理之法，解之以平易之药，决可保其无他，纵病亦易愈矣。”[10] 18~19 通过对岭南气候和风俗特点深入研讨，历代医家总结了许多摄生避瘴的经验。

(一) 起居调摄

在岭南的起居调摄，最重要有如下两方面：

1. 适寒温

寒温不调，为感触邪气之先导。古人谆谆以此为要务。如《外台秘要》卷十八针对岭南脚气之预防说：“不得露脚当风入水，以冷水洗脚，脚胫尤不宜冷，虽暑月常须着绵裤，至冬寒倍令两胫温暖，微有汗是大佳。”[69] 493

至于平时养生，更应注意。章杰《岭表十说》说：“岭南寒暑之候不常，尤难于调摄。故凡居人与在路者，冬夏之衣，皆不可缺，随其气候，速宜增减，缓则致病。又岭外海风异常，稍中人则为病，坐卧易衣时当慎之也。”[10] 60 相对来说奴仆难以做到这几点，最易得病：“婢仆多病瘴，盖劳役之人饮食乖度，昼多冒暑，夜多寝地，又凡事不忌慎，故先受其弊。”[10] 60 王棐也指出：“天气不常，一日之间，寒暖数变，却须脱着以时，稍稍失节，亦无深害。所急者，宜加意焉。”[10] 20~21 岭南地方志中经常引用的宋代《琐碎录》“急脱急着，胜如服药”[70]之语，与此意同。清代《粤西偶记》也强调在岭南生活时，“夏月烁膏流金，挥汗如雨，终不敢解衣当风”[71]。还有如《三江县志》指出：“一岁之中，卧必拥被，虽盛夏亦然。暑夜最忌露坐，极热切莫当风。”[72]

2. **节情欲**

情志妄动，或色欲过度，亦为得病之根。《外台秘要》针对岭南脚气的预防原则包括“第一忌嗔，嗔即心腹烦，烦即脚气发。第二忌大语，大语即损肺，肺损亦发动”[69] 493。宋代王棐指出在谨慎起居、饮食的基础上，应“无大忿怒，以伤天和，重节色欲，以固真气。如此将摄，决可保其无恙”[10] 21。苏轼在惠州说：“某谓居瘴乡，唯静绝欲念为万全之良药。”（答范纯夫）[73] 1456 他曾对友人王定国说：“粉白黛绿者，俱是火宅中狐狸、射干之流，愿深以道眼看破。”（与王定国四十一首之三）[73] 1514 射干，兽名，似狐狸，善爬树。苏轼以此强调女色为养生之害，另一封信又说：“宾州必有瘴气，非有道者处之，安能心体健以俟否亨耶？……但恐风情不节，或能使腠理虚怯以感外邪。……旧既勤于道引、服食，今宜倍加功。”（与王定国四十一首之四）[73] 1515。指出如不节欲可致气虚不固，腠理疏松易感外邪，希望王定国能远女色，勤养生以抵御瘴气。还有宋代刘安世，奉“北人在烟瘴之地，唯绝嗜欲，可以不死”的宗旨，入岭之际“是日遂绝，于今更不复作”[74] 6，他经历岭南瘴疠最严重的州县而不死，“八州恶地，安世历遍七州，所以当时有‘铁汉’之称”[75]。

明代《赤雅》一书论“瘴中要诀”说：“避色如避难，冷暖随时换。少饮卯时酒，莫吃申时饭。”[76]《古今医统大全》也指出：“居岭南者必慎起居，节饮食，寡欲清心，虽有岚邪勿能害也。唯内境不出，外境不入，理之自然。其感而病者，皆不知其所慎。”[77]其中都强调了节情戒欲的重要性。

除以上两者之外，《外台秘要》针对岭南脚气之预防还提倡适度运动说："数数劳动关节，当令通畅，此并养生之要，拒风邪之法也。寻常有力，每食后行五百步，罴倦便止。"[69] 494 另外还要注意防备蛇虫伤害，葛洪建议："山涧浴毕，当以巾拭数遍，以故帛拭之一度，乃傅粉也。"[33] 139 此为防水中沙虱侵袭之法。《岭南卫生方》还提醒夜起当防蛇、蜈蚣等毒虫。

(二) 饮食宜忌

饮食宜忌不但指饮食卫生问题，也包括饮酒等偏嗜，均在应注意之列。

1. 饮食卫生

饮食不节是传统医学相当重视的致病因素。历代医家提到在岭南应少食多餐，忌食生冷、忌过饱、忌夜食等，辑部分言论如下：

《岭外代答·风土门》说："北人至其地，莫若少食而频餐，多衣而屡更，唯酒与色不可嗜也。如是则庶免乎瘴。"[18] 81

《岭表十说》谓："瘴疟之作，多因伏暑伤冷所致，纵非饮食冷物，即寒邪感于外，饮食伤于内也。"[10] 57 "道路多无井饮。而濒江之民与夫舟行者，皆汲江水，其间岂元邂逅遇毒者……若经烹煎，则非生水。"[10] 61~62

王棐《瘴疟论》说："外人之至此者，饮食有节，皆不病。若因酒食之贱而狼餐，必不免于病矣。"[10] 19 "省食生冷，则脾胃自壮；省餐油腻，则胸膈自快。"[10] 20~21

《晁氏客语》载："周吉甫天佑，饶人。云：'昔有人官广南，常疑家人食生冷物致瘴疠，乃于厅前置一釜，每买物必熟之，而后遣之，以故终任全家无得疾者。予爱善卫生者，不以脾胃暖冷物、熟生物，不以元气佐喜怒。'"[78]

《岭南卫生方》说："南方盛夏行路，遇大热，饮水只可一二口，多则水气逼住，气不得伸，发紧沙立死。慎之。"[10] 145

明代《广志绎》说："宜固元气、节食寡欲、戒动七情。稍服平胃、正气二散。俗忌夜食，食必用槟榔消之。忌早起，起即用杯酒实之。"[19] 116

2. 饮酒

在岭南是否适宜饮酒是一个有争议的问题。古人向来认为饮酒有避瘴作用，此说在唐宋就盛行，以致实行酒类专卖的宋朝政府专门给予岭南自由榷酒的特权。宋代梅挚有诗说："我爱昭州酒，千家不禁烧，缥醪一爵举，瘴雾四时消。"（昭潭十爱）[79] 120 王枢密也说："御瘴犹须酒，伤春不问花"（和石灰铺壁间韵）[79] 142《道乡集》卷四云："我生不嗜酒，断来仍十年，前年窜岭表，去年斥湖边，欲以御瘴疠，乃复酒至前。"（醉饮）[80]反映出这一观点影响很大。

后世对饮酒能否御瘴有不同意见。赞同者，如《续名医类案》引《粤攟》说："友人言：粤西某县瘴殊甚，县令赴任即死，无逾三月者。一丞至任，历十余年，家口染疾，死亡殆尽，此丞久无恙，无他术，独嗜烧酒，终日沉醉而已。"[81]王士性也建议在岭南早起"即用杯酒实之"[19] 116。但反对者亦众，如宋代刘安世认为不饮酒才是养生避瘴之策，他指出："某初到南方，有一高僧教余，言南方地热而酒性亦大热，本草所谓大海虽冻而酒不冰。今岭南烟瘴之地，而更加以酒，必大发疾。故疾之状，使人遍身通黄，此热之极也。故余过岭即断酒，虽遍历水土恶弱他人必死之地，某独无恙。今北归已十年矣，未尝患瘴者。此其效也。……若此辈或有言酒可以避瘴者，但见初到炎乡，藉此以御瘴气，似乎有验，不知积久积热于五脏之间，不可救也。”[74] 7 医家如释继洪也说：“本草载三人冒雾晨行，饮酒者独不病。故北人度岭，必相勉以饮酒。且迁客羁士，往往醺酣以自适。而岭外弛榷酤之禁，异时酒价尤廉。贩夫役卒亦得肆意杯酌，咸谓可以辟瘴，殊不知乃瘴病之源也。何以言之？南土暑湿，嗜酒则多中暑毒。兼瘴疟之作，率因上膈痰饮，而酒尤能聚痰饮。”[10] 57

实际上，适量饮酒有益，但不可过饮。或应如宋代王棐所言：“时一聚会，少饮不妨，不宜大醉及频数耳。”[10] 20~21

总之，岭南养生防瘴，正如清代郑全望《瘴疟指南》所说：“养生者能远房室，省劳役，毋食生冷，毋食炙煿，毋醉早酒，毋饱晚饭，毋乘暑行走，毋当风坐卧，一日之中，顺其寒暑而加减衣裳，则瘴虽毒，庶可免矣。”[40] 466

二、食治与药膳

岭南饮食文化历史悠久，其中注重食治调养为一大特色。至今岭南家家户户，均能作药膳饮食，其影响可谓深远。这也是岭南医药不断普及的结果，饮食中镕铸着中医药的文化。

(一) 食俗的医药文化

岭南的饮食中，煲汤、食粥是十分显著的特点，而且都有着医药文化的内涵。

岭南饮汤之俗由来已久，唐代《岭表录异》载：“交趾之人，重不乃羹。羹以羊鹿鸡猪肉和骨同一釜煮之，令极肥浓漉；去肉，进葱姜，调以五味，贮以盆器，置之盘中。羹中有觜银杓，可受一升，即揖让，多自主人先举，即满斟一杓，内嘴入鼻，仰首徐倾之。饮尽，传杓如酒巡行之。吃羹了，然后续以诸馔。谓之不乃会。交趾人或经营事务，弥缝权要，但备此会，无不谐者。”[82] 9 所言虽指交趾，广东一带俗亦近之。

现代岭南煲汤绝大多数会加几味药材，以针对不同人的体质进行调补。这种调补之法，不仅健身，用之得当也是养病良方。清代医家梁玉瑜对此有深刻体会。他善用各种汤饮调补，如有二味泻脾汤（老乌骨鸭、冬瓜）、一味救阴保元汤（老白鸭），又善用瑞鸽汤，称“瑞鸽常食则调和阴阳气血，绵延嗣孕，益寿延年……每年夏至、冬至、端阳日，宰三冬瑞鸽熬汤，漂盐调淡味……寒热虚实人均宜”[57] 93，以瑞鸽为主的有阴阳生活汤和瑞鸽救生汤。另外又谈到鱼翅“与鸡汤煮则补阳，与鸭汤煮则补阴，与肉汤煮则平补，常食令人强健”；鱼肚“与乌骨老鸭煮食，能治虚劳内伤。凡阴虚人用半酥而不透心者，漂清火气，煮老鸭汤常食，能长肌强健”[57] 94 等。岭南药学家何克谏也是这方面的专家，他在《食物本草》后增补的“食治方”中，列有多种汤羹，如治阳虚的羊肉羹、人参鸡，治阴虚的猪肝羹，治热的冬瓜羹，治脾胃的太和羹等，都是易于制作，家常可服的药疗汤谱。

岭南饮食中的粥也富有地方特色，而且种类繁多，有及第粥、艇仔粥、鱼片粥、牛杂粥、皮蛋粥等。司徒尚纪先生分析：“粥品风行的原因，一是岭南炎热时间长，流汗消耗大，需要及时补充水分及易被吸收的养料，各类肉粥是较理想又方便的食品。”[83]这是有道理的。也有往粥中加入药材的，如白果（银杏）、杏仁、薏米、淮山等，都经常作为家常粥食的重要成分。

利用粥食易于消化的特点，医学家也创造了多种粥类药膳。何克谏的“食治方”中，列有多款药粥，还把药粥分成风、寒、暑、湿、燥、火、脾胃、气、血、痰、热、阴虚、阳虚各门，分类调治。例如在“风类”有苍耳子粥、葱粥和乌头粥；“寒类”有干姜粥、茱萸粥；“暑类”有绿豆粥、(炒) 面粥；“湿类”有薏苡仁粥、麻子粥、郁李仁粥；“燥类”有生地黄粥、苏麻粥；“火类”有地黄粥；“脾胃类”有人参粥、麦门冬粥、粟米粥；“气类”有杏仁粥、桃仁粥、萝卜子粥、紫苏子粥、麻子仁粥、草菝粥、猪腰粥；“血类”有阿胶粥、桑耳粥；“痰类”有茯苓粥；“热类”有栀子粥、甘蔗粥；“阴虚类”有枸杞粥、茨实粥等。

另外，岭南生育后食姜醋也是特有民俗，据载：“粤俗产男日先以姜酒奉其祖先，随用甘蔗糖兼醋煮姜片，请客及馈送亲戚邻里。故俗人问人云生男曰：‘何时饮姜酒?’探人生男曰：‘姜酒曾香未?’盖生男则必具姜酒可知矣。”[84]谢观指出：“广州人之预备生产也，必以生姜数十斤，熬醋十余斤，于产后匝月内拌米饭尽量食之，不得少参他品，从之则体健，违之则多病，或且不测。”[85]东莞卢觉愚说：“吾莞俗更服吴萸、姜醋等，动辄数两以至数十斤，似非此不足以复其元气者。”[86]可见其中蕴含着一定道理。

(二) 药食互用的习俗

中医有“药食同源”之语，这在岭南体现最为明显。岭南不少药物往往按食用方法来应用，而对食物的性味和功效的讲究，也一如药物之详。

1. 生草药的食治法

岭南生草药物富有地方特色，是对传统药物学的有益补充。而岭南生草药的使用方法，有不少是与食物同煮，或作茶饮用的。在何克谏《生草药性备要》中，就提到不少这类用法，见表10。

表10 《生草药性备要》药食表

药物	用　法	药物	用　法
万年青	取叶同煲猪精肉食	绿葱花	宜炒、煲肉食
珍珠草	煲肉食	枳椇花	煲肉食
磨盆菜	煲肉食	癸卯桑	煲肉食
破布叶	作茶饮	紫背草	炒食，其根……煲肉食
蒲利蕴	煲肉食	山桔叶	煲猪粉肠同食
桑树皮	叶、莚头煲猪精肉食	独脚柑	同煎茶饮，或琢肉食
大浮萍	煲肉食	鸡屎藤	煲肉食
白花丹	煲肉食	洋花茶	煲猪精肉食
假芙蓉	煲肉食	潘安果	煲肉食
火炭母	炒蜜食	杨桃叶	用大头鱼头，勿放油盐煮汤食
痴头婆	炒蚬肉食	独脚仙茅	煲肉食
假蒟叶	煮大头鱼食	水君叶	其壳煲茶，其肉或蒸猪肉
老公根	滚水罩过，用姜、醋拌食	蔓头萝	煲肉食
怎地萝	煲瘦肉食，汤作茶饮	苦楝根	煲肉食
威灵仙	其藤……宜炒食	小榕叶	煲粥冲食
苦地胆	其根……同白豆、片糖煲水饮	木棉皮	煲肉食
血见愁	煲肉食	圆眼蒁	作茶饮
猪仔笠	宜煲猪精肉食	乌桕寄生	煲肉食
山茨菇	煲肉食	柏树寄生	煲肉食
芦荟	同粉庄糖擂作饮，茶送	紫背天葵	擂食，炒食
石蚕	煲鸡肉	枇杷叶	作茶饮
鹿角英	煲牛肝食	天芥菜	其根同片糖煲水饮

《生草药性备要》全书载有药物315种，表10所列的药物就占到近15%。在《本草求原》、《山草药指南》、《岭南采药录》等书中也有同样的现象。

2. 对食品药性功效的认识

岭南物产丰富，当地人杂食成风，尤其嗜好一些令中原人所讶异的野味。例如蛇，东汉杨孚《异物志》就记载说："蚺为大蛇，既洪且长……宾享嘉宴，是豆是觞。"[87]淮南王刘安也说："越人得髯蛇以为上肴，中国人得而弃之无用。"[88]宋代朱彧《萍州可谈》记："广南食蛇，市中鬻蛇羹。"[89]除食蛇外，还食众多虫兽水产。唐郑熊《番禺杂记》记载说："南越江北山间，蛮夷啖蚯蚓脯为羞。容州人好食藠，土人以为讳，或云以蚯蚓为之。"[90]韩愈曾描述潮州饮食中众多令人"叹惊"的品种说："鲎实如惠文，骨眼相负行，蚝相黏如山，百十如自生。蒲鱼尾如蛇，口眼不相营。蛤即是虾蟆，同实浪异名。章举马甲柱，斗以怪自呈。其余数十种，莫不可叹惊。我来御魑魅，自宜味南烹。调以咸与酸。芼以椒与橙。腥臊始发越，嘴吞面汗骍"（初南食贻元十八协律）[17] 222宋代苏轼也曾形容岭南生活说："五日一食花猪肉，十日一遇黄鸡粥。土人顿顿食薯芋，荐以薰鼠烧蝙蝠。旧闻密唧尝呕吐，稍近虾蟆缘习俗。"（闻子由瘦）[91]周去非《岭外代答》卷六说："深广及溪峒人，不问鸟兽蛇虫，无不食之……至于遇蛇必捕，不问短长；遇鼠必执，不别小大；蝙蝠之可恶；蛤蚧之可畏；蝗虫之微生，悉取而燎食之。蜂房之毒，麻虫之秽，悉炒而食之。蝗虫之卵，天蟒之翼，悉鲊而食之。"[18] 137《萍州可谈》记海南"琼管夷人食动物，凡蝇蚋、草虫、蚯蚓尽捕之，入截竹中炊熟，破竹而食"[89]。岭南又有食禾虫之俗，"田中有一种小虫名曰禾虫，树中之蠹大如指而色白者，皆以油炒食之”[92]78。其他诸如“槟榔之涩，苦瓜之苦，葛根之息恶，粤人甘之若饴”[92]85。

这些食俗的形成可能有多种因素，认为野味多具保健功效是原因之一。如鹧鸪被认为可“解岭南野葛菌毒及辟温瘴”[93]，水母则“性暖，治河鱼之疾”[82]32 等。岭南几乎无物不具药性。略选清代《广东新语》和《医学答问》两书对常见岭南食物及一些海产、“野味”的药性功效认识，可以看到粤人讲究饮食，有其理论基础。见表 11。

表 11 部分岭南食用物产功效记载表

食物	功效	出处
籼米	气味清芬，性温无毒，最可以和脾养胃	《广东新语》
粳米	白者凉，食之生痰。南韶诸处以白者蒸晒为炒火，和油茶食至极饱，体加和畅 岭南之粳性热，唯土人宜之，而赤粳、新粳尤热。白粳、陈粳凉，晚白粳寒。新者乍食动风气，陈者下气易消	
黍稷	黄者味甘性平最益人，青者比他谷稍大，能解小麦之毒	
麦	广人以面性热，不以为饭…新麦性热，陈麦则性平和。大麦味咸，性最凉，为五谷之长，不动风气，可以常食而无病也	
南椰	琼州以南椰粉为饭，曰椰霜饭……性温热补中	
燕窝菜	或谓海滨石上有海粉，积结如苔，燕啄食之，吐出为窝，累累岩壁之间……海粉性寒，而为燕所吞吐则暖，海粉味咸，而为燕所吞吐则甘，其形质尽化，故可以清痰开胃云	
鳝	鳝属水滋阴，故患痰火者宜食之	
白鳖	可以愈痰火症，其初得之神授，广人甚珍之。有口号曰：“乌耳鳝，白脚鱼，滋阴降火只须臾。”	
竹鼺	血鲜饮之益人	
仓鱼	食之肥健益气	

续表

食物	功效	出处
黄花菜	即鹿葱……先食其苗，次食其花，可以和胃，可以忘忧	《广东新语》
海菜	一名石花。以作海藻酒，治瘿气，以作琥珀糖，去上焦浮热。大抵琼之利，槟榔、椰为上，海菜次之。海菜岁售万金	
苦瓜	大抵南交喜食苦，其地火房，大炎上，炎上作苦，故人多以苦味解暑	
鱼翅	味甘辛，补肺脾胃，益气血……常食令人强健	《医学答问》
鱼肚	补肺脾，益精血，与乌骨老鸭煮食，能治虚劳内伤	
海参	发热助阳	
鲍鱼	味甘平无毒，补脾阴	
蚝豉	甘平无毒，滋阴补血，益脏腑，常食令人长肌肉	

其他各种日常鱼类、兽类和瓜果等，同样也有讲究。如何克谏说："诸色鸡肉俱有补虚羸之功……然鸡属巽，巽主风木，能动风痰，助肝火，凡阴虚骨热者忌之。"[94] 21 "兽本乎地，禀重浊之气，虽多滋补，多食必生痰动火。"[94] 23 "诸鱼皆属火，食之者自当慎节于中。"[95] 30 梁玉瑜也认为："鱼品类甚多，味甘平甘温不等，多食之动风燥火，有病食则发病。"他还专门论述岭南"热底"之人的饮食宜忌说："凡实热人，及体瘦火旺者，平时宜力戒发热之物，如羊肉、鱼、虾、鳝、薰鱼、鸡、鸡蛋、麻雀、海参、燕窝、人参、丽参、元参、沙参、洋参、荔枝、枣子、桂圆、桃、杏、杨梅、蒲桃、辣茄、姜、椒、芥、蒜、酒、醋、烟叶、炒米汤（炒米汤可抵补中益气汤……）、油灼烩烙饼、各种糖物，皆当切忌。若宜食者，则有香谷稀饮、茶叶、蔬菜、豆腐、莱菔、

笋、藕、梨、枇杷、荸荠、苦瓜、海带菜、螃蟹、螺蛳、海蜇皮、鱿鱼、鳆鱼、火腿、老鸭汤（去舌及尾，用文火熬一夜，须清淡）。春日宜饮芦根、茅根汤，夏日服金银花、夏枯草、霜桑叶代茶。”[57] 96~97

岭南药食结合的习俗，已经深入到家家户户生活之中了。

三、医药保健经验

除起居谨慎，注意饮食调养外，在岭南还应根据风土特点，平时适当预防用药或针灸按摩，亦是保健的重要方法。古人对此多有论述。

（一）方药预防

《古今医统大全》提出“入瘴烟之地宜预药以防”，指出：“居瘴地者虽曰节慎起居，而防病之药不可不为之备，如解毒丹、苏合丸、正气散之类，盖不可须臾离也。从宦于兹土而政事多繁，上下交际，为商往来，经营贸易，其势不容于自逸，稍觉不快，则先如法服药以解之，微邪易伏，固不致病也。唯其不能防微而势必至于渐盛，故曰不治已病治未病，此之谓也。”[77]历代方书均有此类方，其中常见的有：

1. 养气汤

《鸡峰普济方》有“养气汤”用于岭南养生。此方组成如下：

香附子（圆实者去尽黑皮，微炒，秤四两）、甘草（一两炙）、姜黄（汤洗，浸一宿，用水淘去灰，以尽为度，焙干，秤二两）。右三味同捣，罗成细末，每服一大钱，入盐点，空心服。

书中载：“皇祐、至和间，刘君锡以事窜岭南。至桂州，遇刘仲远先生口授此方。仲远是时已百余岁。君锡服此汤，间关岭表数年，竟免岚瘴之患，后还襄阳，寿至九旬。尝云闻之仲远曰：凌晨盥栉，讫未得议饮食，且先服此汤，可保一日无事。旦旦如此，即终身无疾病矣。”[95]此方在宋代尝被刻于桂林，向岭南人民推广。

2. 正气散

宋代王棐说：“(在岭南）但备之以将养之法，解之以平易之药，决保无病，纵病亦易愈。……或有不快，即服正气散一二剂，则脾胃自壮，气血通畅，微邪速散，又何瘴之有。”“自入广来，但用修养之法，晨兴盥漱后，先服平胃散，间或投以不换金正气散。洗面后啖少粥。巳时早食，申时晚食。夜间服消食等药。”[10] 20~21《岭南卫生方》所载“真方不换金正气散”比《和剂局方》的“不换金正气散”多草果一味。组成如下：

厚朴（去粗皮，剉如韭头，长一寸，以生姜自然汁浸一宿)、半夏（汤洗七次，以生姜四两取汁浸旬日是，曝候汁干为度)、橘红（去白)、草果子（去皮生用)、藿香叶（取叶水洗)、苍术（去皮米泔浸一宿，切作片子)、甘草（剉，各三两)。

继洪称：“凡过岭南，此药不可阙。”[10] 67 可见其重视程度。

3. 治瘴木香丸

曾在岭南居住的苏轼，有治瘴木香丸用于常服。组成如下：

鸡心槟榔、陈橘皮（去白各二两)、青木香、人参、厚朴、 官桂（去无味者)、大附子、羌活、京三棱、独活、干姜（炮)、甘草（炙)、芎䓖、川大黄（切微炒)、芍药（各五钱)、牵牛子(一斤捣取末四两)。上十五味为末，瓷器盛之，密封。临服，用牵牛末（二两）药末一两，同研令匀，蜜丸，如桐子大。

此方用橘皮汤或生姜汤取服，可治“心腹胀满，一切风劳冷气……”之证。苏轼还提出：“山岚瘴气，才觉头痛背膊拘紧，便宜服之，快利为度，常服可以不染瘴疾。凡瘴疾，皆因脾胃实热所致。常以凉药解膈上壅热，并以此药通利弥善。此丸本治岚瘴及温疟大效。李校理敦裕常为传，刻石于大庾岭，蒙效者不可胜数。子伯氏任闽中，常拥兵捕山寇。过漳浦，军人皆感疟。用此治之，应时患愈。予在江南，时值岁发疟。以此药济人，其效如神，皆以得快利为度。”[96] 35~36《圣济总录》卷三十七在此方中加入肉豆蔻一味，名为“木香槟榔丸”，功用相同。

4. 龙胆丸

《苏沈良方》还有龙胆丸用于早期治疗。组成如下：

草龙胆、白矾（煅，四两）、天南星、半夏（各二两半，水浸，切作片，用浆水雪水各半，同煮三五沸，焙干）。上为末，面糊为丸，梧桐子大。每服三十丸，腊茶清下。食后临卧服。面糊须极稀，如浓浆可也。

此方“解暴热，化痰凉膈，清头目”，东坡论其功效说：“应痰壅膈热，头目昏重，服之顿清。岭南瘴毒，才觉意思昏闷，速服便解。咽喉肿痛，口舌生疮，凡上壅热涎诸证，悉可服。小儿尤良。”[96] 55~56

5. 苍荆甘草汤

原方无名，出自许叔微《类证普济本事方续集》卷二。组成如下：

苍术四两，荆芥、甘草各一两。右三味为细末，每服一大钱，沸汤点，早晨服。凡入烟瘴之地，宜修合随行。

作者称："余昔入广，合合一剂，每日一服，及归不染瘴。而至仆价门亦尝与之，无染瘴疾者，又况能清头目，效验多端。"[97]

另外针对出岭南后寒暑不适所致的"回头瘴"，释继洪认为也应注意用药预防："如出岭于孟冬者，时广尚多暄而少寒，或转北风，间有暴冷。愚谓届途之际，宜服和解、神术散之类，和脾胃、逐风邪。及至外方，则天寒地冻，露结冰凝，愚谓将及境之际，可早服正气散、养胃汤之类，绝旧瘴御新寒。"[10] 24 所用均是健脾胃、祛风邪之常用方。

(二) 外治养生

外治方法包括外用药物、针灸、按摩等，亦有避病功用。

晋代葛洪针对岭南沙虱、溪毒等，提出外用避虫的方法。《肘后备急方》卷七"治卒中溪毒方"说："取蛇莓草根，捣作末，服之。并以导下部，亦可饮汁一二升，夏月常行。欲入水浴，先以少末投水中流，更无所畏。又辟射工，家中虽以器贮水浴，亦宜少末投水中，大佳。"[33] 137

《外台秘要》卷十八针对岭南脚气之预防，有法如下："又数须用梳拢头，每梳欲得一百余梳，亦大去气。每旦长展脚坐，手攀脚七度，虚攀一度，令手着脚指，渐至脚心，脚极踏，手极攀，每日如此，脚气亦不伤人。"[69] 493

苏轼曾记载应用于岭南的养生锻炼方法说："扬州有武官侍其者，偶忘其名，官于二广恶地十余年，终不染瘴。面红盛，腰足轻快，年八十九乃死。初不服药，唯用一法，每日五更起坐，两掌相向，热摩涌泉穴无数，以汗出为度。"[73] 2334

另外，《苏沈良方》中治瘴木香丸方后还提到灸法健身说："凡久疟服药讫，乃灸气海百壮。又灸中脘三十壮，尤

善。”[96] 36

（三）凉茶防病

提到岭南保健，不能不说凉茶。凉茶实际是成方汤药。或许受历代医家提倡的影响，岭南人逐渐形成了常服汤药以防病的习惯。不过与宋明偏温方药不同，凉茶多为清凉之剂，受温病学派影响更明显。而在药材上多用当地土产生草药，易于采集，群众也乐于接受。随着岭南商业的发展，凉茶蔚然成为一个产业，街头随处可得。

凉茶在晚清时期开始遍及街市。最著名的品牌王老吉凉茶，据传由广东人王泽邦于清道光八年（公元 1828 年）得之于广州城外一道士赠方，后在广州十三行靖远街开设凉茶铺售卖，生意兴隆，闻名遐迩，于是从 1840 年起生产茶包应市，后又不断开设分店[98]。王老吉的生意从广州一直扩展到香港，还随华侨远销美国，成为岭南凉茶的代表性品牌。梁启超在 1903 年撰《新大陆游记》，就记有王老吉凉茶在美国售价高达每帖 5~10 美元的见闻。其他知名的传统凉茶还有沙溪凉茶、石岐外感凉茶、源吉林甘和茶、廿四味、外感平安茶、神农茶等，不下数十种之多。

赵思兢教授曾对生草药凉茶进行过详细调研，将凉茶分为苦寒泻火除湿、甘凉清除热和甘凉清热润燥三大类[99]，摘要介绍如下：

1. 苦寒泻火除湿类

大多数凉茶品牌属于这一类。常用药物有：冈梅根、布渣叶、金樱根、水翁花、金钱草、鸭脚木、山芝麻、救必应、淡竹叶、五指柑、火炭母、地胆草、白花茶、大头陈、金沙藤、千层纸、九干菜、葫芦茶、路兜簕、木槵、黑面神、蛇泡簕、鬼羽箭、三椏苦、银花藤、相思藤、钱包金、苦瓜干、金刚藤、金丝草。其他个别加减的还有 40 种，总范围共 70 种。也有一些采用其中某一单味制售的，如苦瓜干凉茶，水翁花凉茶等单味凉茶等。

2. 甘凉清除热类

属于这一类的凉茶，有复方和单味的两种。复方的有生鱼葛菜汤（生鱼、塘葛菜、陈皮、红薯、罗汉果）、鲮鱼粉葛汤（鲮鱼、葛根、陈皮、红薯）、七夕秧蟑螂（七夕秧、蟑螂）、荸荠芫荽汤（鲜荸荠、芫荽、胡萝卜、竹蔗）等。这些凉茶善治烟积、骨火、婴孩发热等。单味的多用于小儿肝热，常用的有独脚金茶、金丝草茶、孩子儿草茶、崩大碗、九爪芋或痕芋头水等。

3. 甘凉清热润燥类

主要有竹蔗茅根水（竹蔗、鲜茅根、老桑木），适用于秋燥口干、干咳等。

有的凉茶偏于寒凉，甚或苦寒。晚清郑观应编《霍乱验方》曾附刻“凡体虚寒而受暑及外感者切勿误治以香山凉茶”一篇，警示勿过服寒凉。近代医家陈伯坛也批评有所谓治“夹色伤寒”者，“动以生草药（也包括凉茶）戕命无算”[51] 392。总之，凉茶无论用于预防还是用于治病，均应根据症状或体质，对证饮用。

参考文献

[1] 韩渊丰. 华南地区自然环境及其开发利用［M］. 北京：高等教育出版社，1992.

[2] 谢肇淛. 五杂俎［M］// 车吉心. 中华野史：明朝卷. 济南：泰山出版社，2000：2759.

[3] 鹿世瑾．华南气候［M］．北京：气象出版社，1990：91–94.
[4] 张书余．医疗气象预报基础［M］．北京：气象出版社，1999：38.
[5] 薛福成，钮琇．庸庵笔记·觚剩［M］．重庆：重庆出版社，1999.《觚剩》编 154–155.
[6] 杨万里．诚斋集［M］．四部备要．上海：中华书局，1928–1931.
[7] 汪昂．素问灵枢类纂约注［M］．上海：上海卫生出版社，1958：97.
[8] 赵佶．圣济总录［M］．北京：人民卫生出版社，1962.
[9] 章楠．医门棒喝［M］．北京：中医古籍出版社，1999.
[10] 释继洪．岭南卫生方［M］．北京：中医古籍出版社，1983.
[11] 马蓉，陈抗，钟文，等．永乐大典方志辑佚［M］．北京：中华书局，2004.
[12] 佚名．礼记［M］．崔高维，校点．沈阳：辽宁教育出版社，1999.
[13] 屈大均．广东新语［M］．北京：中华书局，1985.
[14] 彭元藻，王国宪．儋县志［M］．台北：成文出版社，1974：857.
[15] 周硕勋．潮州府志［M］．台北：成立出版社，1989：49.
[16] 孛兰兮．元一统志［M］．赵万里，校辑．北京：中华书局，1966：678.
[17] 韩愈．韩昌黎全集［M］．北京：燕山出版社，1996.
[18] 周去非．岭外代答［M］．上海：上海远东出版社，1996.
[19] 王士性．广志绎［M］．北京：中华书局，1981.
[20] 张倬．伤寒兼证析义［M］．中国医学大成．上海：上海科学技术出版社，1992：68.
[21] 蔡絛．铁围山丛谈［M］．北京：中华书局，1983.
[22] 陈任枚，刘赤选．医专温病学［M］．江一苇，订．香港：香港中医药研究院，1975.
[23] 陈珍阁．医纲总枢［M］．广州：醉经楼．1892 年（光绪壬辰）
[24] 叶天士．临证指南医案；叶天士医案大全［M］．上海：上海中医药大学出版社，1994：249.
[25] 王士雄．温热经纬；王孟英医学全书［M］．北京：中国中医药出版社，1999：62.
[26] 朱沛文．华洋脏象纂要［M］．刊本．佛山：出版者不详．1893 年（光绪十九年）

[27] 蒋宝素．医略十三篇［M］//裘吉生．珍本医书集成：第2册．北京：中国中医药出版社，1999.
[28] 吴有性．瘟疫论［M］．天津：天津科学技术出版社，2003：45–46.
[29] 吴鞠通，叶霖．增评补注温病条辨［M］．上海：上海科技出版社，1958．第1卷62.
[30] 戴天章，何廉臣．重订广温热论［M］．北京：人民卫生出版社，1963：6–7.
[31] 陈治．证治大还［M］．四库全书存目丛书：子部第49册．济南：齐鲁书社，1995.
[32] 陈锦荣．中医邪理学［M］．汕头：汕头大学出版社，2002：206.
[33] 葛洪．肘后备急方［M］．北京：人民卫生出版社，1956.
[34] 萧统．文选［M］．上海：上海古籍出版社，1986：1325.
[35] 康白．论我国古代在沙虱热方面的成就［J］．中华医学杂志．1956（11）：1027.
[36] 祝鸿杰．博物志全译［M］．贵阳：贵州人民出版社，1992：56.
[37] 清高宗敕纂．续文献通考［M］．万有文库：十通本：上海：商务印书馆，1936：4813.
[38] 严世芸．中国医籍通考［M］．上海：上海中医学院出版社，1992.
[39] 陈延之．小品方［M］．北京：中国中医药出版社，1995：22.
[40] 郑全望．瘴疟指南［M］．续修四库全书：子部1003册．上海：上海古籍出版社，1997.
[41] 喻昌．医门法律［M］．北京：中国中医药出版社，2002：156.
[42] 张公让．肺病自医记［M］．梅县：张公让诊所，1943：49–51.
[43] 张继科．三合集·卫生汇录［M］．海口：海南出版社，2002.
[44] 何梦瑶．医碥［M］．上海：上海科技出版社，1982.
[45] 蒋希曾．经验医案［M］．刻本．广州：西湖街瑞元堂．1890年(光绪庚寅)
[46] 黄炽华．医学刍言［M］．刊本．广州：出版者不详．1909年(宣统元年)．
[47] 杨鹤龄．儿科经验述要［M］//程康圃，杨鹤龄．岭南儿科双璧．广州：广东高等教育出版社，1987：124.
[48] 卢觉愚．觉庐医案新解［M］．香港：卢觉愚医馆，1939：15.

[49] 林树红：医方歌诀 [M]. 广州：守经堂藏版，1895 年（光绪乙未）
[50] 易巨荪. 集思医案 [M]. 民国苏任之手抄本
[51] 陈伯坛. 读过伤寒论 [M]. 北京：人民卫生出版社，1954.
[52] 黎庇留. 伤寒论崇正编 [M]. 广州：粤东编译局承印，1924 年：3–4.
[53] 吴谦. 订正伤寒论注；医宗金鉴. 沈阳：辽宁科学技术出版社，1997：79.
[54] 许洪. 指南总论 [M] // 陈承，裴宗元，陈师文. 太平惠民和剂局方. 北京：人民卫生出版社，1985.
[55] 张景岳：景岳全书：卷 14；张景岳医学全书 [M] . 北京：中国中医药出版社，1999：1041.
[56] 刘渊. 医学纂要 [M]. 北京：中国中医药出版社，1999：159.
[57] 梁玉瑜. 医学答问 [M]. 北京：中国中医药出版社，1998.
[58] 何克谏. 食物本草备考 [M]. 广州：九曜坊守经堂，出版时间不祥：21.
[59] 王纶. 明医杂著 [M]. 薛己，注. 北京：人民卫生出版社，1995.
[60] 张璐. 张氏医通；张璐医学全书 [M]. 北京：中国中医药出版社，1999：54.
[61] 郭元峰. 伤寒论 [M]. 刊本. 广州：洗沂. 1827 年（道光丁亥）：2.
[62] 高士宗. 黄帝内经素问直解 [M]. 北京：学苑出版社，2001：553.
[63] 徐灵胎. 医学源流论；徐灵胎医学全书 [M]. 北京：中国中医药出版社，1999：140.
[64] 李传快. 谭孟勤. 医学经验谈·述评 [J]. 福建中医药，2003，34 (1)：42–43.
[65] 陆士谔. 士谔医话 [M] // 沈洪瑞，梁秀清. 中国历代名医医话大观. 太原：山西科学技术出版社，1996.
[66] 俞震. 古今医案按 [M]. 沈阳：辽宁科学技术出版社，1997：156.
[67] 章楠. 灵素节注类编 [M]. 杭州：浙江科学技术出版社，1986：392.
[68] 陈士铎. 辨证录 [M]. 北京：人民卫生出版社，1965：2.
[69] 王焘. 外台秘要 [M]. 北京：人民卫生出版社，1955.
[70] 王利器. 陈晔. 琐碎录·跋尾 [M] // 中华文史论丛编委会. 中华文史论丛：第 56 辑 [M]. 上海：上海古籍出版社，1998：65.
[71] 陆祚蕃. 粤西偶记. // 四库全书存目丛书：史部第 128 册 [M] .

济南：齐鲁书社，1996：428.
[72] 任重，姜玉笙. 三江县志［M］. 台北：成文出版社，1975：98.
[73] 苏轼. 苏轼文集［M］. 北京：中华书局，1986.
[74] 马永卿. 元城语录解［M］. 北京：中华书局，1985.
[75] 潘永因. 宋稗类钞［M］. 北京：书目文献出版社，1995：98.
[76] 邝露. 赤雅［M］// 车吉心. 中华野史：明朝卷. 济南：泰山出版社，2000：4237.
[77] 徐春甫. 古今医统大全［M］. 合肥：安徽科学技术出版社. 1995：1607.
[78] 晁说之. 晁氏客语［M］// 车吉心. 中华野史：宋朝卷. 济南：泰山出版社，2000：854.
[79] 汪森. 粤西诗载校注：第3册［M］. 南宁：广西人民出版社，1986.
[80] 邹浩. 道乡集［M］. 文渊阁四库全书：第1121册. 台北：台湾商务印书馆，1986：197.
[81] 魏之琇. 续名医类案［M］. 北京：人民卫生出版社，1957：137.
[82] 刘恂. 岭表录异［M］. 广州：广东人民出版社，1983.
[83] 司徒尚纪. 广东文化地理［M］. 广州：广东人民出版社，1993：234.
[84] 吴绮. 岭南风物记［M］// 吴绮，罗天尺，李调元，等. 清代广东笔记五种. 林子雄，点校. 广州：广东人民出版社，2006：27.
[85] 谢观. 中国医学源流论［M］. 福州：福建科学技术出版社，2003：119.
[86] 卢觉愚. 觉庐医话录存［M］// 沈洪瑞，梁秀清. 中国历代名医医话大观. 太原：山西科学技术出版社，1996：2026.
[87] 杨孚. 异物志［M］// 梁廷楠，杨孚，顾微，等. 南越五主传及其它七种. 杨伟群，校点. 广州：广东人民出版社，1982：35.
[88] 刘安. 淮南子［M］. 上海：上海古籍出版社，1990：76.
[89] 朱彧. 萍州可谈［M］// 梁廷楠，杨孚，顾微，等. 南越五主传及其它七种. 杨伟群，校点. 广州：广东人民出版社，1982：103.
[90] 郑熊. 番禺杂记［M］// 梁廷楠，杨孚，顾微，等. 南越五主传及其它七种. 杨伟群，校点. 广州：广东人民出版社，1982：50.
[91] 苏轼. 苏轼集［M］. 北京：国际文化出版公司，1997：432.
[92] 王临亨. 粤剑编［M］// 叶权，王临享，李中馥. 贤博编·粤剑

编·原李耳载．北京：中华书局，1987.
[93] 段公路，方信孺，樊封．北户录·南海百咏·南海百咏续编［M］．扬州：广陵书社，2003：12.
[94] 何克谏．增订备载食物本草［M］．佛山：文光楼，1887年（光绪十三年）
[95] 张锐．鸡峰普济方［M］．上海：上海科学技术出版社，1987：144.
[96] 苏轼，沈括．苏沈良方［M］．北京：人民卫生出版社，1956.
[97] 许叔微．类证普济本事方续集［M］．珍本医书集成本．北京：人民卫生出版社，1990：10.
[98] 广州市地方志编委会．广州医药志；广州市志：卷5下［M］．广州：广州出版社，2005：416-417.
[99] 赵思兢．广东生草药凉茶的初步调查研究［J］．广东中医．1957（2）：28-32.

第六章

岭南中药经济文化

岭南盛产道地药材，同时岭南地处沿海，又是接纳外来药物的桥头堡。岭南土产药物和转输进口药材分别有广药、南药和海药之名，向来是中药道地药材中的重要品种。在岭南商业文化的影响下，岭南的药业经济也一直相当兴旺，成为推动岭南中医药发展的又一要素。

第一节　岭南的药材

岭南的地理环境和气候得天独厚，雨量充沛，水网纵横，气温高，少霜冻，特别适合动植物的生存。在长期的生活实践中，人们总结了许多物产种类的药用功能，其中不少特产药用品种在民间种植广泛，也成为向历代中央王朝进献的上佳贡品。

一、历代岭南药材进贡概况

“土贡”是古代地方政府向中央朝廷进贡土产的制度，贡品一般是各地的特产。土贡满足皇室的应用的同时，也有助于人们了解各地的物产种类。岭南异物向来为中原所珍奇，地方贡品历朝不绝，其中包括许多药用之物。

早在商周时期，据说就有来自岭南的贡物。如商代伊尹时南方献“珠玑、瑇瑁、象齿、文犀、翠羽”[1] 198 等，周成王时来自南方的贡品有“路（即骆，骆越）人大竹”、“仓梧翡翠”、“长沙鳖”[1] 195~196 等。但总体上先秦时人们对岭南地区的了解是不多的。早期著作如《诗经》、《楚辞》和《尔雅》等都很少记载岭南亚热带和热带地区的动植物。《吕氏春秋·本味》虽然提到传闻中的某些岭南作物，但只是记其名目而已，没有真正了解，甚至带有神话色彩。至秦汉岭南设郡，纳入版图，岭南与中原之间的了解才增多起来，岭南向中央朝贡也逐渐成为惯例。在贡品中，有许多是药材或具有药用价值的种类。历代岭南进献的具有药用价值贡物参见表 12。

在古代，岭南交通不便，贡物运输是一件劳民伤财的事。《后汉书·孝和孝殇帝纪》载：“旧南海献龙眼、荔枝，十里一置，五里一候，奔腾阻险，死者继路。时临武长汝南唐羌，县接南海，乃上书陈状。帝下诏曰：远国珍馐，本以荐奉宗庙。苟有伤害，岂爱民之本？其敕太官勿复受献。由

表12　历代岭南进贡的药用特产

朝代	物　品	出　处
汉	龙眼、荔枝、橘柚、珠玑、犀角、紫贝、桂蠹	《史记》、《汉书》、《西京杂记》、杨孚《异物志》
魏	龙眼、荔枝	《南方草木状》
吴	橄榄	《南方草木状》
	羽珠、大贝、瑇瑁、犀象、蕉、龙眼	《三国志·士燮传》
晋	荔枝、豆蔻花（泰康二年交州贡）橄榄（泰康后）	晋代裴渊《广州记》、嵇含《南方草木状》
隋	都捻子树	杜宝《拾遗录》
唐	鳖甲、蚺蛇胆、石斛、沉香、甲香、詹糖香、钟乳、甲煎、绶草、蕉、龟、石发、水马、罗浮山柑子、珍珠、玳瑁、高良姜、白石英、水银、朱砂、白蜡、桂心、槟榔、黄屑、象齿、犀角、山姜、荔枝、煎余甘子、占腊香、灵龟散、黄鱼春子、千金藤、防风、犀角、龙花蘂、白露藓、荳蔻、藿香、薰陆香、鸡舌等香	《新唐书·地理志》、《元和郡县志》、《唐六典》、杜佑《通典》
	诃黎	《岭南异物志》
宋	胡椒、石发、糖霜、檀香、肉豆蔻、丁香母子、零陵香、补骨脂、舶上茴香、没药、没石子、沉香、甲香、詹糖香、石斛、龟壳、水马、蚺蛇胆、钟乳、官桂、桂心、榿子、白石英、生豆蔻、草豆蔻、高良姜、缩砂、槟榔、珠母、千金藤叶、白蜡、益智子、牛黄、象牙药、犀角、黄屑、白蜡、麒麟竭、无名异	《宋史·地理志》、《元丰九域志》、《太平环宇记》

续表

朝代	物　品	出　处
元	藿香、广茂（又名青姜）、柯子、随风子、史君子、龙眼子、桄榔子、姜黄、蛤蚧	大德《南海志·土贡》
明	沉香、片脑、零陵、山豆根、藿香、三薮、桂枝、诃子、官桂、天竺黄、缩砂、益智子、草果、草豆蔻、大腹皮、大腹子、槟榔、高良姜、蓬术、海桐皮、巴豆子、郁金、蛤蚧、白蜡、栀子、百药煎、五倍子、乌梅、姜黄、荔枝、圆眼、核桃、缩砂、蜂蜜、锦地萝	《明会典》、《万历会计录》、《礼部志稿》、嘉靖《广东通志》、嘉靖《广西通志》
清	降香、速香、沉香、白蜡、黄蜡、乌梅、五倍子、藿香、三薮、使君子、诃子、官桂、桂枝、砂仁、天竺黄、益智子、草果、大风子、草豆蔻、大腹皮、槟榔、高良姜、郁金、蓬术、海桐皮、巴豆子、檀香、木香、没药、乳香、丁香、片脑、安息香、百合粉、肉桂、三七、千年健、金果榄、零陵香、官桂、雄黄、山豆根、犀角	道光《广东通志》、嘉庆《广西通志》

是遂省焉。”[2]194 所谓罢贡，历代多有作此姿态，实则地方贡献从未中止，药材之贡尤为重要的项目。如元代《南海志》载：“圣朝不贵异物，进贡所供药物而已。上无玩好之需，下无劳顿之扰。”[3]8 明清两代太医院均设生药库，接收贮存各地进贡的药材以供朝廷应用，其中为补充品种不足，也向各地定额采办。清中期后，随着商品贸易的发展，药材在市场上广泛流通，川、广、云、贵地道药材在北方药市已经不难采办。药材的征购于是逐渐减少。据道光《广东通志》卷一百七十载，当时所办贡物仅“锡、广胶、降香、速香、沉

香、白蜡”[4]610等几种，且无定额。

二、部分贡品药材的发展

岭南药材贡品种类甚多，其中有部分兼具药用价值与经济价值，需求量大，因而形成一定规模的产业。略介绍数种如下。

（一）荔枝、龙眼

荔枝、龙眼为岭南药食两用特产，古代进贡主要为食用。但物品的药用价值往往就是在应用中发现的，荔枝、龙眼的种植发展也是岭南中药文化的一部分。

岭南荔枝、龙眼作为贡品由来已久。《西京杂志》载："尉佗献高帝鲛鱼、荔枝。"[5]大约荔枝的美味俘虏了汉帝，汉武帝平南越后一心试图将其移植于北方，《三辅黄图》卷三载："汉武帝元鼎六年（公元前111年），破南越，建扶荔宫。"扶荔宫即因荔枝而得名，当时试图将荔枝移植此地，但"自交趾移植百株于庭，无一生者，连年移植不息。后数岁，偶一株稍茂，然终无华实，帝亦珍惜之。一旦忽萎死，守吏坐诛死者数十，遂不复莳矣"，因此不得不依赖于进贡，致使"邮传者疲毙于道，极为生民之患"[6]75~76。上林苑扶荔宫还移植过龙眼、甘蕉、槟榔、橄榄、柑橘等岭南植物，结果"南北异宜，岁时多枯萎"[6]76。

《南方草木状》引《东观汉记》还记载匈奴单于入朝时，汉帝曾"赐橙、桔、龙眼、荔枝"[7]15，可见当时岭南果品甚为中原所珍。汉代进贡荔枝于永元十五年（公元103年）因唐羌之谏而暂停，但其后的朝代仍将其作为重要贡品。如三国时，"魏文帝诏群臣曰：南方果之珍异者，有龙眼、荔枝。令岁贡焉"[7]15，晋代裴渊《广州记》亦载："今犹修事，荔

枝煎进焉。”[8] 137

唐以后荔枝进贡更加成为惯例。唐代四川、福建的荔枝也颇有名，但朝廷仍多从广东进贡，《岭南荔枝谱》引崔弼《白云山志》载：“唐天宝间，贵妃嗜荔。取之涪州，经子午谷，路近而捷。特以南海荔枝胜蜀，每岁飞骑以进，亦不取诸闽也。”[9]故杜甫有诗云：“忆昔南海使，奔腾献荔枝。”[10]明清时期岭南商品经济发展，荔枝、龙眼也进入了岭北普通人的生活中，于是在广东更成为重要的副业产品。明代《粤剑编》记载，荔枝在岭南“乡人多植之”，龙眼则“城中夹道而实累累”[11] 82。屈大均《广东新语》载：“广州凡矶围堤岸皆种荔枝、龙眼。或有弃稻田以种者，田每亩荔枝可二十余本，龙眼倍之。”[12] 624 荔枝成为财富的标志，“家有荔枝千株，其人与万户侯等……有荔枝之家，是谓大室”[12] 623。而且荔枝的商贸也很繁荣，《广东新语》记载：“荔枝以增城沙贝所产为最……自挂绿以下数十种，色、香、味迥异他县。好事者当未熟时，先以兼金购之，乃得。其状元红等，贱如菽粟，岁收数千万斛，贩于他方。”[12] 621~622“广人多衣食荔枝、龙眼，其为栲箱者、打包者，各数百家。舟子、车夫皆以荔枝、龙眼赡口。”[12] 625

荔枝味甘美，杨孚《异物志》说：“荔枝为果多汁，味甘绝口，步酸，所以成其味。可饱食，不可使厌。”[13] 44 岭南俗云：“一只荔枝三把火”，多食易于生热，所以不可过食。但古人亦发明了克制之法，例如饮蜂蜜。《岭表录异》说：“（荔枝）又有焦核者，性热，液甘，食之过度即蜜浆制之。”[14] 19 蔡襄《荔枝谱》载：“荔枝食之有益于人。《列仙传》有称食其华实为荔枝仙者；《本草》亦列其功。葛洪云：‘蠲渴补髓。’或以其性热，人有甘啖千颗，未尝为疾。

即少觉热，以蜜浆解之。”[9]屈大均更记载了各种不同的克制方法，云：“盖荔枝多食，未尝伤人，饮蜜一杯即解。或以青盐调白火酒饮。或饮荔枝酒过醉，则以荔枝壳浸水饮。又荔枝多露，有过食者，昧爽（拂晓）就树间先吸其露，次咽其香，使氤氲若醉，五内清凉，则可以消肺气，滋真阴，却老还童，作荔枝之仙。”[12] 623~624“荔枝餍饫，以黄皮解之。谚曰：‘饥食荔枝，饱食黄皮。’”[12] 641 有这些经验作后盾，苏东坡诗所谓“日啖荔枝三百颗，不辞长作岭南人”（食荔枝）[15]就并非完全是诗人的浪漫夸张了。荔枝主要以核入药，有疏肝行气散结之功。

龙眼入药也很早，《神农本草经》载龙眼一名益智，“久服强魄聪明，轻身不老”[16]。唐代《新修本草》、宋代《图经本草》直至明代李时珍《本草纲目》均记载此药。如《图经本草》载：“一名益智，以其味甘归脾，而能益智耳。下品自有益智子，非此物也……其为世所贵重久矣。今人亦甚珍之，曝干寄远，北中以为佳果，亚于荔枝。”[17] 325~326 屈大均还记述福建龙眼与广东龙眼功能不同说：“闽中龙眼熟时，儿童食之而肥，谓之龙眼长。广中不然，儿童多食辄患瘕，以焙乾者为贵。”[12] 626

（二）桂

桂树是南方植物，以皮入药，主产于均属古代岭南地域的广东、广西，越南。

桂为中原所认识很早，《山海经》有“贲禺之桂”，贲禺即番禺。秦置桂林郡，就是因产桂而命名。《岭外代答》云：“南方号桂海，秦取百粤，号曰桂林。桂之所产，古以名地。”[18] 175 汉宫中有桂宫，以桂树为装饰，《三辅黄图》卷三载："甘泉宫南有昆明池，池中有灵波殿，以桂为柱，风来自香。"[6] 94 南北朝"齐武帝时，湘州送（桂）树以植芳林苑中"[19]339。但桂"移植于岭北，则气味殊少辛辣，固不堪入药也"[17] 300，故药用仍由南方进贡。晋代嵇含《南方草木状》载："交趾置桂园。"[7] 10 可见当时已经专门种植。宋代广西之桂广泛外运，《岭外代答》载："今桂产于钦、宾二州。于宾者，行商陆运致之北方；于钦者，舶商海运致之东方。"[18] 175

南方进贡的桂类物品，有肉桂、桂枝、官桂、桂心等不同品名。在药用方面，汉代张仲景的《伤寒杂病论》多用桂枝。桂枝与肉桂是否一样，古代曾有争议。《新修本草》说"其牡桂嫩枝皮，名为肉桂，亦名桂枝。"[20] 306 以桂枝为肉桂。但后世药用中，桂枝与肉桂功效显然不同，一般多以桂之嫩枝条为桂枝，而以厚桂皮为肉桂。《岭外代答》卷八指出："枝能发散，肉能补益，二用不同。桂性酷烈，易以发生，古圣人其知之矣。桂枝者，发达之气也，质薄而味稍轻，故伤寒汤饮，必用桂枝发散，救里最良。肉桂者，温厚之气也，质厚而味沉芳，故补益圆散，多用肉桂。……又有桂心者，峻补药所用也。"[18] 175 肉桂与桂枝功效区别明显，与桂心则差别不大，《证类本草》云："桂心即是削除皮上甲错，取其近里辛而有味。"[19] 339 故《图经本草》说："今岭表所出，则有筒桂、肉桂、桂心、官桂、板桂之名，而医家用之，罕有分别者。"[17] 300 至于官桂，李时珍称："曰官桂者，乃上等供官之桂也。"[21] 849

在药效方面，肉桂以安南所产为佳，但该地所产有限，所以有时也用广西桂替代。清代赵翼《檐曝杂记》卷三载云："肉桂以安南出者为上，安南又以清化镇出者为上。粤西浔州之桂，皆民间所种，非山中自生长者，故不及也。然清化桂今已不可得。闻其国有禁，欲入山采桂者，必先纳银五百两，然后给票听入。既入，唯恐不得偿所费，遇桂虽如指大者，亦砍伐不遗，故无复遗种矣。安南入贡之年，内地人多向买。安南人先向浔州买归，炙而曲之，使作交桂状，不知者辄为所愚。其实浔桂亦自可用，但须年久而大合抱者，视其附皮之肉若有沙便佳。然而新砍者乃润而有油，枯则无用也。”[22]

桂皮又是制造香料和香水的原料，近代以来两广的桂皮原料业相当兴旺。光绪《南海乡土志》抄本载，广东罗定桂皮每年运送省城价值30万元，主要行销海外，而广西桂皮每年运至广州亦有60万元之多[23] 345。民国时桂皮“每年输出国外，只以广东一省计约有七八十万两之谱”[24]。还有桂皮加工后所得的桂油，在广东以罗定为特产，“年中不下五万八千余斤”，多数经香港出口，“间中亦有由罗定直运省佛，以为各大药铺甑制药用”[25] 151。广州、佛山等地制药应用桂油数量巨大，大多数是用广西桂油，用罗定者仅占少量。

此外，南越王赵佗曾以桂蠹进献汉廷。所谓桂蠹，是桂树茎部的木质部分所生的一种蛀虫，亦入药用。《本草拾遗》载其“辛美可啖，去冷气”[26]。《太平御览》引《大业拾遗录》云：“(大业）七年，始安郡献桂蠹四瓶，瓶别一千头。紫色，香辛有味。啖之，去阴痰之疾。”[27]

（三）橘类

橘类包括橘、柚、橙等，亦为岭南岁贡之一。《尚书·禹贡》云扬州“厥包橘柚”[28]，为南方进贡的最早记载。《列子·汤问篇》云：“吴楚之国有木焉，其名为柚，碧树而冬生，实丹而味酸，食其皮汁，已愦厥之疾。”[29]记载了其药用价值。《神农本草经》以橘、柚并称收载入药。汉代扶荔宫中曾植柑橘，平南越后更在当地广植橘柚以供进贡，据载“孝武皇帝平百越，以为园圃……而民间厌橘柚”[30] 92。东汉时杨孚《异物志》记载：“橘为树，白华而赤实。皮既馨香，里又有美味。交趾有橘官一人，秩三百石，主岁贡御橘。”[13] 34 更说明进贡用的柑橘已经专业化生产。三国时，“吴黄武中，士燮献橘，十七实同一蒂，以为瑞异，郡臣毕贺”[7] 15。唐代还曾专门进贡“罗浮柑子”，《唐国史补》载：“罗浮柑子，开元中方有，山僧种于南楼寺，其后常资进贡。”[31]

南宋时韩彦真著《橘录》，在序言中说温州之橘为当时橘中上品，“南出闽、广数十州，皆木橘耳，已不敢与温橘齿”[32]，但柑类则始终以广东的新会、四会为名产。清初屈大均记载说：“柑、橘、香橼，以四会为大家。”[12] 634 明清时四会柑饱受各级官府征贡之累，陶奭龄曾为四会输柑作《柑子苦》诗，诗序记载：“县产柑特佳，岁例供。制府下以郡僚各有差，约输柑一万余颗。而胥吏因缘作奸，柑户至洗树不能应。又每百颗即遣二兵舁之。县多盗，仅设兵二百八十名，每输柑辄空营遣出，远者至经月不得返。备御疏旷，盗以滋炽。”[33]至乾隆五十九年（公元 1794 年）两广总督始下令“严禁递年红柑，毋得派累”[34]。

新会橙在清代同样是贡品，“每年八月摘，色青味颇淡，至京则香甜”[34]。

作为柑橘业的副产品，化橘红、广陈皮均是药材名产。关于化橘红有神奇的传说，清代有人记载：“橘产化州署中真龙泉口，月生一子，以其皮为橘红，进御。后为风折，再种一株，其味不及。”[35]屈大均也记载了这一传说，并说该株之橘红功效特佳，“瀹汤饮之，痰立释……化州故多橘红，售于岭内，而产署中者独异。”[12],632 这最正宗的一株，据雍正《广东通志·物产志》记载要由官府主持采制：“化州仙橘……其实非橘，皮厚肉酸，不中食。其皮厘为五片七片，不可成双。治痰症如神，每片真者可值一金。每年结实，循例报明上官，至期采摘批制。即官斯土者，亦不易得。彼人云：凡近州治闻谯楼更鼓者，其皮亦佳。故化州橘红赝者多而真者难得。”[36] 第 52 卷 14

清代黄芝又详细记述了清代化州橘的品种和生产情况说：“世传化州橘树乃仙人罗辨种于石龙腹上，共九株，各相去数武。以近龙井略偏一株为最，井在州署大堂左廊下，即清白堂故址。余则以龙口相近次之，城内又次之，城以外则臭味迥别矣，误用反不利云。……所谓橘红者，即今之陈皮是也。化州橘红实柚皮耳。今州署甚少，唯学署多种之，而吾郡商贾恒以柚皮伪为之，即化州人至广亦市归贩于各处。其名虽存，其实多伪也。香石云，柚皮伪为之橘红，逾岭而北至京师，亦有效验，不必化州正地道也。”[37]民国时，化州橘红的产业化规模更大，当时化橘红“与辽左人参，同称中国珍药”。品种仍以旧县署苏泽堂二株为正宗，县署九思轩四株为次，而民间也有赖园、李园等专营果园。赖、李二家又各分上园和下园，赖园上园有 200 余树，下园 170 余树；李园上园 500 余树，下园 150 余树。“李赖本通家，唯计商品争衡，两族互相诽诋”，而两家产量，每年上下园合计，赖园约 24 500 枚，李园 28 000~30 000 枚。当年还有其他产橘者，被认为“鱼目混珠，混珍焉者”[25]139~144。

广陈皮则以新会及四会之柑皮为正宗。《新会县志》载，新会之橙“性寒，皮干之，煎汤能疗热病”[34]；新会柑皮功效更佳，“暴干，生而青者名青皮；熟而红者名大红皮。凡果之皮以柑皮为尤佳，故又名果皮。入药去白用，能除痰，与橘红同功。陈者良”[34]。

清代广陈皮销售兴旺，新会“种植者千百株成园，每岁大贾收其皮，售于他省。才过岭北，其香转胜，其利最薄”[34]。光绪三十四年（公元1908年）八月，光绪皇帝病危，军机处电告各地迅速贡献上等名药，其中就包括广陈皮。不过由于广陈皮需求量大，不免也有以新会、四会之外的产品冒充者，清雍正《广东通志·物产志》称：“今广东柑橘橙柚之皮，皆充广陈皮。”[36]卷52页14

(四) 蚺蛇胆

蚺蛇胆为唐宋重要贡品。《图经本草》载：“苏恭云出桂、广以南，高、贺等州，今岭南州郡皆有之。”[17]449 蚺蛇即蟒蛇，梁朝陶弘景《本草经集注》引《名医别录》已将其胆列入药物，有燥湿杀虫、清热明目之功。唐代由于有进贡之需，有的地方出现了专门养蛇的人家。刘恂描述了他亲眼目睹的取胆情形：“普安州（今贵州盘县）有养蛇户，每年五月五日即担蚺蛇入府，祗候取胆。余曾亲见。皆于大笼之中，藉以软草，盘屈其上，两人舁一条在地上，即以十数拐子从头翻其身，旋以拐子案之，不得转侧，即于腹上约其尺寸用利刃决之，肝胆突出。即割下其胆，皆如鸭子大。曝干以备上贡。却合内肝，以线合其疮口，即收入笼。或云舁归放川泽。”[14]33

大多数蚺蛇胆来自野外捕杀。宋代记载岭南野外捕蛇颇有特色，如《岭外代答·虫鱼门》载：“蚺蛇能食獐鹿，人见獐鹿惊逸，必知其为蛇，相与赴之，环而讴歌，呼之曰徙架反，谓姊也。蛇闻歌即俯首，人竞采野花置蛇首，蛇愈伏，乃投以木株，蛇就枕焉。人掘坎枕侧，蛇不顾也。坎成，以利刃一挥，堕首于坎，急压以土，人乃四散。食顷，蛇身腾掷，一方草木为摧。既死，则剥其皮以鞔鼓，取其胆以和药，饱其肉而弃其膏。盖膏能痿人阳道也。"[18] 243 宋代《建武志》所载捕蛇经过略有不同："蚺蛇……蛇之大无过此，常出田野，逐鹿而食。人见鹿走田中，知蛇必在焉。数辈偕往，满头插花花趋赴之。蛇喜花心，注视渐近。竞拊其首，大呼'红娘子'，蛇头益俛不动。壮士大刀断其首，众悉奔散远伺之。有顷，蛇身觉，奋迅腾掷，傍小木尽拔，力竭乃毙。"[38] 2861

到清代，捕蛇方法又有不同，吴震方《岭南杂记》记载："捕之之法，度其出入之地，先钉罗椿数行，仅容其身。土人持橄榄棍伏其中，一人出处飏妇人裙以招之，蛇望见即跃高五六尺平逐人。人退入罗椿内，蛇到狭处蜿蜒屈伸。间人持棍击之，且退且击，视其首俯地则无惧矣，以葛腾系其颈而牵之。"[39]《广东新语》还记载了清代少数民族的独特捕蛇方法说："西粤土司，凡蚺蛇过三十丈者皆称龙。其拿龙部署也，缉妇人裙裾以为旗，斩乌盐以为枪，葛藤以为缆。凡蛇长一丈，旗一人，枪一人，弩五人，金二十人。蛇长十丈，人十之。长百丈，人百之。金者藤，藤以束之。枪者盐，盐以剥之。旗者酒，酒以劳之。旗者得胆，枪者得皮，金者得肉，弩者、牌者得眶。眶辟邪杀鬼，佩之吉祥。肉辟风寒，皮五采可绷鼗鼓。"[12] 603~604

由于捕蛇取胆不易，不免有人作伪。南朝时陶弘景就说"此物最难得真"，唐代孟诜称当时"其胆难识，多将猪胆代之”[19] 530。另外关于蚺蛇胆还有一些特别的说法，如唐代《酉阳杂俎》称：“蚺蛇胆上旬近头，中旬在心，下旬近尾。”[40]《南越笔记》引《广州志》称：“（蚺蛇）胆有三，一曰旱胆，能疗目；一曰水胆，能止泻；一曰护身胆，为熬刑药。”[41] 326 所谓护身胆，《岭南杂记》载：“得蚺蛇，每击一下则皮肉蹙缩成泡而血凝，即护身胆，真者在腹内，价过兼金。”[39]护身胆能熬刑之说流传已久。《明史·杨继盛传》载，杨继盛因反对严嵩被捕下狱，友人恐其受刑，送蚺蛇胆与护身，杨继盛（字椒山）拒之说：“椒山自有胆，何蚺蛇胆为”[42] 5542 成为著名典故。

另外，《岭外代答》曾载蚺蛇膏“能痿人阳道”，后来明武宗正德皇帝无后据说即因此物。明《庭闻述略》载：“武宗初年尝宿豹房，刘瑾等以蚺蛇油萎其阳。”[43]

在清代初期，蚺蛇胆还是广东出口药材品种之一。

（五）珍珠

合浦所产珍珠在汉代是贵重贡品。汉代合浦郡设于元鼎六年（公元前 111 年），其辖境相当于现今广东新兴、开平及广西容县、横县一带。三国时，吴国黄武七年（公元 228 年）改合浦郡为珠官郡。隋开皇九年（公元 589 年）废。唐天宝（公元 742—755 年）时改禄州、廉州为郡，亦即后来的廉州，辖境相当于现今合浦、灵山、浦北、钦州、北海等市县地域。

合浦所产珍珠，习惯上称为“合浦珠”、“廉珠”。在未有合浦郡之前，此地已以采珠出名。西汉元封元年，汉武帝在海南岛设立珠崖郡，建武十九年设为珠崖县，属合浦。汉代《盐铁论·力耕》说：“珠玑犀象出于桂林……一揖而中万钟之粟也。”[30] 15

合浦一带海边，风浪较小，水质肥美，咸淡适中，水温年平均温度在27℃左右，适合珍珠的成长，故能长成晶莹圆润光彩夺目的名贵珍珠，屈大均曾称“东珠（指东洋珍珠）……不如西珠（指西洋珍珠），西珠又不如南珠（合浦珍珠）”[12] 414。

三国东吴时万震《南州异物志》言：“合浦民善游，采珠儿年十余岁，使教入水。官禁民采珠，巧盗者蹲水底刮蚌，得好珠，吞而出。”[8] 48 可见三国时期合浦采珠已形成职业。但海中采珠其实要冒很大的生命危险，《南方草物状》记载入海时要有隆重的祭祀仪式：“凡采珠，常三月，用五牲祈祷。若祠祭有失，则风搅海水，或有大鱼在蚌左右。”[8] 161 宋代《岭外代答·宝货门》记载采珠人之辛酸说：“合浦产珠之地，名曰断望池，在海中孤岛下，去岸数十里，池深不十丈。蜑人没而得蚌，剖而得珠。取蚌，以长绳系竹篮，携之以没。既拾蚌于篮，则振绳令舟人汲取之，没者亟浮就舟。不幸遇恶鱼，一缕之血浮于水面，舟人恸哭，知其已葬鱼腹也。亦有望恶鱼而急浮，至伤股断臂者。”[18] 153 采珠辛苦而朝廷又征榷不已，当时老百姓已经有“天以珠池祸吾民也”[44] 100 之叹。周去非载“所谓珠熟之年者，蚌溢生之多也。然珠生熟年，百不一二，耗年皆是也。珠熟之年，蜑家不善为价，冒死得之，尽为黠民以升酒斗粟，一易数两。既入其手，即分为品等铢两而卖之城中。又经数手乃至都下，其价递相倍蓰，至于不赀。”[18] 153

历代为保证进贡之用，经常实行珠禁。如晋泰康二年冬，朝廷定珠禁，禁止珠民采珠。晋平吴后，陶璜上疏，请准开珠禁，允许群众贸易往来，靠采珠为生的珠民才得以执业。大多时候采珠都是在政府的严格控制之下进行的。唐代《岭表录异》载：“廉州边海中有洲岛，岛上有大池，谓之珠池。每年刺史修贡，自监珠户入池，采以充贡。”[14]5 唐武德六年（公元 632 年），又在越州南部沿海增设珠池县。这些珠池都是数年一采，平时实行珠禁以养珠，以确保供应。

唐末五代时，珍珠的采集不仅见于合浦，南汉的东莞也有采珠业。宋王辟之《渑水燕谈录》说：“刘鋹据岭南，置兵八千人，专以采珠为事，目曰媚川都。每以石硾其足，入海至五七百尺，溺而死者相属也。久之珠玑充积内库，所居殿宇、梁栋、簾箔，率以珠为饰，极穷华丽。及王师入城，一火而尽。艺祖废媚川都，黥其壮者为军，老者放归甲里，仍诏百姓不得以采珠为业，于是俗知务农矣。”[45]宋王象之《舆地纪胜》也记载媚川都的情况说：“刘鋹在广南置……令人入海采珠，溺死者众，诏废之。今合浦县尚有媚川馆。”[46]史书记载，公元 970 年 9 月，赵匡胤派潘美、尹崇珂统兵南下，于次年破雄州、英州，沿江而下。2 月，南汉败亡，刘鋹放火焚宫，然后出城投降，潘美在灰烬中缴获玳瑁、珍珠上交。

东莞之采珠在宋元还有记载，其采与禁曾反复多次。宋开宝五年（公元 972 年）诏废采珠，“既而复置采珠场，雍熙初乃罢之”，至宋徽宗时又令采贡。元代初年也在此置采珠提举司，“后亦罢之”[47]505。其后元贞元年（公元 1295 年），有人进言：“东莞县地面大步海内生产鸦螺珍珠”，“后海、龙岐及青螺角、荔枝庄，共二十三处，亦有珠母螺出产”，于是“省府委官相视采涝，及采到产珠鸦螺树、鸦螺壳，各取珠子进呈去讫。定议三年一次，于六月、七月采涝”，后来又增加了横洲，“亦依例相视采涝”[3]28。但东莞采珠实际所得不多，后有县民张唯寅向宣慰司历言采珠之苦说：“珠生在数十丈水中，其间多有恶鱼虫蛇，淹涵卵育，毒气日作。取之必以绳引石，缒人而下，欲其入水疾故也。及至水底，或未得蚌螺而气息几绝者，即掣动其绳，舟人速引出之，稍迟则其人七窍流血而死。又或值鳄鱼而为其所噬者，厥害甚众，而所获甚寡。刳蚌逾百，十仅得珠一二而已。乞罢之。”[47]505 于是罢东莞珠池采珠，此后再未恢复。

合浦方面，元代延祐四年（公元1317年）12月曾置廉州采珠都提举司，专事采珠。七年（公元1320年）6月罢。元顺帝至元三年（公元1337年），复立采珠都提举司，同年4月又罢采珠。明代仍以合浦珠为贵，时称“凡中国珠必产雷、廉二池”[48]。当时廉州有平江、杨梅、青婴、乌坭、白沙、断望、海猪沙等七个珠池，雷州有乐民池，“十年一采”，都由太监负责。太监往往借此大肆中饱私囊，王临亨曾记载太监“盗池”之事，某太监公然“出珠百颗”[11]69 示人。嘉靖十年（公元1531年），巡抚林富上书，指出珠池十年方一采，而太监常年驻守，每年耗费千金，十年即达万金，“割万金之费，守二池之珠，于十年之后所得珍珠几何?”[47]507 而且“五年采珠之役，死者五十余人，而得珠仅八十两，天下谓‘以人易珠’。恐今日虽以人易珠，亦不可得。”[49]朝廷始废除采珠太监，改由地方官员负责。

明代采珠所得一直不多。嘉靖《广东通志》统计历年采珠花费及收获，指出“大抵所费一倍，获珠加倍之”，“采珠之役每岁不下万金，所获仅加其半，是以金易珠也”，而且“守令苦疲于供应，百姓不堪于奔命”[47]506，强烈呼吁罢采珠。大臣也多有罢采之谏，然朝廷“皆不听”，隆庆六年（公元1572年）还下诏广东采珠八千两。此后曾历经数度停采，又终因朝廷需要而复采。《明史》载：“神宗立，停罢（采珠）。既而以太后进奉，诸王、皇子、公主册立、分封、婚礼，令岁办金珠宝石。复遣中官李敬、李凤广东采珠五千一百余两。给事中包见捷力谏，不纳。至三十二年（公元 1604 年）始停采。四十一年（公元 1613 年），以指挥倪英言，复开。”[42] 1997~1998 其实在万历二十六年（公元 1598 年），太监李凤到雷州时，发现（雷州）珠池已经“无珠”，而李敬到廉州开采，“后廉池珠亦稀少”[50]。这说明合浦一带珠源已经日渐枯竭。而当时社会需求仍然庞大，《广东新语》载：“今天下人无贵贱皆尚珠。数万金珠，至五羊之市，一夕而售。奸人或以珠池为逋逃薮，与官吏交通，盗珠之人一，而买珠之人千百。产珠之池一隅，而用珠之国极于东西南朔。富者以多珠为荣，贫者以无珠为耻，至有金子不如珠子之语”[12] 412~413。为满足需求，明末清初时一度应用新的采珠方式，屈大均记载：“采之之法，以黄藤丝棕及人发纽合为缆，大径三四寸，以铁为橇，以二铁轮绞之，缆之收放，以数十人司之，每船橇二，缆二，轮二，帆五六。其缆系船两旁以垂筐，筐中置珠媒引珠，乘风帆张，筐重则船不动，乃落帆收橇而上。”[12] 412 这种采法可谓涸泽而渔，连小蚌一并收采，更加剧了珠源的减少。

清康熙年间，“雷、廉二郡珠池，每岁例遣官开采”。佟养甲任两广总督时，“以地险费繁，恐伤民力，请罢其役。得旨俞允”[51]。实际上此时即使采亦已难有收获。康熙三十四年（公元 1695 年）曾下诏试采珍珠，因得珠寥寥，次年罢采。乾隆十七年（公元 1752 年）9 月再下诏采珠，却一无所获而罢。当时朝廷用珠主要来自东北的淡水珠，岭南大规模珠贡基本告终。

珍珠药用可安神定惊、平肝息风，外用可以美颜，历代本草均有收录。

（六）蛤蚧

早在西汉末，杨雄《方言》一书就有“桂林之中，守宫大者而能鸣，谓之蛤解”[52]的记载。唐代《岭表录异》载其功效说：“蛤蚧，首如虾蟆，背有细鳞如蚕子，土黄色，身短尾长，多巢于榕树中。端州子墙内，有巢于厅署城楼间者，日暮则鸣，自呼蛤蚧。或云：鸣一声是一年者。俚人采之鬻于市，为药，能治肺疾。医人云：药力在尾，尾不具者无功。”[14] 31 唐代《海药本草》有关蛤蚧功效的记载更加完整：“《岭外录》云：首如虾蟆，背有细鳞，身短尾长。旦暮自鸣蛤蚧。俚人采之，割腹以竹开张，曝干鬻于市。力在尾，尾不全者无效。彼人用疗折伤。近日西路亦出。其状虽小，滋力一般，无毒。主肺痿上气，咯血，咳嗽，并宜丸散中使。凡用炙令黄熟后捣，口含少许，奔走，令人不喘者是其真也。”[53]

蛤蚧往往是雌雄成对一起出没的，故捕捉时常成双成对。晋代《广州记》描述：“蛤蚧生广南水中，有雌雄，状若小鼠，夜即居于榕树上。投一获二。”[8] 145 于是，逐渐形成蛤蚧药用以成对为佳的观念。宋代《图经本草》说：“人欲得其首尾完者，乃以长柄两股铁叉，如粘黐竿状，伺于榕木间，以叉刺之，皆一股中脑，一股著尾，故不能啮也。行常一雄一雌相随，入药亦须两用之。或云阳人用雌，阴人用雄。”[17] 449 在元明清三朝，蛤蚧均为岭南药材中的重要贡品，岭南进贡时均以“对”为单位，即与此种观念有关。

蛤蚧又被认为有房中药的功用。李时珍《本草纲目》载：“顾玠《海槎录》云：广西横州甚多蛤蚧，牝牡上下相呼。累日，情洽乃交，两相抱负，自堕于地。人往捕之，亦不知觉，以手分劈，虽死不开。乃用熟稿草细缠，蒸过曝干售之，炼为房中之药甚效。寻常捕者，不论牝牡，但可为杂药及兽医方中之用耳。”[21]1034 赵翼强调要趁交配时所得的一对效果方佳：“遇其雌雄相接时取之，则有用于房中术，然不易遇也。”[22]4597

（七）槟榔

嚼槟榔一直是岭南最有特色的习俗之一。东汉杨孚的《异物志》载其“下气及宿食，消谷”[13]43，了解其药用价值。晋代岭南食槟榔之俗已经很普遍，甚至成为民间重要礼节。徐衷《南方草物状》载：“槟榔……青其子，并壳取实曝乾之，以扶留藤、古贲灰合食之，食之即滑美。亦可生食，最快好。交趾、武平、兴古、九真有之也。”[8]1537《南方草木状》描述当时习俗之郑重情形说：“交广人凡贵胜族客，必先呈此果。若邂逅不设，用相嫌恨。”[7]14 唐时《岭表录异》记载交趾广泛种植槟榔，老幼均食，“交趾豪士皆家园植之……安南人自嫩及老，采实啖之，以不娄藤兼之瓦屋子灰，竞咀嚼之。自云交州地温，不食此无以祛其瘴疠。广州亦啖槟榔，然不甚于安南也。”[14]39

宋代南方食槟榔之风更盛。当时专门食用器具槟榔盒相当讲究，《桂海虞衡志》载：“士人家至以银锡作小盒，如银铤样，中为三室，一贮灰，一贮藤（指扶留藤），一贮槟榔。”[54]42《岭外代答》卷六也记载说：“自福建下四川与广东、西路，皆食槟榔者。客至不设茶，唯以槟榔为礼。其法，斫而瓜分之，水调蚬灰一铢许于蒌叶上，裹槟榔咀嚼，先吐赤水一口，而后啖其余汁。少焉，面脸潮红，故诗人有‘醉槟榔’之句。无蚬灰处，只用石灰；无蒌叶处，只用蒌藤。广州又加丁香、桂花、三赖子诸香药，谓之香药槟榔。

唯广州为甚，不以贫富、长幼、男女，自朝至暮，宁不食饭，唯嗜槟榔。富者以银为盘置之，贫者以锡为之。昼则就盘更啖，夜则置盘枕旁，觉即啖之。中下细民，一日费槟榔钱百余。有嘲广人曰：'路上行人口似羊。'言以蒌叶杂咀，终日噍饲也，曲尽啖槟榔之状矣。每逢人，则黑齿朱唇；数人聚会，则朱殷遍地。"[18] 135~136

槟榔食俗到明清仍一直延续。明代，"广人以槟榔为上品，一切行礼必用之，客至，必出槟榔、蒌叶、蚬灰，以槟榔探蚬灰少许，裹以蒌叶嚼之，吐其赤涎而咽其滓"[55]。清初槟榔食俗更与社会生活各个层面联系起来，屈大均载："粤人最重槟榔，以为礼果，款客必先擎进。聘妇者施金染绛以充筐实，女子既受槟榔，则终身弗贰。而琼俗嫁娶，尤以槟榔之多寡为辞。有斗者，甲献槟榔则乙怒立解，至持以享鬼神，陈于二伏波将军之前以为敬。"[12] 629 当时槟榔以海南所产为上品，并行销于岭南及东南亚各地，《广东新语》卷二十五载："槟榔产琼州，以会同为上，乐会次之，儋、崖、万、文昌、澄迈、安定、临高、陵水又次之，若琼山则未熟而先采矣。会同田腴瘠相半，多种槟榔以资输纳，诸州县亦皆以槟榔为业，岁售于东西两粤者十之三，于交趾、扶南十之七。"[12] 628~629

唐宋明清槟榔均入贡，但北方并无食槟榔之俗，贡品应该主要用作药品。三国时李当之《药录》已经正式收载此药。明代作药品进贡时已经区分为槟榔、大腹皮和大腹子三种，大腹皮为槟榔果皮，长于下气消水，大腹子长于行气杀虫消积。

古人有槟榔可以御瘴之说，故岭南此食俗曾被认为符合医理。宋罗大经《鹤林玉露》甚至盛赞槟榔之功说："岭南人以槟榔代茶，且谓可以御瘴。余始至不能食，久之，亦能稍稍。居岁余，则不可一日无此君矣。故尝谓槟榔之功有四：一曰醒能使之醉。盖每食之，则醺然颊赤，若饮酒然。东坡所谓‘红潮登颊醉槟榔’者是也。二曰醉能使之醒。盖酒后嚼之，则宽气下痰，余酲顿解。三曰饥能使之饱。盖饥而食之，则充然气盛，若有饱意。四曰饱能使之饥。盖食后食之，则饮食消化，不至停积。”[56]

其实从医学角度而言，槟榔过于破气，并不宜常服。文学家的体验也证明了这一点，唐代柳宗元《与李翰建书》说：“仆自去年八月来，痞疾稍已。往时间一二日作，今一月乃二三作。用南人槟榔余甘，破决壅隔大过，阴邪虽败，已伤正气。行则膝颤，坐则髀痹。”[57] 801 宋代苏东坡有“食槟榔”诗说：“裂包一堕地，还以皮自煮。北客初未谙，劝食俗难阻。中虚畏泄气，始嚼或半吐。吸津得微甘，著齿随亦苦。面目太严冷，滋味绝媚妩。诛彭勋可策，推毂勇宜贾。瘴风作坚顽，导利时有补。药储固可尔，果录讵用许。先生失膏粱，便腹委败鼓。日啖过一粒，肠胃为所侮。蛰雷殷脐肾，藜藿腐亭午。”[58]其“中虚畏泄气”、“肠胃为所侮”之语，就表明不适应槟榔的药力。

而且，对槟榔辟瘴之说，时人也有异议。宋代周去非《岭外代答》卷六载：“询之于人：‘何为酷嗜如此？’答曰：‘辟瘴，下气，消食。食久，顷刻不可无之，无则口舌无味，气乃秽浊。’尝与一医论其故，曰：‘槟榔能降气，亦能耗气。肺为气府，居膈上，为华盖以掩腹中之秽。久食槟榔，则肺缩不能掩，故秽气升闻于辅颊之间，常欲啖槟榔以降气。实无益于瘴，彼病瘴纷然，非不食槟榔也。’”[18] 135~136 宋代医家章杰也认为食槟榔加重脏气开泄，其实对治瘴病不利，他说：“峤南地热食槟榔，故藏气疏泄。若一旦病瘴，当攻发，则虚羸而不能堪。所以土人多瘠而色黄，岂全是气候所致，盖亦槟榔为患。”[59] 55~56

明清医家多持反对过食槟榔的观点。如明代张继科《三合集》说：“粤人嗜槟榔，谓辟岚瘴……入药犹慎，而为日用之需，左矣！蒌叶辛香，石灰燥烈，脾土喜燥恶湿，唯饭后得槟榔、灰、蒌，自然疏畅，饱能使之饥。若饥能使之饱，并多茹辟岚，似俗传之讹，无是理也。”[60]王士性《广志绎》卷四也说：“或以炎瘴之乡，无此则饮食不化，然余携病躯入粤、入滇，前后四载，口未能食錙铢，亦生还亡恙也。大都瘴乡唯戒食肉、绝房帏，即不食槟榔无害。渠土人食者，惯耳。”[61]

其实槟榔的功效与其品种有关。近代曹炳章在点评《冷庐医话》时指出：“按榔种类甚多，有大腹槟榔，海南槟榔，鸡心槟榔、枣儿槟榔。闽粤人所嗜食槟榔，乃枣儿槟榔，或鲜槟榔其味涩，其性消滞杀虫，如小儿腹内有虫，用槟榔煮黑枣食之，则虫泻下。然此消补并施法也。”[62]但槟榔统非可常食之物，故岭南自近代起此种食俗已渐稀少，现代只是海南部分地区仍然有此习俗。

宋代《太平寰宇记》还曾记载食槟榔另一作用，云“嚼之甚美，除口气，令人齿黑，故南中有黑齿之俗”[63]。

(八) 沉香

沉香是古代香药中的重要品种，除一部分源自进口外，岭南也出产优质沉香，并且形成了规模不小的产业。

《南方草木状》记载晋代的交趾已伐取沉香说：“交趾有蜜香树……木心与节坚黑沉水者为沉香。”[7] 11 唐代杜佑

《通典》卷一百八十八载："海南林邑国（秦象郡林邑县）出沉香、沉木，土人断之，积以岁年朽烂，而心节独在，置水中则沉，故名曰沉香。"[64] 5090

宋代寇宗奭详细介绍了岭南沉香的种植情况，并认为海南所产者质量最佳，其《本草衍义》载："沉香木，岭南诸郡悉有之，傍海诸州尤多。交干连枝，岗岭相接，千里不绝。……有香者百无一、二。盖木得水方结，多在折枝枯干中，或为沉，或为煎，或为黄熟。自枯死者，谓之水盘香。今南恩、高、窦等州，唯产生结香。盖山民入山，见香木之曲干斜枝，必以刀斫成坎，经年得雨水所渍，遂结香。复以锯取之，刮去白木，其香结为斑点，遂名鹧鸪斑，燔之极清烈。沉之良者，唯在琼、崖等州。"[65] 81~82 宋代丁谓也有同样的观点，他还作有《天香传》谈及海南沉香品质优异的原因说："素闻海南出香至多，始命市之于闾里间，十无一假。……雷、化、高、窦，亦中国出香之地，比海南者，优劣不侔甚矣。既所禀不同，而售者多，故取者速也。是黄熟不待其成栈，栈不待其成沉，盖取利者，戕贼之也。非如琼管皆深峒，黎人非时不妄翦伐，故树无夭折之患，得必皆异香。"[66] 605~607

即使与海外进口的沉香相比，人们也认为海南的沉香质量更为优胜。周去非的《岭外代答》卷七说："沉香来自诸番国者，真腊为上，占城次之。……交趾与占城邻境，凡交趾沉香至钦，皆占城也。海南黎母山峒中，亦名土沉香，少大块，有如茧栗角，如附子，如芝菌，如茅竹叶者，皆佳。至轻薄如纸者，入水亦沉。万安军在岛正东，钟朝阳之气，香尤蕴藉清远。如莲花、梅英之类，焚一铢许，氛翳弥室，翻之四面悉香，至煤烬，气不焦，此海南香之辨也。"[18] 141 清初屈大均之品评，同样以海南沉香胜于进口沉香，《广东新语》卷二十六说：“海南以万安黎母东峒香为胜。其地居琼岛正东，得朝阳之气又早，香尤清淑……洋船所有番沉、药沉，往往腥烈，即佳者意味亦短。木性多，尾烟必焦。其出海北者，生于交趾，聚于钦，谓之钦香。质重实而多大块，气亦酷烈，无复海南风味，粤人贱之。”[12] 669

海南沉香天然生成，“非时不有”，并非每采即得，《天香传》载：“琼管之地，黎母山酋之，四部境域，皆枕山麓，香多出此山，甲于天下。然取之有时，售之有主，盖黎人皆力耕治业，不以采香专利。闽越海贾，唯以余杭船即市香。每岁冬季，黎峒俟此船至，方入山寻采，州人徙而贾贩尽归船商，故非时不有也。”[66] 605 周去非也记载：“海南自难得，省民以一牛于黎峒博香一担，归自差择，得沉水十不一二。”[18] 141

采香的过程相当不易。屈大均记载说：“凡采香必于深山丛翳之中，群数十人以往，或一二日即得，或半月徒手而归，盖有神焉。当夫高秋晴爽，视山木大小皆凋瘁，中必有香。乘月探寻，有香气透林而起，以草记之，其地亦即有蚁封高二三尺。随挖之，必得油速、伽南之类，而沉香为多。其木节久蛰土中，滋液下流，既结则香面悉在下，其背带木性者乃出土，故往往得之……买香者先祭山神，次赂黎长，乃开山以藤圈其地，与黎人约，或一旬或一二月，以香仔抓香之日为始。香仔者，熟黎能辨香者也。指某树有香，或树之左之右有香，则伐取之，香与平分以为值……香产于山，即黎人亦不知之。外人求售者，初成交，偿以牛酒诸物如其欲，然后代客开山，所得香多，黎人亦无悔。如罄山无有，客亦不能索其值也。”[12] 669-670 清人张长庆在《黎岐纪闻》也记道：“能采香者谓之香仔，外客以银米安其家，雇入山中，犯雾露，触恶兽，辄经旬累月于其中，而偶一得之，不幸者虽历久无获也。”[67]

由于难得，海南沉香价值自然不菲。宋代“顷时香价与白金等，故客不贩，而宦游者亦不能多买。中州但用广州舶上蕃香耳”[18] 141。蔡绦在《铁围山丛谈》中说：“其产占城国则不若真腊国，真腊国则不若海南，诸黎洞又皆不若万安、吉阳两军之间黎母山。至是为冠绝天下之香，无能及之矣……海南真水香，一星值一万。”[44] 99 宋代时海南黎族人采香还是偶一为之，至清初则已成为当地人民的重要副业。《广东新语》卷二十六载：“黎人生长香中，饮食是资，计畲田所收火粳灰豆，不足以饱妇子。有香，而朝夕所需多赖之，天之所以养黎人也。”[12] 671

明初崇尚节俭，一度禁绝进口和买卖香料，《明太祖实录》卷二百三十一载，朱元璋于洪武二十七年（公元 1394 年）曾诏“禁民间用番香番货……两广所产香木听土人自用，亦不许越岭货卖”[68]。但其后对香料的需求很快又恢复，并且数额巨大，《明孝宗实录》卷一百零七载弘治八年（公元 1495 年）曾下旨“买上供速香千斤及令广东布政司解送各品香五千斤”，户部以速香难得，增至“命速香、黄速香、黄熟香各买五千斤”[69]。明代太医院合药也大量应用香药，因此总的需求量相当大。

由于征贡数目及社会需求过大，海南沉香被过分开采，香源日益减少。康熙时崖州知州张擢士因“采买艰难”，上书言其流弊并请免贡香说：“粤东全省派买沉香一百斤……不知何由俱派琼州一府，而崖州独派一十三斤……伏思沉香乃天地灵秀之气，千百年而一结……自康熙七年奉文采买，三州十县，各以取获迟速为考成之殿最。猾役入其中，狡贾入其中，奸民入其中，即蠢尔诸黎亦莫不知寸香可获寸金，由此而沉香之种料尽矣！若候再生再结，非有千百年之久，难望珍物之复钟……倘由此年复一年，将虑上缺御供，下累残黎……”[70]，反映了当时采香艰难的情况。

从明代开始，岭南另外一种名香，即广东东莞的“莞香”逐渐闻名，逐渐成为新的香源。莞香属于土沉香，亦称白木香，民国《东莞县志》称“莞香至明代始重于世”[71]，屈大均则记载极详：“莞香，以金钗脑所产为良。地甚狭，仅十余亩，其香种至十年已绝佳，虽白木与生结同。他所产者在昔以马蹄冈，今则以金桔岭为第一，次则近南仙村、鸡翅岭、白石岭、梅林、百花洞、牛眠、石乡诸处，至劣者乌泥坑。然金桔岭岁出精香仅数斤，某家家精香多寡，人皆知之。马蹄冈久已无香，其香皆新种无坚老者……莞人多种香，祖父之所遗，世享其利。地一亩可种三百余株，为香田之农，甚胜于艺黍稷也。然可种之地仅百余里，他处弗茂且弗香……凡种香家，其妇女辄于香之棱角，潜割少许藏之，名女儿香……好事者争以重价购之，而尤以香根为良……自离乱以来，人民鲜少种香者，十户存一，老香树亦斩刈尽矣。今皆新植，不过十年二十年之久，求香根与生结也难甚……当莞香盛时，岁售逾数万金。苏松一带，每岁中秋夕，以黄熟彻旦焚烧，号为薰月。莞香之积阊门者，一夕而尽，故莞人多以香起家。其为香箱者数十家，藉以为业。其有不经制造者，亦曰生香。以上香杂次香中蒸炙成纹，以应贾人之急，亦曰熟香。其以瓦罂烧热，投劣香于中，厚盖之，使火气逼而精液盈，面点点成斑综纹，以为此生格也，熟结也，斯是伪香。而吴下亦多售之，故香估易以致饶。”“德庆有香山，高明、新兴有老香山，《南越志》：盆允县利山多香林，名香多出其中。又朱崖有香洲，洲中山诸异香，往往无名，而并未言及东莞。盖自有东莞所植之香，而诸州县之香山皆废矣。昔之香生于天者已尽，幸而东莞以人力补之……东莞香田，盖以人力为香，香生于人者，任人取之，自享其力，鬼神则不得而主之也。”[12] 674-677

莞香至清前期遭到打击，《东莞县志》载：“闻前令时，承指购异香，大索不获，至杖杀里役数人。一时艺香家尽髡其树以去。是尤物为祸亦不细矣。然则莞香至雍正初盖一跌不复振也。”[71] 不过岭南的香市仍然兴旺，明清时东莞寮步的香市与广州的花市、罗浮的药市、合浦的珠市并称广东四大市。现在香港的所在地当年曾属东莞管辖，也曾大量种植土沉香制成香块，农民将其从陆路运到尖沙头（即尖沙咀），用舢板运往石排湾（即香港仔），再转运至内地或海外。后石排湾即因运香贩香而闻名，被外国人称为“香港”，为香港得名的来历。

由于多年缺乏有计划的采伐，土沉香在广东、海南现均已稀少。1999 年，国家将白木香列入《国家重点保护野生植物名录》，成为国家二级重点保护植物。《2000 年世界自然保护联盟受威胁植物红色名录》（2000 IUCN Red List of Threatened Plants）把白木香列为易危植物。

沉香之药用功效，《本草衍义》述之甚详：“《经》中只言疗风水毒肿，去恶气，余更无治疗。今医家用以保和卫气，为上品药，须极细为佳。今人故多与乌药磨服，走散滞气，独行则势弱，与他药相佐，当缓取效，有益无损，余药不可方也。”[65] 82 其他本草也有详细记录。

（九）矿物药

岭南岁贡中，钟乳、丹砂、水银也是历朝征用之物。古代道家服石、炼丹每每用到这些物品。从性能上说，矿物药多数有毒副作用，直接服用对人有害，但适量配伍可以入药应用。

钟乳石在《神农本草经》被列为上品，唐宋时经常进贡。《新修本草》称石钟乳“第一始兴，其次广、连、澧、朗、彬等州”[20] 93。始兴长期进贡钟乳石，杜佑《通典》载唐时始兴郡贡钟乳二十四斤十二两二分[64] 129，此后进贡一直维持至明初，“明初岁贡二十觔，后因鲜出罢贡”[72]。另一产地连山则在唐代就已逐渐枯竭，杜佑《通典》载连山郡仅贡钟乳十两[64] 129，后来柳宗元《连山郡复乳穴记》说：“石钟乳，饵之最良者也。楚越之山多产焉，于连于韶者独名于世。连之人告尽焉，五载矣，以贡则买于他部。”[57] 741 北宋元丰时期一度记载连山还有进贡钟乳，后来就不再出现了。

岭南丹砂也素来有名。晋代葛洪曾求为广西勾漏县令，目的在于采丹砂炼丹。《岭外代答》卷七称：“勾漏，今容州，则知广西丹砂，非他地可比。”[18] 161 宋代广西仍有开采，如《宋会要辑稿》载：“广南西路经略安抚司言：‘伏见广源等处内有朱砂坑，乞令本司兴置。’从之。”[82]食货明代容州也曾经进贡丹砂。但据屈大均记载，其实勾漏产砂并不多，《广东新语》卷十五说：“嘉靖初，郁林苦采砂之役。有州同顾起纶者，谓葛洪南来，鲍靓留居罗浮，实未尝得砂于此。今日之役，恐徒靡敝吾民，不如市之辰州便。台府不从，役三万工于菉山西岭，穿三池，得砂一斤。于绿珠涌渫深井，得巨砂二十余两，乃知勾漏亦无砂云。郁林古勾漏地，昔之所有，今之所无，亦天地气运使然。”[12] 420

实际上从宋代起丹砂主产地已经转移到湖南辰州、宜州，《桂海虞衡志》载：“丹砂以辰砂为上，宜砂次之。今宜山人云，出砂处与湖北大牙山相连，北为辰砂，南为宜砂，地脉不殊，无甚分别。”[54] 21 当时广西亦有出产，多用于采炼水银，广西《建武志》载：“硃砂水银，出慕化场。水银乃煎硃砂而成，遇砂发，即课利登。”[38] 2863 邕州丹砂采炼较易，“以邕州溪洞朱砂末入炉烧取，极易成”[54] 21。当时炼制的规模不小，《岭外代答》卷七载：“尝闻邕州右江溪峒归德州大秀墟，有金缠砂大如箭镞，而上有金线缕文，乃真仙药。得其道者，可用以变化形质，试取以炼水银，乃见其异。盖邕州烧水银，当砂十二三斤，可烧成十斤。其良者，十斤真得十斤。唯金缠砂，八斤可得十斤，不知此砂一经火力，形质乃重何哉？是砂也，取毫末而齿之，色如鲜血。”[18] 161

清雍正八年（公元 1730 年）曾在广西恩城土州开设采硃砂矿厂，历时不长，乾隆二年（公元 1737 年）封闭[73]。清代采硃砂水银也转移到以贵州为主产地。

（十）其他药材

历代进贡的岭南药材还有不少著名品种，如高良姜，李时珍在《本草纲目》中指出：“陶隐居言此姜始出高良郡，故得此名。按高良，即今高州也。汉为高凉县，吴改为郡。其山高而稍凉，因以为名，则高良当作高凉也。”[21] 402 又如益智仁，征贡数也不小，《广东通志初稿》载：“今本土岁办以充药材。外纪诗：花开三节去年丰，今岁无花苦岁凶。益智不如名益饱，免教饥馁怨春丛。”[47] 521 反映出歉收之年应付采办艰难，药农深受其苦。

明清朝廷还向广东大量采购黄蜡和白蜡。黄蜡多为蜂蜡，白蜡则为虫蜡。《广东新语》卷二十四载：“粤人以虫大如虮虱者，芒种后置之菁绌树上，树状类冬青，虫食树汁，吐沫粘嫩茎上，化为白脂。至秋取之，以水煮镕滤成蜡，文理莹彻，若石膏然。以之浇烛入药，甚适用。虫嫩时白色，作蜡及老则赤黑。其结苞于树枝，初若黍米，入春渐长如鸡头子大，色紫赤，累累抱枝，宛如树之作实，是称蜡种，亦白蜡子。子内有白卵，一苞数百。次年立夏，以箬叶包之，系于树上。芒种后苞拆，白卵化虫，乃复上树作蜡也。黄蜡成于蜜蜂，白蜡成于此虫，各有其能若此。白蜡琼州最多，以之为炬，大者可五六斤，每夜宴用至数百石，其价颇贱。谚曰：'东家白蜡虫，西家黄蜡蜂。养蜂得蜜食，养虫得烛红。'"[12] 605~606 两种蜡均可入药，不过宫中采购主要是用于其他用途。明代向广东每年采购黄蜡七千六百斤，白蜡四百斤[47] 424；清代每年采购黄蜡一万一千一百斤，白蜡一万二千九百零三斤[4] 609，后来才废除定额。黄蜡还可用来制作蜡丸，古人称："黄蜡能敛气不散，故凡丸药之珍贵者，以蜡裹之，可久贮不坏。"[74]

第二节　海外药物的输入

中国古代对外贸易中，出口以丝绸、瓷器和茶叶为主，而入口以各种香料和药物占相当重要的地位。这些外来药物扩充了中医本草学的内容。岭南一直是海外药物入口的主要港口，因此海外药物的输入历史也成为岭南医药文化的一部分。

一、唐以前岭南的药材进口

自古以来，广州、徐闻一直是重要的对外通商口岸，岭南也成为进口药材的主要转输地。

《淮南子·人间训》载，秦统一六国后，“又利越之犀角象齿、翡翠珠玑，乃使尉屠睢，发卒五十万”[75]，南下进军岭南百越。其实这些犀角、象牙之类多数来自海外，岭南只是其转输地。《广东通志·外番》载，东汉时“扶南之西，天竺大秦等国，皆由南海重译贡献，而贾蕃自此充斥于扬粤矣”[36]卷58页2。早期的海外贸易物品，主要是各类珍奇珠宝，其中像犀角、象牙等均兼作药用。

两晋和南北朝时，广州海外通商相当繁荣，《宋书·蛮夷传》载：“商货所资，或出交部，泛海陵波，因风远至。又重峻参差，氏众非一，殊名诡号，种别类殊，山琛水宝，由兹自出，通犀翠羽之珍，蛇珠火布之异，千名万品，并世主之所虚心，故舟舶继路，商使交属。”[76]此时香药已成为进口商品的一大种类，《梁书·海南诸国》载，丹丹国于梁中大通二年（公元530年）送“牙像及塔各二躯，并献火齐珠、吉贝、杂香药等”，大同元年(公元535年）又贡“金、银、琉璃、杂宝、香药等物”[77]。

唐代国势强盛，胸襟开阔，与海外各国交流更为频繁。广州是当时对外贸易海上通道的重要门户。《新唐书·地理志七》有“广州通海夷道”，记载了从广州出发到达今之新加坡、印度、斯里兰卡、波斯湾直到东非等地的航道，可见当时海上贸易往来范围之广。尤其是唐玄宗开元、天宝年间两度下令禁止与西域互市，使中西陆路交通断绝后，由海道来中国的阿拉伯、波斯等商人更多。唐政府在广州有专门管理外贸的官员，即市舶使，负责检查进口商品，查验货物，征收关税等工作。在广州进口的商品主要有宝石、犀角、象牙、珍珠等，尤其是香药为一大类别。韩愈在《送郑尚书序》中称：“外国之货日至，珠香、象犀、玳瑁，奇物溢于中国不可胜用。”[78]《唐大和尚东征传》记载当时珠江河面景象也说：“江中有婆罗门、波斯、昆仑来船，不知其数。并载香药珍宝，积载如山。”[79]

另外，在不少海外国家对唐政府的朝贡中，香药也是主要贡品之一。朝贡其实也是贸易的一种方式，中国政府一般给予价值相当甚至超过其价值的回赠。据统计，唐代进口的香药和可供药用植物品种主要如下：

乳香或薰陆香：由天竺国和波斯等国输入；

苏方木：由爪哇输入；

龙脑香：由婆利国输入；

安息香：由波斯国输入；

青木香：由昆仑（今缅甸南部萨尔温江口一带）输入；

苏合香：由爪哇输入；

无石子：由波斯国输入；

胡椒：由波斯国输入；

荜拨：由波斯国输入；

白豆蔻：由爪哇、柬埔寨、暹罗等地输入；

阿日浑：由波斯或大食输入；

无漏子：由波斯输入；

麒麟竭：由爪哇、苏门答腊输入；

紫铆：由真腊输入；

诃黎勒：由波斯国输入；

没药：由波斯国输入；

波棱菜：由尼泊尔输入；

无花果：由波斯国输入；

耶悉茗、茉莉：由波斯国输入。[80]

唐末五代时岭南的南汉王朝也不断借用进口珍品入贡中

原，以维持偏安一方的局面。史载后梁开平元年（公元907年）五月，为庆贺朱温登基，“广州进奇宝名药，品类甚多”[81] 52，十月“又进龙脑、腰带、珍珠枕、玳瑁、香药等”，十一月进“香药珍巧甚多”[81] 55。其后又曾数度进献犀、象牙、名香等。

由于香药进口众多，对中药学的发展也产生了不小的影响。五代时李珣著《海药本草》，收载众多外来药物的药性和功效，原书已佚。从佚文来看，所记载药物产于波斯国有15种，产于大秦国有5种，产于西海有5种，产于岭南有20余种，产于南海有32种。李珣对海外传入的药物和国产的药物还进行了比较，如他认为“生广南山谷”中的土产茅香“尤胜舶上来者”[53] 31，琥珀“复有南珀，不及舶上者”[53] 39等。

二、宋元时期广州药材进口情况

宋代海外贸易十分繁荣。北宋期间，朝廷为管理外贸，在各地港口设置了市舶司，“掌南蕃诸国物货，航舶而至者”[82]3364。早期设司的三个州即明州、杭州和广州中，以广州最为兴盛。当时的海运贸易中占有相当大的比重的为香药，所以有学者认为阿拉伯与宋代的商业交通路线，可以说是“香药之路”。

宋初，对进口商品和药物实行政府专买。《宋会要辑稿·食货三六》载，太平兴国二年（公元977年），“诏自今禁买广南、占城、三佛齐、大食国、交州、泉州、两浙及诸番国所出香药、犀牙。其余诸州府土产药物即不得随例禁断，与限令取便货卖。如限满破货未尽，并令于本处州府中卖入官，限满不中卖即逐处收捉勘罪”，对于民间原有的贮货，“客旅见在香药，犀牙与限五十日，行铺与限一百日，令取便货卖。如限满破货不尽，即令于逐处中卖入官”[82] 5432。后来因为“民间药石之具恐或至缺”，太平兴国七年（公元982年）诏“自今唯珠贝、瑇瑁、犀牙、宾铁、鼊皮、珊瑚、玛瑙、乳香禁榷外，他药官市之余，听市货与民”[82] 3364。其放开的药物有三十七种（后紫铆亦禁榷，变成36种），分别是：木香、槟榔、石脂、硫磺、大腹、龙脑、沉香、檀香、丁香、丁香皮、桂、胡椒、阿魏、莳萝、荜澄茄、诃子、破故纸、豆蔻花、白豆蔻、硼砂、紫矿（铆）、胡卢巴、芦荟、荜拨、益智子、海桐皮、缩砂、高良姜、草豆蔻、桂心苗、没药、煎香、安息香、黄熟香、乌木、降真香、琥珀[82] 3364。

南宋绍兴三年（公元1133年），因进口商品众多，政府制定一份名单，以确定何者应博买送京，何者可就地处理，以免浪费运送人力物力。当时共列出约230种，后来绍兴十一年（公元1141年）又重新制定一次，达到330种，去除重复，共近400种。其中，可供药用的有如下种类：细色呵（诃）子、中笺香、没药、破故纸、丁香、木香、茴香、茯苓、玳瑁、硼砂、莳萝、紫矿、玛瑙、水银、天竺黄、末朱砂、人参、下笺香、熟速香、带根丁香、桔梗、泽泻、茯神、舶上茴香、中熟速香、乳香、麝香、沉香、上笺香、次笺香、鹿茸、珊瑚、苏合油、牛黄、血蝎（竭）、腽肭脐、龙涎香、荜澄茄、安息香、琥珀、雄黄、钟乳石、蔷薇水、芦荟、阿魏、黑笃耨、笃耨香皮、笃耨香、没石子、雌黄、鸡舌香、香螺奄、葫芦芭、金颜香、白豆蔻、九等龙脑（熟脑、梅花脑、米脑、白苍脑、油脑、赤苍脑、脑泥、鹿速脑、木扎脑）、粗色胡椒、檀香、夹笺香、黄蜡、黄熟香、缩砂、干姜、蓬莪术、生香、断白香、藿香、荜拨、益智、鳖子、降真香、桂皮、木绵、使君子、肉豆蔻、槟榔、青橘皮、甘草、荆三棱、碎笺香、防风、筠酱、次黄熟香、乌里香、苓上香、中黄熟香、冒头香、三赖子、下生香丁香、海桐皮、下等冒头香、下等五里香、修割香、中生香、白附子、山桂皮、暂香、带枝檀香、铅土茴香、乌香、牛齿香、半夏、紫藤香、官桂、桂花、花藤、粗香红豆、高良姜、藤黄、黄熟香、头钗藤黄熟香片、螺头斩锉香、生香片、苍术、红花、片藤、赤鱼、鳔香缠、杏仁、红橘皮、二香、大片香、天南星、松子、大片水盘香、中水盘香、獐（樟）脑、青桂香、斧口香、丁香皮、土檀香、苁蓉、螺犀、丁海母、龟同、亚湿香、菩提子、鹿角、蛤蚧、大苏木、小苏木、硫磺、修截香、青桂头香、蕃苏木、海南苏木、大腹子、姜黄、麝香木、跳香、鸡骨香、大腹、檀香皮、椰子、火丹子、蛙蛄干、倭合山枝子、白檀木、黄丹麝檀木、苎麻、苏木稍鞭、相思子、连皮大腹、砂黄麓生香、琉黄泥、黑附子、油脑、药犀、青木香、白术、白芜荑、山茱萸、茅术、五苓脂、黄耆、生熟香、石斛、大风油、秦皮、草豆蔻、乌药、香白芷、木兰茸、蕤仁、远志、海螺皮、生姜、黄芩、土琥珀、白眼香、脔香、豆蔻花、拍还脑、香柏皮、黄漆、滑石、蔓荆子、金毛狗脊、五加皮、榆甘子、菖蒲、土牛膝、甲香、加路香、石花菜、大价香、五倍、细辛、韶脑、旧香、御碌香、大风子、檀香皮、缠香皮、缠末、大食芎仑梅、董(薰)陆香、召亭枝、龟头犀、香豆根、白脑香、生香片、水盘头、幽香[82] 3372。

由上面所列香药及药物的数量来看，可知它们占了当时进口商品种类中的大宗。故白寿彝先生指出，宋人流行以“香药”一词概括舶来品，“很可以反映出香料和药材在南海贸易中，实居领袖的地位”[83]。

除了种类多之外，当时广州的香药进口的数量也是相当巨大的。例如《宋史·食货志》载“大食蕃客罗辛贩乳香直三十万缗”[84] 4537之多。而且进口香药价格亦极昂贵，《游宦纪闻》卷七载：“诸香中龙涎最贵重，广州市直每两不下百千，次等五、六十千，系番中禁榷之物，出大食国。”[85]香药的进口量多且税收多，故最为市舶司所重视，《诸蕃志》卷下称“番商贸易至，市舶司视香之多少为殿最”[86]。据《粤海关志》记载，北宋神宗熙宁十年(公元1077年)，“明、杭、广州市舶司博到乳香计三十五万四千四百四十九斤”，“其内明州所收唯四千七百三十九斤，杭州所收唯六百三十七斤，而广州收者则有三十四万八千六百七十三斤。”广州所收数量占三州总数90%多，“是虽三处置司，实只广州最盛也”[87]。由于香药需求大，有的还要求进一步增大进口量，如绍兴三年（公元1133年），政府诏广南东路提举市舶司官云：“今后遵守祖宗旧制，将中国有用之物如乳香药物及民间常使香货，并多数博买。内乳香一色客筭尤广，所差官自当体国招诱博买。”[82] 3372 广州香药贸易数额如此之大，不免成为某些官吏贪污的财源，所谓“金山珠海，天子南库，贪者艳之”。宋代余靖时任工部尚书知广州，特别强调“戒在任官吏，不得私市南药”[12] 432~433。这里“南药”当指海外运入的香药和药材，官吏私下买卖的话，转手即获利丰厚。

大量香药的进口，对医疗上的用药习惯也造成一定影响。宋代方书中用香药组方的很多，尤其官营的和剂局大量出售以香药制造的成药，推动了“香燥之风”盛行，过于泛滥的香燥药物受到后世医家诟病。不过香药入口量如此之大，并非全部应用于医药，更多是为贵族生活所用。宋代在社会上广泛用香料和香药来薰衣、焚香，有的用来配制的药茶。《墨庄漫录》载："宣和间，宫中重异香，广南笃褥、龙涎、亚悉、金颜、雪香、褐香、软香之类。笃褥有黑白二种，黑者每贡数十觔，白者止三觔……白者每两价值八十千，黑者三十千。外廷得之，以为珍异也。"[88]范成大也记述"中州人士但用广州舶上占城、真腊等（沉水）香"[54] 28 作香料之用。

宋代宫廷设有香药库，专门收贮香药，为此有所谓"香药纲"，即负责从岭南将香药运送至京城。如北宋时官员曾奏称："近年少有船舶到广州，其管押香药纲使臣端坐请给。欲乞抽归三班院别与差使，自今遇有船舶起发香药纲，即具马递申奏，下三班院逐旋差使臣往彼。"[82]5568 可见初期押运官员还是从京城差出的。后来押运官员改由地方负责，南宋绍熙元年，广南市舶提举江棣奏称："本司起发香药纲运，其愿押之人多无顾藉，不可倚仗。窃见本路多有江浙官员在此仕宦，任满赴阙，或无归资。若于其间选择可委之人使之就押，两得利便。"[82] 5590 官员押送有一定责任，完成得好有所奖赏，《宋会要辑稿》多有记载，如"自今广南市舶司起发粗色香药、物货，每纲以二万斤正六百斤耗为一纲，如无欠损、违限，依押乳香三千斤例推赏"；[82] 5589 "左班直赵世长先差广州押香药纲上京，三运了当，各有出剩，合依敕酬奖"[82] 5570 等。

元代，海外贸易的中心转移到泉州，但广州仍是重要的贸易港口。至元二十三年（公元 1286 年）在广州设市舶司；至元三十年（公元 1293 年）在海南岛设海北海南博易提举司。据陈大震《南海志》记载，元代经广州进口的药物类有脑子、阿魏、没药、胡椒、丁香、肉子豆蔻、白豆蔻、豆蔻花、乌爹泥、茴香、硫黄、血竭、木香、荜茇、木兰皮、番白芷、雄黄、苏合油、荜澄茄、诸木、苏木、射木、乌木、红紫等19种，另外“香货”类中可兼药用的有沉香等13种，“宝货”类中可兼药用的有象牙、犀角、珍珠、龟筒、玳瑁等5种[3] 44-45。进口的数量也相当可观，《吴渊颖集》卷九“南海山水人物古迹记”载：“岁时蕃舶金、珠、犀、象、香药、杂产之富，充溢耳目。抽赋帑藏，盖不下巨万计。”[89]

三、明清广东的药材海外贸易

明初实行严厉的海禁，“片板不许下海”，与海外各国的贸易只能通过朝贡和互市的形式进行。《续文献通考》卷三十一“市舶互市”载：“凡外夷贡者，我朝皆设市舶司领之，在广东专为占城、暹罗诸蕃而设……其来也，许带方物，官设牙行与民贸易，谓之互市。凡有贡舶即有互市，非入贡即不许互市……贡舶者，王法之所许，市舶之所司，乃贸易之公也；海商者，王法之所不许，市舶之所不经，乃贸易之私也。”[90]来贡者除将进贡之物上交朝廷外，允许其附带贸易之物，由朝廷统一收购。广东市舶司设于洪武三年，明嘉靖元年（公元1522年）“革福建、浙江二市舶司，唯存广东市舶司”[42] 1848，使广州成为接纳来贡的唯一口岸。

据陈邦贤统计，明代入贡药材共有19国40余种[91]，其实如果将兼有药用价值的贡物率数计入，恐怕不止此数。这些药材主要来自南方国家，如安南、真腊、苏门答腊、锡兰山、暹罗、占城、苏禄国东王、西王、峒王、渤泥、古里、古麻剌、爪哇、柯支、满剌加等。洪武二年（公元1369年）占城国的贡品有象、犀、象牙、犀角、橘皮、抹舟香、薰衣香、奇南香、土降香、檀香、苏木等；洪武三年（公元1370年）爪哇国贡物有胡椒、荜茇、黄蜡、乌爹泥、金刚子、苏木、乌木、番红土、蔷薇露、奇南香、檀香、麻藤香、速香、降香、木香、乳香、黄熟香、安息香、乌香、龙脑、血竭、肉豆蔻、白豆蔻、藤竭、阿魏、庐荟、没药、大枫子、丁皮、番木鳖子、闷虫药、珍珠、鹤顶、犀角、象牙等；洪武四年（公元1371年）暹罗国进贡的物品有象牙、犀角、片脑、米脑、檀香、安息香、黄熟香、降真香、乳香、木香、乌香、丁香、阿魏、蔷薇水、没药、肉豆蔻、荜茇、苏木、大枫子等[47]512。

永乐年间，自郑和下西洋后，来进贡国家和货物更多。朝廷对海外货物的需求也很大，像香药除了在各种仪式、活动应用外，太医院合药有时也动辄应用数千斤，如《明英宗实录》载景泰六年（公元1455年）三月庚戌户部奏："太医院急缺香料五千一百七十斤，各处催办未至，乞给内府银钞，于在京生药铺户之家两平收买。"[92]但有时某些香药又积存太多，以致多次以实物折价支给官员当俸禄。如永乐末年以胡椒、苏木折支，"春夏折钞，秋冬则苏木、胡椒，五品以上折支十之七，以下则十之六"[93]；宣德九年（公元1434年）规定："宣德八年文武官俸米折钞，请给予胡椒苏木，胡椒每斤准钞一百贯，苏木每斤准钞五十贯。"[94]

明代实施海禁后，海外进贡减少，一度连宫中用香都受到影响。嘉靖三十四年（公元1555年）八月壬子，因"龙涎香十余年不进"，责令户部，"差官驰至福建、广东，会同原委官于沿海番舶可通之地，多方寻访，勿惜高价"[95]。明后期废止海禁，香药贸易又重新繁荣起来。朝廷则加强了征税，明万历时期两度制订了关于商品进口征税的《陆饷货物抽税则例》，其中药用货物品种及税率见表13。

表13 明万历时期进口药材品种及税率表[96]

货物		单位	税额（两）	
			万历十七年	万历四十三年
胡椒		百斤	二钱五分	二钱一分六厘
象牙	成器者	百斤	一两	八钱六分四厘
	不成器者	百斤	五钱	四钱三分二厘
苏木	东洋木小	百斤	二分	二分一厘
	西洋木大	百斤	五分	四分三厘
檀香	成器者	百斤	五钱	四钱三分二厘
	不成器者	百斤	二钱四分	二钱七厘
奇楠香		一斤	二钱四分	二钱四分二厘
犀角	花白成器者	十斤	三钱四分	二钱九分四厘
	乌黑不成器者	十斤	一钱	一钱四厘
沉香		十斤	一钱六分	一钱三分八厘
没药		百斤	三钱二分	二钱七分六厘
玳瑁		百斤	六钱	五钱一分八厘
肉豆蔻		百斤	五分	四分三厘
冰片	上者	十斤	三两二钱	二两七钱六分五厘
	中者	十斤	一两六钱	一两三钱八分二厘
	下者	十斤	八钱	六钱九分一厘
燕窝	白者	百斤	一两	八钱六分四厘
	中者	百斤	七钱	六钱五厘
	下者	百斤	二钱	一钱七分三厘
荜茇		百斤	六分	五分二厘
黄蜡		百斤	一钱八分	一钱五分五厘
大风子		百斤	二分	一分七厘
阿片		十斤	二钱	一钱七分三厘
槟榔		百斤	二分四厘	二分一厘
水藤		百斤	一分	九厘
白藤		百斤	一分六厘	一分四厘

续表

货物		单位	税额（两）	
			万历十七年	万历四十三年
牛角		百斤	二分	一分八厘
藤黄		百斤	一钱六分	一钱三分八厘
阿魏		百斤	二钱	一钱七分三厘
芦荟		百斤	二钱	一钱七分三厘
马钱		百斤	一分六厘	一分四厘
椰子		百个	二分	一分七厘
海菜		百斤	三分	二分六厘
没石子		百斤	二钱	一钱七分三厘
龟筒		百斤	二钱	一钱七分三厘
苏合油		十斤	一钱	八分六厘
安息香		百斤	一钱二分	一钱四厘
番藤		百斤	二分六厘	二分二厘
乌木		百斤	一分八厘	一分五厘
紫檀		百斤	一钱	五分二厘
珠母壳		百斤	五分	四分三厘
降真		百斤	四分	三分四厘
白豆蔻		百斤	一钱四分	一钱二分一厘
血竭		百斤	四钱	三钱四分六厘
孩子茶		百斤	一钱八分	一钱五分五厘
束香		百斤	二钱一分	一钱八分一厘
乳香		百斤	二钱	一钱七分三厘
鹿角		百斤	一分四厘	一分二厘
丁香枝		百斤	二分	一分七厘
木香		百斤	一钱八分	一钱五分五厘
丁香		百斤	一钱八分	一钱五分五厘
甘蔗乌		1只	一分	九厘

葡萄牙人占据澳门后，也经常从事香药贸易，从澳门运出生丝和丝织品，从海外购回檀香和丁香等物品[97]。从澳门输入广州的货物中香料和药材居多，据载："佛朗机之来，皆以其地胡椒、苏木、象牙、苏油、沉、束、檀、乳诸香，与边民交易，其价皆倍于常，故边民乐与为市。"[98]中国也有药材经澳门出口，如万历二十八年（公元1600年）一艘葡萄牙商船所载的出口货物中就有朱砂500担、麝香6~7担、茯苓2 000担、樟脑200担[99]。

清初实行更严厉的海禁，官方贸易只能通过朝贡的形式进行。藩属国进贡仍然以香料和药物为重要种类。以《粤海关志》卷二十一记录的暹罗历次进贡为例，该国的贡品包括龙涎香、犀角、象牙、豆蔻、降香、藤黄、大枫子、土桂枝、乌木、苏木、荜茇、樟脑、儿茶、硫磺、檀香、冰片、冰片油、蔷薇露等[100]，大部分可供药用。

至清康熙中期，随着台湾收复，沿海已靖，于是，康熙二十三年（公元1684年）正式停止海禁。次年，设江苏松江、浙江宁波、福建泉州和广东广州为对外贸易的港口，并分别设立江海关、浙海关、闽海关和粤海关四个海关。据统计，自康熙六十一年（公元1722年）至道光二十年（公元1840年），运到福建、浙江、广州各港口贸易的商品中，可供药用的品种和输入地如下：由暹罗、越南、菲律宾、缅甸、新加坡等国家有象牙、沉香、速香、槟榔、砂仁、苏木、燕窝、玳瑁、胡椒、槟榔膏、鹿茸、鸦片等；由西欧各国的输入的商品有香料、药性鱼翅、紫檀、苏合香、乳香、没药、丁香、降香、胡椒、黄蜡、洋参等数十种；美国输入的商品有人参、水银、檀香水等[101]。此外，有些国家还带来一些成药，如《高宗实录》卷二百五十二载乾隆十年（公元

1745年）十一月庚辰，“两广总督策楞疏报，暹罗国遣商船带贡乐国生生丹药五千丸。查南北燥湿，水土各异，所进药丸，令该督交还赍回。赍贡夷商量为犒赏”[102]。

进口药材中数量较大的是檀香和胡椒，据统计在1817~1833年，经广州进口的檀香货值达3 710 707银元，胡椒达4 469 634银元；而鸦片战争前夕经广州出口的药材，樟脑约每年2 000担，桂皮每年30 000担，大黄1 000担[103] 256~258。

第三节　岭南药业的发展

得益于岭南浓厚的商业文化氛围，带动了岭南药材与成药产业的发展。明清至近代，“广药”遍布全国，影响巨大。

一、1840年以前的岭南药业

在近代以前，传统的封建工商经济逐步地发展和繁荣。岭南在商品贸易方面一向相当活跃，粤商足迹遍于天下。当时岭南药材和成药是岭南商人经营的重要品种之一。

（一）药材的营销

广东是海外药材入口集散地，向全国各地转输便成为一项重要的商业活动。《旧唐书·韦坚传》中记载，天宝年间韦坚将渭水通往长安的漕舟集于宫苑墙外，供皇帝御览所载各地货物，其中“南海郡船，即玳瑁、珍珠、象牙、沉香”[104]。

宋代岭南药材商贸也主要以转输海外药材为主。宋代实行专卖制度，进口货物要先运输到京城，再由朝廷机构发卖。关履权指出宋代广州货物运销中原的路线主要有三：一是经南雄横浦(梅关）入江西；二是从粤北乐昌入湖南宜章；三是沿西江西上封开入广西梧州[105]。宋代初年，就已经筹划香药的运输，《宋史·刘熙古附蒙正传》载“岭南陆运香药入京，召蒙正往规画”[84] 9101。早期运输队伍庞大，后由官员凌策加以改善，《宋史·凌策传》载：“先是，岭南输香药以邮，置卒万人，分铺二百，负担抵京师，且以烦役为患。诏策规制之。策请陆运至南安，泛舟而北，止役卒八百，大省转送之费。”[94] 10129

南宋时，由于都城在临安，故自岭南至临安可直接海运。如南宋宁宗时，“嘉定六年（公元1213年）四月七日，两浙转运司言，临安市舶务有客人于泉、广蕃名下转卖已经抽解胡椒、降真香、缩砂、豆蔻、藿香等物”，可见当沿海航运已经发展起来了。但当时对贸易还有严格限制，要求“其自泉、广转卖到香货等物，许经本路市舶司给引赴临安府市舶务抽解住卖，即不得将元来船只再贩物货往泉、广州军”[82]3380。

由于香药应用普遍，而且部分品种又允许民间贸易，当时宋代“广药”销往全国各省。南宋洪迈《夷坚志》中不少篇章从侧面地记载了当时广药贩卖商人的行踪，如《夷坚丙志》卷十九“朱通判”条载“长沙见人卖广药于肆”[106] 525；《夷坚支甲》卷三“刘承节马”条载“至信之贵溪……逢数贾客，携广香同坐”[106] 730；《夷坚志补》卷二十“潘成击鸟”载“广州人潘成，贩香药如成都”[106] 1734 等。即使是禁榷的药物也有人走私运销，《宋史·食货志》载：“广南、福建、淮、浙贾人，航海贩物至京东、河北、河东等路，运载钱帛丝绵贸易，而象、犀、乳香、珍异之物，虽尝禁榷，未免欺隐。”[84] 4563 岭南地道药材在各地还形成了专门销售店，例如南宋杭州就有“川广生药市”、“象牙玳瑁市”和“珍珠市”等[107]。

明代，一些全国性药材大市场逐步形成。如明代洪武元年（公元 1368 年），明太祖朱元璋诏令全国药商在禹州集结交易，由此形成全国性的禹州药市。还有祁州（现河北安国市）药市，中药材交易始于北宋，明清时也相当兴盛。其他著名的药材市场还有安徽亳州、江西樟树等。在药材市场中，广药是最重要的类别之一，广东药商足迹也由此遍及全国。

明清时广东人运销药材于各地而致富者颇多，屈大均载：“广州望县，人多务贾，与时逐香、糖、果、箱、铁器、藤蜡、番椒、苏木、蒲葵诸物，北走豫章、吴、浙、西，北走长沙、汉口。”[12] 371 如康熙五十四年（公元 1715 年）《创建黄皮胡同仙城会馆记》记载，广州商人在北京所贩货物有“犛药之若桂若椒者，果核之若槟若荔者，香之若沉若速若檀若美人选若鹧鸪斑者”[108]；又如广东新会葵扇、陈皮均是畅销土产，经销葵扇者往往顺便经营陈皮，而且在制作时作可以一物多用，“（葵）柄次皮可为绳，以缚陈皮往外省”[109]。清代乾隆、嘉庆年间，新会葵商在重庆、成都等地相继开设德隆、悦隆等 9 家“隆”字商号，主营葵扇的同时又大量经销新会陈皮。

在清代，广东药商已经不仅运销南方药材，而是成为一个全面经营各省药材的商业群体，在各地都有重要影响。如在四川，乾隆时期形成了影响较大的广东药材帮，经销四川五倍子，咸丰时内外广帮办运出川，每年运出数百担，占五倍子外销的很大部分[110]；20 世纪初，“重庆的药业以广东帮和江西帮最有势力。广东帮的壶中春最著名，江西帮中熊长春最著名，在药品制造和经营上，广东帮又较江西帮胜过一筹”[111]，以至重庆桐君阁药店创办时，在药业招牌上要特意加上“广东”二字。上海于道光三十年（公元1850年）就有广东商人在江西路开设刘财兴药行，此后设立的广帮药材行还有琪记、合记和、永兴泰、达利长、广益昌、耀记，还有属香港帮的祥源、元生永、立成等[112] 369。

明清时岭南药品贸易的市值，缺乏具体资料，但从明清两代宫廷采办广东药物的折银数目，可以了解当时主要药物的价格范围，见表14。

表14　明清岭南药材政府采购价目表

药品名	价格(《嘉靖广东通志》初稿）	价格（《道光广东通志》）
藿香	每斤价银四分	每斤价银四分
三薕	每斤价银八厘	每斤价银八厘
桂枝	每斤价银七分	每斤价银八分
使君子		每斤价银七分
诃子	每斤价银六分一厘	每斤价银六分一厘
官桂	每斤价银九分	每斤价银九分
天竺黄	每两价银六分一厘八毫四丝	一斤三两五钱四分
缩砂	每斤价银一钱零五厘	每斤价银一钱五厘
益智子	每斤价银二分	每斤价银二分
草果	每斤价银一钱五分九厘六毫二丝	每斤价银一钱五分九厘
大风子		每斤价银四分
草豆蔻	每斤价银九分九厘七毫四丝六忽八微	每斤价银九分九厘
大腹皮	每斤价银二分	每斤价银二分
大腹子	每斤价银四分	
槟榔	每斤价银四分	每斤价银四分

续表

药品名	价格(《嘉靖广东通志》初稿)	价格 (《道光广东通志》)
高良姜	每斤价银一分	每斤价银一分
蓬术	每斤价银八厘	每斤价银八厘
海桐皮	每斤价银四分	每斤价银四分
巴豆子	每斤价银三分	每斤价银三分
郁金	每斤价银四分	每斤价银四分
蛤蚧	每对价银三分正	
黄蜡	每斤价脚银二钱八分	每斤价银一钱六分五厘
白蜡	每斤价脚银三钱六分五厘	每斤价银三钱
栀子	每斤价脚银五分	
百药煎	每斤价脚银七分	
姜黄	每斤价脚银五分	
五倍子	每斤价脚银四分五厘	每斤价银三分五厘
乌梅	每斤价脚银二分三厘	每斤价银二分
荔枝	每斤价银三分一厘一毫四丝	每斤价银七分
圆眼	每斤价银二分二厘九毫四丝六忽	每斤价银七分
核桃	每斤价银二分五厘	每斤价银二分五厘
缩砂	每斤价银二钱三分	每斤价银二钱三分
蜂蜜	每斤价银八分	每斤价银五分五厘
沉香		每斤价银一两
檀香		每斤价银二钱五分
木香		每斤价银二钱
没药		每斤价银三钱
乳香		每斤价银三钱
丁香		每斤价银三钱
片脑		每两价银一两
安息香		每斤价银三钱

表 14 中大多数药物价格在两三百年间变动不大，或许因为是政府采购的官方定价，反映不出市场变动情况。不过在古代自然经济的条件下，药材价格稳定也是可能的。

另外，由于岭南自身的发展，岭南本地的药材商业也兴旺了起来。清代龙廷槐《敬学轩文集·初与邱滋畲书》记载的南海县（含广州、佛山、石湾）诸行业中，与药材相关的就有参茸行、槟榔行、药材行等[23] 341~342。当时佛山是国内繁华的手工业和商业重镇，道光和民国《佛山忠义乡志》称其“商贾辐辏，货物甲于东南”[23] 265，“诸货宝南北互输，以佛山为枢纽，商务益盛”[23] 267~268。商业繁荣带动了药材业发展，陈炎宗撰《参药行碑记》说“佛山□□□（注：原碑缺字）货辐辏，而以药材为首称”[23] 79。据记载，乾隆三十二年（公元 1767 年）参与组织佛山参药会馆的药材店就有 27 家，这还仅是部分药店。广州药材业也很旺盛，清嘉庆时就形成了“药业八行”的行业组织，经销的药材来自全国各地。据 1833 年《中国丛报》报道，当时往广州输送药材的省份包括山东、直隶、陕西、四川、贵州和江西等，其中贵重或数量大而专列品名的药材，有山西、甘肃、四川、云南、湖南、湖北、河南的麝香和杏仁，直隶的人参，广西的肉桂，湖南、湖北、河南的大黄，云南的槟榔，福建的樟脑[103] 305~306。当中很大部分用于转输出口。

（二）中成药业

中成药业在广东有悠久历史。早在唐代，就记载梧州陈氏有“陈家白药子”，《岭表录异》载：“梧州陈氏有此药，善解蛊毒，有中者即求之，前后救人多矣……广府每岁常为土贡焉。诸解毒药，功力皆不及陈家白药。”[14] 38 明清时期，岭南成药不断发展，逐步兴盛起来。

明清岭南成药最早兴于佛山。当时佛山工商品发达，为天下四大镇之一。在浓厚的商业环境中，岭南成药业得到了极大的推动。佛山中成药的创始，多是从个体作坊开始，然后逐渐成长壮大的。如佛山“梁仲弘祖铺”创建于明代，据载梁仲弘早年在佛山镇朝市街悬壶，后研制出几种成药蜡丸在医馆出售，其中专治小儿腹痛、吐奶的“抱龙丸”颇有欢迎。由于南方气候潮湿，不易保存，他又发明了以蚬壳盛药、外封以蜡的早期蜡丸。这种蜡丸大受欢迎，于是梁仲弘专门建立了“梁仲弘蜡丸馆”，以制作和销售抱龙丸为主。抱龙丸随着佛山的影响扩大而天下闻名。清康熙初年屈大均《广东新语》卷十五曾记：“广中抱龙丸为天下所贵。”[12] 418 李调元《粤东笔记》也记载:“南方草木入药者甚多，市入制丸裹蜡，俗称广丸，远方携用颇验。”[41] 269 据传，该馆门前曾竖有“梁仲弘蜡丸馆”木制大招牌一块，因群众诚信该馆铺抱龙丸的效验，说是其招牌之木熬水亦可治病，四乡农民偷偷刮其木屑作药用，时间一长，完整无缺的大招牌居然面目全非，不堪使用。

佛山成药另一著名品牌冯了性风湿跌打药酒创制于明万历四十八年（公元 1620 年），原名发汗药酒，主治风湿兼跌打，以丁公藤、麻黄为主药。该酒由冯了性的父亲冯炳阳创制的。冯炳阳新会人，经营药店多年，配制成风湿跌打药酒。后由其子冯了性来到佛山镇销售，并正式命名为“冯了性风湿跌打药酒”。因生意兴隆，又在广州开设分店，继之，在上海和港澳等地遍设分店，共有十余家之多。清《验方新编》曾载：“有人风瘫，一身四体不能转动，百药不效，后服冯了性药酒一钱，浑身出汗，上呕下泻，半日后行动如常，用药调理，霍然痊愈，神效非常。又有一少年风瘫，先饮此酒五钱不效，后渐至一两始见功效。此少年体壮者，饮之无碍。若体虚及老年人不宜多饮，是所切嘱。酒，广东佛山镇并省城及广西省城有买，并有药单。”[113]

还有著名的“黄祥华如意油”，店始创于清咸丰年间，始创人黄大年，字兆祥。其药方据传来自佛山镇白衣庵主持，颇有效验，后由黄兆祥儿子黄奕南等制成药油，可以搽食兼用，四时感冒、肠胃不适、风痰咳嗽、小儿腹痛甚至烫火刀伤、蚊虫蜇伤等均可用之，故又称“黄祥华万应如意油”，销售极广。后来营业遍及华洋各埠，成为佛山巨富，最旺时在汕头、江门、上海、香港，新加坡等地均设有分店。

以这些名牌产品为龙头，佛山成药业不断发展。据调查，佛山创于明代及清中期以前的成药号见表15。[114]

表15　明清时期佛山成药号表

店号	创立年代	产　品
保滋堂	明嘉靖三年（公元1524年），一说1713年	六味地黄丸、归脾丸、龟鹿滋肾丸、十全大补丸、天王保心丹、知柏地黄片、保和丸、金匮肾气丸、健步虎潜丸、补中益气丸、理中丸、附桂理中丸、乌金丸、男妇八金丸、滋朱丸、礞石滚痰丸、保婴丹、附桂八味丸
梁仲弘	明万历年间	抱龙丸
冯了性	1620年	风湿跌打药酒
黄恒庵	天启年间	龟鹿八珍丸
刘诒斋	清康熙年间	三达卫生丸
集兰堂	清同治年间	橄葱茶、三蛇丹川贝末、熊麝膏、三蛇胆陈皮末
人和堂	清乾隆年间	活络丹、震惊丸、苏合丸
何善庭	清同治年间	疳积散
梁财信	清嘉庆年间	跌打丸、跌打药酒

续表

店号	创立年代	产　　品
马伯良	清道光年间	回春丹、熊胆丸、痧气丸、七厘散、通关散、盐蛇散
黄祥华	咸丰年间	如意油
甘露园	1830年	安宫牛黄丸、紫雪丹

在省城广州，也有不少后来成为老字号的中成药店铺出现。例如广州著名老字号药店“陈李济”始创于明朝万历年间，比北京同仁堂还早70年。其创立经过据《番禺县续志·实业志》载有一段故事：“南海河清乡人陈体全者，家贫，母病瘫，三年不愈。体全露祷西樵山，凡五十余夜，遇采药翁出篮中草一茎，方书一卷，授之曰：‘嘉子纯孝，草可疗母疾，方书习之，一生衣食勿虑也。然利济之心不可忘。’体全敬谨受教，归进草汁，母病立瘳。勤诵方书，遂精岐黄。治病多奇效，手制丸药，施济贫病，所赖存活无算。时家亦小康矣。好善孳孳，欲设肆以宏利济。尝觅伙，晨叩某甲门，闻其未起，曰：‘懒者不足与谋。’归，途遇李氏子，拱立，问何往，体全语之故，李氏子原从受教，鞭笞无怨。体全察其朴诚，订盟合资设肆。榜门大书‘陈李济’。李寻卒，余寡妇孤儿，体全抚恤备至……”[115]189~190

“陈李济”店设广州城南双门底。该店又首创了全部用蜡封装以利保存的蜡丸，行销甚广。据说其所产“苏合丸”曾用于清同治帝，获同治钦赐“杏和堂”封号，并钦准该厂储藏用作原料的旧陈皮作为贡品向朝廷进贡。

除陈李济外，广州其他老药厂有何明性，创于1651年；黄中璜，创于1662年；敬修堂，创于1790年；王老吉、瑞草堂，创于1828年；刘贻斋，创于1830年；橘花仙馆，创于1838年。他们出产的以膏丹丸散、药油凉茶之类，均流行于世。

二、近代的广药产业

进入近代，岭南药业在发达的商业文化环境下进一步发展壮大，成为一支重要的经济力量。

（一）广东药业的兴旺

近代广东药业由于外销大量增加，因而进一步兴旺起来。此前中药的外销，除南洋等地对川芎、当归、白术等有较大需求外，对西方主要的出口药品为大黄、樟脑，作为食品或化工原料。自近代大批广东和福建人出洋，在国外逐渐形成华侨聚居区，于是中药的海外需求大为增加，“主要原因为旅外华侨，生活习惯上，都采用中药的缘故”[116]7。而除原有的广州港口外，殖民地香港在19世纪中期也已经迅速发展起来，在对外贸易方面甚至超过了广州，“1856年以后，香港成为华南的货物分配中心，中国有四分之一的进口货和三分之一的出口货由香港周转资金并通过香港进行分配”[117]。粤汉线通车前，很多药材运至香港，再输入广州；粤汉铁路通车后，内地药材直通广州，有的再转香港出口。交通的便利，使广东进一步成为全国药材的主要外销集散地，这有力地促进了广东药业的发展。

广东的药业主要仍以广州、佛山两地为主。佛山作为广东成药的发祥地，各省货客、货船及办庄聚集，药业生意兴旺。《佛山忠义乡志·实业志》载，光绪年间佛山有参茸店数家，生药材店10多家，熟药店40多家，西土药材行数家，还有经营荔枝干、圆眼干的枝园行数家。但随着粤汉、广三铁路的兴建，省城广州交通更为发达，药材集散中心已逐渐转移至广州。清末“广州出口货，以丝、茶、药材、陶瓷、糖、席、麻布为大宗，茶叶、药材、瓷器均非本邑所产”[115] 187，药材来自全国各省。据光绪《南海乡土志》载，当时输入广州的药材主要来自四川、云南、河南、安徽等省[23] 346，而输入佛山的药材据民国《佛山忠义乡志》载多来自广西、四川、山西、陕西[23] 352。

清末民初广东的药材输出仍以两广特产药材（西土药）为主，1936年粤汉铁路通车后，逐步变成转销内地药材（南北药）为大宗[118]。广州近代专营药材批发转销的南北药材经纪行规模很大，“每行深凡三四十丈，内寓各客之某庄某帮三五间，甚至十数间不等，各客帮来货，固然交行发售，至附设行内之各庄，多各自分灶。但各行所占面积既深大异常，而客帮字号多设于楼上，取其光线空气充足，于是一般地下，乃成为当然的货仓，某段贮某货，林林总总，陈容殊极雄伟”[119]。“南北药材经纪行”仅是广州“药业八行”之一，而且除“药业八行”之外，兼营药材的还有海口行、北江行、什货行和果栏行等，可见药材贸易之兴旺。据统计，抗战前经营中药材有361家，至新中国成立前仍有270家（不含熟药丸散）[118]。抗战时因广州沦陷，药业大受打击，但战后很快又恢复，仍然是国内主要的“国药推销地，亦属销流集散地”，其中“经营南北药材经纪商业的，总共有170多家；经营生药及参茸业的，达七八十家，再其次经营熟药的则有三百余家之多”[116] 8。

在传统的成药业方面，佛山仍有优势。《佛山忠义乡志》卷六《蜡丸行》载：“本乡所出丸散膏丹向颇有名。”[23] 357 其中最著名者见表16。

表 16 近代佛山主要成药店

店名	著名制品	所在地	店名	著名制品	所在地
黄恒庵	蜡丸	走马路	钱日佳	太平茶	早市
梁仲弘	抱龙丸	早市	迁善堂	盐蛇散	汾流街
刘诒斋	卫生丸	汾宁里	马百良	百胜散	豆豉巷
李众胜堂	保济丸	祖庙大街	芝兰轩	平安油	汾流街
黄祥华	如意油	文明里	招禄合	膏药	金线上街
冯了性	药酒	汾宁里	梁六合	膏药	金线通街
源吉林	甘和茶	南擎后街	罗恕斋	药膏	普君吁细巷
黄世昌	膏药	石巷	敬寿阁	万灵茶	新宁街
朱炳昌	甘露茶	黄伞巷	林治平	戒烟丸	豆豉巷

广州也有不少老字号创立于这一时期，如黄贞庵创于1860年；广芝堂创于1873年；歧生堂创于1875年；迁善堂创于1878年；佐寿堂创于1880年；李众胜堂创于1896年；潘人和创于1897年；两仪轩创于1899年；善德堂、邹家园、罗广济等均创于1900年。很多广东成药声名远播，成为社会上馈赠佳品。如清光绪初毛昶熙在京主持科举，试后进士拜会，就送广芝馆丸散数十种为礼物，并称“广芝馆，粤东良药肆也，名彰遐迩久矣”[120]，毛试用之果然有效。又如王仁堪为采芝林药店作序，称在京城“即耳采芝林药裹之妙甲于南中，既而亲旧自粤来者辄有所赠，因症取试，靡不神效”[120]。这些记述虽然出现于该店药目，有广告之嫌，但恐怕也有一定的事实依据。

药材生意在广东的经济活动中占据一定位置，被作为“课征目的物”列入金库（财厅）“岁入经常门”。1917年省港药业同人梁兆南呈送《论中医药书》致粤省长朱庆澜，曾称每年省港药销达“三千万巨金”[122]之多。据回忆新中国成立前省港两地仅丸散出口每年就达千万港元[118]。

（二）药业组织与经营

在近代营商的环境中，同行业之间为加强联络和应付厘税，还形成了各种行会组织。

佛山“参药会馆”初建于于乾隆三十二年（公元1767年），当时经营参药的“豆豉巷二十余肆”，恐“真赝□陈，斯□误不浅”，于是组织会馆，以“矢慎矢诚”[23] 79，互相监督。清道光何佩鱼撰《重修参药会馆碑记》又重申：“参药之为用至巨，人之伪为参药以渔利者亦至多，苟无章程以为之统属，则讹伪悟（误）人，人市者惧矣……然同归于参药之行者，即同式于参药行之例。”[23]141 可见行会具有规模经营的功能。所谓“参药”，其实是药材通称，“或疑参乃药之一耳，言参而反先药何欤？不知参虽列名诸药之中，而独高出诸药之上……以药统参可也，以参冠药亦无不可也”[23] 142。乾隆时参加组织会馆的有27家，道光重修时有28家，不过在两次碑记中均出现仅有福裕堂、赞宁堂、万春堂、人和堂四家，这也反映出佛山药业变迁较大。

此外佛山成药业组织有还寿世祖安堂。民国时，根据政府有关组织同业公会的规定，这些会馆先后演变成佛山的国药业公会和成药代售业公会。

广州药业在清代，有所谓的“药业八行”之称。“药业八行”始建于清代嘉庆年间（公元1796—1820年），它既是行业的联谊会，又是向行业各店收取厘金和调解行业内部纠纷的组织。按广州“七十二行”中只有生药行、熟药行、参茸行、丸散行[115]185，“八行”其实是药业中的细分。因为当时政府抽收厘金，各行组织起来集中应付，而每行大小不同，缴纳厘金数也有别，所以分成八行。八行名称记载不甚一致，但大致差不多，按一般说法有："南北经纪行"批发各种南北方药材原件的药材店；"西土行"经营广西、广东两省所产的土药材，原重点在佛山，铁路开通后经销重点转移至广州；"参茸幼药行"经营人参、鹿茸及如珍珠、牛黄、麝香、犀角、熊胆等名贵细药；"生草药行"经营岭南草药；"熟药行"是配剂零售药店；"药片行"从事药材加工；"生药行"经营未经炮制的药材；"丸散膏丹行"专营卖成药。主要的会首，成药业为"杏泉堂"，熟药行为"张大昌堂"，生药行有"寿世会馆"。同行之间有一定约束功能。如李应权先生回忆，如有店铺拖欠南北行账款，南北行便把欠账店号之名标贴于茶柜，不与交易，"倘有同业违背，私与该欠账店号交易，一经查知，除处罚100元外，亦把该私自交易之店名标贴于茶柜处，均叫做'坐茶柜'"[123]。在民国时期，药业行会也进行改组，在抗战后广州分别组成了南北药材经纪商业公会、生药参茸同业公会、熟药丸散公会等[116]8。

广东省药业经营者众，彼此之间当然也存在着竞争关系。为了在商业竞争中胜出，药商们经营手法多种多样。林文陔先生回忆，佛山成药业注重广告，广告费一般占到营业额的一成以上；宣传手法也别出心裁，如梁谦益雇人在厕所粉刷"食左梁谦益，唔忧冇仔激"标语，推销其精武丸、坤乾丸；蛇王满在店前放着装有蛇的大玻璃箱，以宣传其蛇药；邝石泉雇人每天托着纸扎大脚游行各街，宣传其脚气丸功效[124]。广州成药业也是花样百出，在报纸刊物上登广告，自印街招、小册子，刊登（印）病者来信医生报导或函件、证明。文字中标榜"祖传秘方"、"遵古炮制"等自不在话下，有的发展到发誓和咒骂，宣称“如有假冒，天诛地灭”，“男盗女娼”，“灭祖灭宗”等等的词句。有的药店还逢年过节赠送宣传物品，端午送纸扇，年终赠日历，举子赴试赠送药物。或在农村迎神赛会时雇请艺人，唱龙舟，玩音乐，乘机推销药品。有些企业还启用“出江”人员，即以江湖卖药形式，下乡宣传。另外像招请代理商号，给予销售回佣等也是常见手法[124]。著名品牌为防假冒，也有许多招数。如有的采用新技术包装印刷，如佛山黄祥华早在1894年就运用水印单纸技术，以别招牌真伪，陈李济在1905年放弃原土纸改用机器纸印包封票单，李众胜于民国时将保济丸改为昂贵的红色精细凹凸版装；有的加印或发放验真券（防伪标志），如唐拾义于1917年采用仿银纸的验真券，余仁生也有红色验真券[126]。

另一种别致的宣传手法是公开征联。如民国时广州中医师方佗，其药店出品百宝茶，向社会公开征集对联，“凡应征各联不限字数，但以含有本医师之姓名或所调制之特效良药百宝茶百宝散功效为原则”[127]3，隆重地请前清翰林、中山大学教授等担任评委，评得第一名之联为“方略相同医，譬当国步多艰，怀宝有人苏众庶；佗罗心即佛，为解黎元百厄，散花无界本慈悲”[127]5，获奖励国币二万元，外加百宝茶、百宝散各10包。这种活动对文人最有吸引力。

以上种种，都反映出广东中药业吸收了当地商业文化的特色，形成了多种多样的经营手法，在扩大知名度的同时也宣传了中医药。

（三）外埠的广东药商

由于近代广东药业兴旺，与全国各省的药材往来密切。

广东药商也遍布全国，或运销地道药材，或经营名优成药，在国内颇有影响。

在内地的各大药材市场上，经常活跃着以两广为对象的“广帮”。如著名的河南安国药材市场在清中后期形成了所谓“十三帮”，安国药王庙内清同治四年（公元 1865 年）的《河南彰德府武安县合邦新立碑》中载：“凡客商载货来售者各分以省，省自为邦，各省共得十三邦。”碑中所记十三帮为：京通卫帮、关东帮、山东帮、山西帮、陕西帮、古北口帮、西北口帮、宁波帮、彰武帮、怀帮、广帮、江西帮、亳州帮。“广帮”主要经销的药材“大部分是进口货，有进口的木香、乳香、没药、番泻叶、芦荟、丁香、砂仁、豆蔻、肉桂等。去货以熟芪、鹿茸、人参为主”[128]。但祁州的广帮少见真正的广东人，民国时赵燏黄调查发现：“然真正之广帮药商，往往不至，专经山西人之手而推销之，或由卫帮从香港而输致之。”[129]。清末重庆广帮药材商庄客达 50 多家，还修建有“广东会馆”[130]。

广东的土产药材也远销各地，如新会有不少专营陈皮的店铺，民初时新会贤洲街一带有 30 多家，其中的一些大户还在上海等地开设批发店。药业八行中的西土行就是专营这些土产的，主要是批发给外省客帮或外地办庄。

香港、澳门本属广东，唯因殖民地之故而各自独立。但三地中药业一向联系紧密，药商也多是广东人。香港是内地药材海运中转港口，运销的药材一部分销往海外，一部分运入广东，每年金额达千万港元[131]。香港《中药联商会所创办纪念书》记载，早期香港药业主要由分为汕头厦门帮、暹罗石叻帮、东京安南帮、海口下府帮、省城标家（所谓“标家行”，主要是利用穗港两地邻近特点，获取行情，迅速买入卖出，转手图利，与传统有固定渠道的商家不同）、本地生药行等控制[132]，可见其出入口中介性质。

香港由于与广东相邻，两地间药物走私也相当常见，据调查，“香港进口各种药材，十之九均转输至他处，而以至粤者为最多……独进口参茸输出者占十之一，销港者反占十之九。据业中人云，此由于港进口参茸仅10%系报关转运出口，其他70%~80%则由旅客随身携往各处，未列入港关册”[133]，这些走私至广东的参茸其金额在20世纪30年代估计每年都超过百万元，最多达到三百多万元。

相对于药材贸易，成药业的附加值更高，品牌性更强。近代广东中成药业足迹遍及全国。这些成药往往以联号经营，如广东唐拾义药厂，总号在广州，控制广东、广西、云南、湖南、湖北、福建各省市场；于上海开设联号，控制中国西北、东北及长江沿岸各省业务；于天津开设联号负责整个华北；另有香港联号则负责当地及东南亚市场[134]。广州陈李济在上海、香港、澳门、新加坡等地有支店，佛山梁财信则在广州、香港、上海、顺德等地设店等。广东中成药的出口也往往通过联号经销，主要依靠香港中转，有实力的药业多数在两地设立联号或办庄。据学者对近百家在港设联号药店的统计，其中来自广东各地的占到80%，而总号在广州的就有65家；另有15%的联号是总行在香港，在广东开支行的；还有少部分是南洋各地在粤港开设的联号。由于广东药行很少在海外设立分行，其海外业务主要由在港联号或香港代理商开展[135]。

除联号或分店外，委托代理销售也很常见，像广东普太和，光绪年间分铺设于苏州，而分寄各地药店代售的则遍及国内外。据记载其分销药店有：高丽仁川埠大街保安堂、江西省城马王庙泰西药房、浙江温州双门口恒盛号、京都琉璃厂丰泰照相店、南京承恩寺大街悦来信、湖州衣裳街俞阔淋堂号、烟台桂子街利珍洋货号、旅顺口大街利亨洋货号、苏州玄妙观前广顺昌号、常州鼓楼北首华英药房、镇江二马路德和土行内、杭州城大井巷宝太和号[136]等。民国时普太和又在北平开设分店，宣称“本号开设广东，经售膏、丹、丸、散、药油、药酒，各种济世物品……唯念羊城远居岭表，设有需求，远不济急，故于开设北平支号”，并招商代理，“如省城乡镇设可专售代销敝号各药者，价目特别从廉”[137]。

还有的药店通过邮购推销，如佛山梁家园少林膏药在全国发展的代理客户逾万户，每日发出包裹七八十件[138]，可见销量之大。直接走出外地开设药店的广东人也不少，他们凭借着广东成药的名号而生意兴旺。如天津有广东人李某开设怡和堂广东药店（后改志怡堂），贩卖广东中成药，逐步兴旺，带动当地出现了不少专营广东药丸的店铺，其中有的实际是在当地仿制，并非由广东运来[139]。在上海，光绪元年（公元 1875 年）和九年（公元 1883 年），有广东商人先后在河南路开设鹿芝馆，在汉口路开设郑福兰堂分店，成为上海最早的广帮药店，其后开设的广帮药店还有朱普太和、种德园、仙寿窝、杏林轩等[112] 367。北京大栅栏也有专营“广东丸药”的保太和药铺[140] 552，还有经营薄荷油等的广药行广太和、普太和及广帮南货店[140] 554。

广东药业的发展，得益于三个有利因素：一是地方物产丰茂；二是商业传统浓厚；三是医药业充分发展。《咸陟堂文集二集》卷二“募修药王医灵庙文”称佛山“人医之肆，籍籍相望”[23] 354，这与成药业的兴旺交相辉映。很多药业创始人为医家出身，由于验方效果显著，于是转化为商业生产，获得成功。像佛山梁财信、梁仲弘都是医生出身，广州近代药业兴旺，也与广州“中医街”的医业兴隆互为支持。粤港药业在发展中还深刻认识到医药相互依存的关系，指出“傥因中医衰落，中药随之，其关系至大”，在民国政府拒绝将中医药纳入教育系统的情况下，他们团结起来，提出了“习中医以存中药”[141]口号，积极捐资建设广东中医药专门学校，数十年来支持不辍，使该校成为近代历史最久的中医学校。广东中药文化的发展，为现代广东中药产业奠定了厚实的基础。

参考文献

[1] 朱右曾. 逸周书集训校释 [M]. 台北：世界书局，1962.

[2] 范晔. 后汉书 [M]. 北京：中华书局，1965：194.

[3] 广州市地方志编纂委员会办公室. 元大德南海志残本（附辑佚）[M]. 广州：广东人民出版社，1991.

[4] 阮元. 广东通志 [M]. 续修四库全书：史部第672册. 上海：上海古籍出版社，1997.

[5] 葛洪. 西京杂记 [M]. 周天游，校注. 西安：三秦出版社，2006：145.

[6] 陈直. 三辅黄图校正 [M]. 西安：陕西人民出版社，1982.

[7] 嵇含. 南方草木状 [M] // 朱晓光. 岭南本草古籍三种. 北京：中国医药科技出版社，1999.

[8] 刘毅纬. 汉唐方志辑佚 [M]. 北京：北京图书馆出版社，1997.

[9] 吴应逵. 岭南荔枝谱 [M] // 梁廷楠，杨孚，顾微，等. 南越五主传及其他七种. 杨伟群，校点. 广州：广东人民出版社，1982：74.

[10] 杜甫. 杜工部集 [M]. 长沙：岳麓书社，1989：64.

[11] 王临亨. 粤剑编 [M] // 叶权，王临享，李中馥. 贤博编·粤剑编·原李耳载. 北京：中华书局，1987.

[12] 屈大均．广东新语［M］．北京：中华书局，1985.
[13] 杨孚．异物志［M］// 梁廷楠，杨孚，顾微，等．南越五主传及其他七种．杨伟群，校点．广州：广东人民出版社，1982.
[14] 刘恂．岭表录异［M］．广州：广东人民出版社，1983.
[15] 苏轼．苏轼诗集［M］．北京：中华书局，1982：2194.
[16] 佚名．神农本草经［M］．沈阳：辽宁科学技术出版社，1997：31.
[17] 苏颂．图经本草［M］．福州：福建科学技术出版社，1988.
[18] 周去非．岭外代答［M］．上海：上海远东出版社，1996.
[19] 唐慎微．证类本草［M］．北京：华夏出版社，1993.
[20] 苏敬．新修本草［M］．合肥：安徽科学技术出版社，1981.
[21] 李时珍．本草纲目；李时珍医学全书［M］．北京：中国中医药出版社，1999.
[22] 赵翼．檐曝杂记［M］// 车吉心．中华野史：清朝卷．济南：泰山出版社，2000：4597.
[23] 广东省社会科学院历史研究所中国古代史研究室，中山大学历史系中国古代史教研室，广东省佛山市博物馆．明清佛山碑刻文献经济资料［M］．广州：广东人民出版社，1987.
[24] 西南政务委员会．广东工商业：茶·桂皮［M］．广州：西南政务委员会，1934：36.
[25] 广东省政府财政厅．广东经济纪实［M］．近代中国史料丛刊三编：第 237 册．台北：文海出版社，1993.
[26] 陈藏器，尚志钧．本草拾遗辑释［M］．合肥：安徽科学技术出版社，2002：270.
[27] 李昉．太平御览第 20 册［M］．四部丛刊三编本．上海：商务印书馆，1935．卷 949 页 7
[28] 汪灏，钱宗武．今古文尚书全译［M］．贵阳：贵州人民出版社，1990：76.
[29] 严北溟，严捷．列子译注［M］．上海：上海古籍出版社，1986：116–117.
[30] 桓宽．盐铁论［M］．北京：华夏出版社，2002.
[31] 李肇，赵璘．唐国史补·因话录［M］．北京：古典文学出版社，1957：64.

[32] 任伊森．黄岩柑橘史话．台州文史资料：第 3 辑．台州：台州市政协文史资料和学习委员会，1997：128.
[33] 陈志喆，吴大猷．四会县志：物产［M］．台北：成文出版社，1967：119.
[34] 林星章，黄培芳：新会县志［M］．台北：成文出版社，1966.
[35] 檀萃．楚庭稗珠录［M］．广州：广东人民出版社，1982：174.
[36] 郝玉麟．广东通志［M］．木刻本．1731（雍正九年）
[37] 黄芝．粤小记［M］// 吴绮，罗天尺，李调元，等．清代广东笔记五种．林子雄，点校．广州：广东人民出版社，2006：406.
[38] 马蓉，陈抗，钟文，等．永乐大典方志辑佚［M］．北京：中华书局，2004.
[39] 吴震方．岭南杂记［M］．四库全书存目丛书：史部 249 册．济南：齐鲁书社，1996：521.
[40] 段成式．酉阳杂俎［M］．北京：中华书局，1981：170.
[41] 李调元．南越笔记［M］// 吴绮，罗天尺，李调元，等．清代广东笔记五种．林子雄，点校．广州：广东人民出版社，2006.
[42] 张廷玉．明史［M］．北京：中华书局，1974.
[43] 王文禄．庭闻述略［M］//《中国野史集成》编委会．中国野史集成：第 37 册．成都：巴蜀书社，1993：398.
[44] 蔡絛．铁围山丛谈［M］．北京：中华书局，1983.
[45] 王辟之．渑水燕谈录［M］．北京：中华书局，1981：111.
[46] 王象之．舆地纪胜［M］．南京：江苏广陵古籍刻印社，1991：918.
[47] 戴璟．广东通志初稿［M］．四库全书存目丛书：史部 189 册．济南：齐鲁书社，1996.
[48] 宋应星．天工开物［M］．长沙：岳麓书社，2002：391.
[49] 龙文彬．明会要［M］．北京：中华书局，1957：1101.
[50] 郭棐．广东通志［M］．四部全书存目丛书：史部 197 册．济南：齐鲁书社，1996：197.
[51] 清代国史馆．清史列传：第 1 册［M］．王钟翰，点校．北京：中华书局，1987：216.
[52] 周祖谟．方言校笺附索引［M］．北京：中华书局，1993：54.
[53] 李珣．海药本草［M］．北京：人民卫生出版社，1997.

[54] 范成大．桂海虞衡志校注［M］．南宁：广西人民出版社，1986.
[55] 叶权．游岭南记［M］//叶权，王临享，李中馥．贤博编·粤剑编·原李耳载．北京：中华书局，1987：43.
[56] 罗大经．鹤林玉露［M］//车吉心．中华野史：宋朝卷．济南：泰山出版社，2000：2752.
[57] 柳宗元．柳宗元集［M］．北京：中华书局，1979.
[58] 苏轼．苏轼集［M］．北京：国际文化出版公司，1997：467–468.
[59] 释继洪．岭南卫生方［M］．北京：中医古籍出版社，1983：55–56.
[60] 张继科．三合集·卫生汇录［M］．海口：海南出版社，2002：94.
[61] 王士性．广志绎［M］．北京：中华书局，1981：100.
[62] 陆以湉．冷庐医话［M］．太原：山西科学技术出版社，1993：177.
[63] 乐史．太平环宇记［M］．文渊阁四库全书：第470册．台北：商务印书馆，1986：574.
[64] 杜佑．通典［M］．北京：中华书局，1988.
[65] 寇宗奭．本草衍义［M］．北京：人民卫生出版社，1990.
[66] 丁谓．天香传［M］//曾枣庄，刘琳．全宋文：第5册．成都：巴蜀书社，1989.
[67] 张庆长．黎岐纪闻［M］//王锡祺．小方壶舆地丛钞：第11册，杭州：杭州古籍书店，1985．第9帙342
[68] 佚名．明太祖实录［M］．台北：史语所，1968：3373–3374.
[69] 佚名．明孝宗实录［M］．台北：史语所，1968：1956.
[70] 张巂．崖州志［M］．广州：广东人民出版社，1983：442.
[71] 叶觉迈，陈伯陶．东莞县志［M］．台北：成文出版社，1968：401.
[72] 林逑训，单举诗．韶州府志［M］．台北：成文出版社，1966：232.
[73] 昆冈．钦定大清会典事例［M］．续修四库全书：史部第802册．上海：上海古籍出版社，1997：895.
[74] 许梿．洗冤录详义［M］．木刻本．汉口：湖北藩署，1877年（光绪三年）：卷3页39
[75] 刘安．淮南子［M］．上海：上海古籍出版社，1989：203.
[76] 沈约．宋书［M］．北京：中华书局，1974：2400–2401.
[77] 姚思廉．梁书［M］．北京，中华书局，1974：794.
[78] 韩愈．韩昌黎全集［M］．北京：燕山出版社，1996：632.

[79] 元开．唐大和尚东征传［M］．北京：中华书局，1979：74.
[80] 邓端木．广州港史：古代部分［M］．北京：海洋出版社，1986：57.
[81] 薛居正．旧五代史［M］．北京：中华书局，1976.
[82] 徐松．宋会要辑稿［M］．北京：中华书局，1957.
[83] 白寿彝．宋时伊斯兰教徒底香料贸易［M］// 朱庆葆．南京大学百年学术精品：历史学卷．南京：南京大学出版社，2002：708.
[84] 脱脱．宋史［M］．北京：中华书局，1977.
[85] 张世南．游宦纪闻［M］．北京：中华书局，1981：61-62.
[86] 赵汝适，杨博文．诸蕃志校释［M］．北京：中华书局，1996：163.
[87] 梁廷枏．粤海关志［M］．续修四库全书：史部 834 册．上海：上海古籍出版社，1997：491.
[88] 张邦基．墨庄漫录［M］．四部丛刊三编本．上海：商务印书馆，1936：卷 2 页 11.
[89] 吴莱．吴渊颖集［M］．四部丛刊初编本．上海：商务印书馆，1929：97.
[90] 王圻．续文献通考．北京：现代出版社，1986：549.
[91] 陈邦贤．中国医学史［M］．北京：商务印书馆，1957：252-253.
[92] 佚名．明英宗实录［M］．台北：史语所，1968：5428.
[93] 黄瑜．双槐岁钞［M］．北京：中华书局，1999：184.
[94] 佚名．明宣宗实录［M］．台北：史语所，1968：2566.
[95] 佚名．明世宗实录［M］．台北：史语所，1968：7526.
[96] 张燮．东西洋考［M］．北京：中华书局，1981：141-145.
[97] 李斌．明代广州的香药贸易［M］// 陈泽泓．广州话旧：上册．广州：广州出版社，2002：441-448.
[98] 林希元．与翁见愚别驾书［M］// 陈子龙，徐孚远，宋徵璧，等．明经世文编：卷 165．四库禁毁书丛刊：集部第 24 册．北京：北京出版社，1999：387.
[99] 杞晨．元明时期广州的海外贸易［M］// 陈柏坚．广州外贸两千年．广州：广州文化出版社，1989：177.
[100] 梁廷枏．粤海关志［M］．续修四库全书：史部 835 册，上海：上海古籍出版社，1997：88.
[101] 黄启臣．清代前期海外贸易的发展［J］．历史研究．1986（4）：

151–170.
[102] 佚名. 清实录：第 12 册 [M]. 北京：中华书局，1985：266.
[103] 姚贤镐. 中国近代对外贸易史资料：第 1 册 [M]. 北京：中华书局，1962.
[104] 刘昫. 旧唐书 [M]. 北京：中华书局，1975：3223.
[105] 关履权. 宋代广州的海外贸易 [M]. 广州：广东人民出版社，1994：165–171.
[106] 洪迈. 夷坚志 [M]. 北京：中华书局，1981.
[107] 西湖老人. 西湖老人繁胜录 [M] // 孟元老，耐得翁，西湖老人，等. 东京梦华录·都城纪胜·西湖老人繁胜录·梦梁录·武林旧事. 北京：中国商业出版社，1982：18.
[108] 李华. 明清以来北京工商会馆碑刻选编 [M]. 北京：文物出版社，1980：15.
[109] 史澄. 广州府志：第 1 册 [M]. 台北：成文出版社，1966：294.
[110] 四川土特产器历史资料（二） [J]. 历史档案史料. 1984 (2)
[111] 陈席璋. 重庆桐君阁药厂的今昔观 [M] // 中国人民政治协商会议四川省委员会，四川省省志编辑委员会. 四川文史资料选辑：第 4 辑. 成都：中国人民政治协商会议四川省委员会，1962：70.
[112] 俞斯庆. 上海医药志 [M]. 上海：上海社会科学院出版社，1997.
[113] 鲍相璈. 验方新编 [M]. 天津：天津科学技术出版社，1991：578.
[114] 王小莉. 佛山成药业的变迁简述 [M] // 佛山政协文史组. 佛山文史资料：第 10 辑. 佛山：佛山政协文史组，1990：113–115.
[115] 丁仁长. 番禺县续志 [M]. 台北：成文出版社，1967.
[116] 鲁冰. 一年来的广州商业——有关人类健康的国药业 [J]. 药业月刊. 1947（总 5）.
[117] 邓开颂，陆晓敏. 粤港澳近代关系史 [M]. 广州：广东人民出版社，1996：99.
[118] 邓广彪 [M]. 广州市中药业史料 [M] // 政协广州市委员会文史资料委员会. 广州文史资料：第 25 辑，广州：广州市政协. 1982：168–212.
[119] 旨冬. 南北药材经纪业沿革略谈 [J]. 药业月刊. 1946（总 1）：4.
[120] 佚名. 粤东广芝馆药丸总汇 [M]. 石印本. 出版地不详：广芝

馆，1887 年（光绪十三年）：毛昶熙序
[121] 佚名. 采芝林荫桐氏丸散总汇［M］. 出版者不详. 1889 年（光绪十五年）：王仁堪序
[122] 梁兆南. 梁兆南君致朱庆澜论中医药书［J］. 杏林医学月报. 1930（总 16）：37–39.
[123] 李应权. 广州药材行业的内情与黑幕［M］// 广东省政协学习和文史资料委员会. 广东文史资料存稿选编：第 4 卷，广州：广东人民出版社，2005：644.
[124] 林文陔. 建国前佛山商业的行规及其规约［M］// 政协佛山市委员会文教体卫委员会. 佛山文史资料：第 14 辑. 佛山：佛山市政协，1995：30.
[125] 梁爵文. 源远流长的中成药创造业［M］// 广州文史资料：第 39 辑，1989：91–120.
[126] 张晓辉. 近代粤港华商药行的防伪打假［J］. 广东史志. 2002（4）：23–25.
[127] 黄仲和. 方伦中医师成药征联汇集［M］. 广州：光厚堂制药公司，1949.
[128] 杨见端. 祁州中药志［M］. 石家庄：河北科学技术出版社，1987：34.
[129] 赵燏黄. 祁州药志［M］. 福州：福建科技出版社，2004：14–15.
[130] 朱君南，朱巨川，刘益洲. 四川药材业在重庆经营史略［M］// 政协四川省委员会文史资料研究委员会. 四川文史资料选辑：第 32 辑，成都：四川人民出版社，1984：7.
[131] 华字日报，1927–6–15
[132] 乖崖子. 中药联商会所创办纪念书［M］.香港：中药联商会，1926：43–47.
[133] 顾翊群. 粤省对外贸易调查报告［M］. 广州：广东省银行，1938：32–33.
[134] 黄中业. 唐拾义药厂简史［M］// 广东省政协文史委员会. 广东文史资料：第 20 辑. 广州：广东省政协，1965：97.
[135] 吴伦霓霞，张晓辉. 近代中国的粤港华商成药联号［J］.近代史研究，1995（2）：108–125.
[136] 佚名. 普太和丸药汇集［M］. 广州：广东普太和. 1892 年（光

绪十八年)
[137] 佚名. 北平分设普太和药店 [M]. 北平：普太和，出版时间不详：1–2.
[138] 梁津乘. 佛山成药业调查 [M] // 政协佛山市委员会文教体卫委员会. 佛山文史资料选辑：第 1 辑. 佛山：佛山市政协，1982：65–69.
[139] 刘华圃，高克成. 天津中药业的过去 [M] // 中国文史出版社 [M]. 文史资料存稿选编：第 22 册，北京：中国文史出版社，2002：371–378.
[140] 王康久. 北京卫生大事记：第 1 卷 [M]. 北京：北京科学技术出版社，1994.
[141] 卢乃潼. 开学日卢校长训词 [J]. 中医杂志，1926（总 1）：73.

后记

近年“岭南医学”越来越多为人们提起。这是邓铁涛教授等老一辈中医药专家发起相关研究近30年后形成的可喜局面。由于受地理环境气候的影响，中医药在岭南的运用有着明显不同于中原内地的特点。这是中医“因地制宜”原则的体现，也是开展岭南医学研究的出发点。不过如果具体问岭南医学的特点到底是什么，目前似乎还缺乏一个公认和精准的表达。这或许说明岭南医学作为一个中医学术流派，其理论还未定型，仍处在总结和提高的阶段。

由于在2002年承担了广东省哲学社会科学规划课题“岭南医学文化史研究”，本书作者有机会对岭南医学文献作了一次较系统的涉猎。课题的初衷，只是想对岭南医学文化作一次历史疏理，但在进行中越来越感到医学文化研究不同于其他，它离不开对医学问题的理解。也就是说，绕不过岭南医学的核心问题——如何概括和表达岭南医学的特色？通常人们认为岭南文化有着求实、开放、致用等特点，这几点放在岭南医学上固然也适用，但毕竟只是一种外在的、文化角度的观察与评判。作为一种医学流派，它的特色应该主要指医学理论的某种特质或个性。在这方面，理论上的总结还很不充分。当时受课题内容和周期所限，虽然对此没有过多涉及，但对这个问题的思考则一直未停止过。

中医的理论和临床探索向来重视对传统的回溯，总结和提炼岭南医学的特色或许首先应从文献开始。事实上在岭南这片土地上拯病济世的历代医家，都曾在实践中对岭南医学的特点有过或多或少的论述。假如对文献中的这些资料进行全面而系统的理论学术分析，应该能对岭南医学的理论阐发有所裨益。《岭南中医药文库》的策划，为作者将这一思考付诸实践提供了难得的机会。本书在以往研究的基础上，除了概述医学文化的各个侧面外，还利用搜集的各种文献资料，对岭南医学的性质、定位和内涵等问题进行了专题性的讨论，并提出了一些探索性的观点。这些观点未必全面和正确，但对后来者或许不无参考价值。

学术研究之甘苦，作者个人自知，但理论观点之价值，却需经由方家批评。岭南医史文献的研究，由邓铁涛教授等开创之，刘小斌教授等学者后继之，一直以来都是岭南医学基础研究的先行者。师长的教诲与启迪对本书影响至大，希望此书能够发扬前辈的传统，为岭南医学研究增添一块基石。

郑　洪

2009 年 3 月